国家卫生和计划生育委员会"十三五"规划教材

全国高等中医药教育教材

供针灸推拿学等专业用

针刀刀法手法学

主　编　郭长青

副主编　李石良　王海东　杨永晖　刘　鹏　刘建民

编　委（按姓氏笔画为序）

万　飞（重庆医药高等专科学校）	杨永晖（安徽中医药大学）
万全庆（浙江中医药大学）	张　义（北京中医药大学）
王海东（甘肃中医药大学）	张　正（广州中医药大学）
宁　煜（首都医科大学）	陈贵全（西南医科大学）
任旭飞（泰山医学院临清教学医院）	金晓飞（山西中医药大学）
任树军（黑龙江中医药大学）	周　钰（新疆医科大学）
刘　鹏（长春中医药大学）	胡　波（北京水利医院）
刘建民（湖北中医药大学）	胡志俊（上海中医药大学）
刘福水（江西中医药大学）	郭长青（北京中医药大学）
李开平（南京中医药大学）	董　博（陕西中医药大学）
李石良（中日友好医院）	董宝强（辽宁中医药大学）
李瑞国（河南中医药大学）	温伯平（成都中医药大学）
李晓峰（河北中医学院）	翟　伟（天津中医药大学）

U0207915

人民卫生出版社

图书在版编目（CIP）数据

针刀刀法手法学/郭长青主编. —北京：人民卫生出版社,2018

ISBN 978-7-117-26631-4

Ⅰ.①针… Ⅱ.①郭… Ⅲ.①针刀疗法-医学院校-教材 Ⅳ.①R245.31

中国版本图书馆 CIP 数据核字（2018）第 109580 号

| 人卫智网 | www.ipmph.com | 医学教育、学术、考试、健康，购书智慧智能综合服务平台 |
| 人卫官网 | www.pmph.com | 人卫官方资讯发布平台 |

针刀刀法手法学

主　　编：郭长青

出版发行：人民卫生出版社（中继线 010-59780011）

地　　址：北京市朝阳区潘家园南里 19 号

邮　　编：100021

E - mail：pmph @ pmph.com

购书热线：010-59787592　010-59787584　010-65264830

印　　刷：人卫印务（北京）有限公司

经　　销：新华书店

开　　本：787×1092　1/16　印张：20

字　　数：461 千字

版　　次：2018 年 3 月第 1 版　2019 年 2 月第 1 版第 2 次印刷

标准书号：ISBN 978-7-117-26631-4

定　　价：52.00 元

打击盗版举报电话：010-59787491　E-mail：WQ @ pmph.com

（凡属印装质量问题请与本社市场营销中心联系退换）

《针刀刀法手法学》网络增值服务编委会

修 订 说 明

为了更好地贯彻落实《国家中长期教育改革和发展规划纲要(2010-2020)》《医药卫生中长期人才发展规划(2011-2020)》《中医药发展战略规划纲要(2016-2030 年)》和《国务院办公厅关于深化高等学校创新创业教育改革的实施意见》精神,做好新一轮全国高等中医药教育教材建设工作,人民卫生出版社在教育部、国家卫生和计划生育委员会、国家中医药管理局的领导下,在上一轮教材建设的基础上,组织和规划了全国高等中医药教育本科国家卫生和计划生育委员会"十三五"规划教材的编写和修订工作。

为做好新一轮教材的出版工作,人民卫生出版社在教育部高等中医学本科教学指导委员会和第二届全国高等中医药教育教材建设指导委员会的大力支持下,先后成立了第三届全国高等中医药教育教材建设指导委员会、首届全国高等中医药教育数字教材建设指导委员会和相应的教材评审委员会,以指导和组织教材的遴选、评审和修订工作,确保教材编写质量。

根据"十三五"期间高等中医药教育教学改革和高等中医药人才培养目标,在上述工作的基础上,人民卫生出版社规划、确定了中医学、针灸推拿学、中药学、中西医临床医学、护理学、康复治疗学 6 个专业 139 种国家卫生和计划生育委员会"十三五"规划教材。教材主编、副主编和编委的遴选按照公开、公平、公正的原则,在全国近 50 所高等院校 4000 余位专家和学者申报的基础上,近 3000 位申报者经教材建设指导委员会、教材评审委员会审定批准,聘任为主审、主编、副主编、编委。

本套教材的主要特色如下:

1. **定位准确,面向实际** 教材的深度和广度符合各专业教学大纲的要求和特定学制、特定对象、特定层次的培养目标,紧扣教学活动和知识结构,以解决目前各院校教材使用中的突出问题为出发点和落脚点,对人才培养体系、课程体系、教材体系进行充分调研和论证,使之更加符合教改实际、适应中医药人才培养要求和市场需求。

2. **夯实基础,整体优化** 以培养高素质、复合型、创新型中医药人才为宗旨,以体现中医药基本理论、基本知识、基本思维、基本技能为指导,对课程体系进行充分调研和认真分析,以科学严谨的治学态度,对教材体系进行科学设计、整体优化,教材编写综合考虑学科的分化、交叉,既要充分体现不同学科自身特点,又注意各学科之间有机衔接;确保理论体系完善,知识点结合完备,内容精练、完整,概念准确,切合教学实际。

3. **注重衔接,详略得当** 严格界定本科教材与职业教育教材、研究生教材、毕业后教育教材的知识范畴,认真总结、详细讨论现阶段中医药本科各课程的知识和理论框架,使其在教材中得以凸显,既要相互联系,又要在编写思路、框架设计、内容取舍等方面有一定的区分度。

4. **注重传承,突出特色** 本套教材是培养复合型、创新型中医药人才的重要工具,是中医药文明传承的重要载体,传统的中医药文化是国家软实力的重要体现。因此,教材既要反映原汁原味的中医药知识,培养学生的中医思维,又要使学生中西医学融会贯通,既要传承经典,又要创新发挥,体现本版教材"重传承、厚基础、强人文、宽应用"的特点。

5. **纸质数字,融合发展**　教材编写充分体现与时代融合、与现代科技融合、与现代医学融合的特色和理念,适度增加新进展、新技术、新方法,充分培养学生的探索精神、创新精神;同时,将移动互联、网络增值、慕课、翻转课堂等新的教学理念和教学技术、学习方式融入教材建设之中,开发多媒体教材、数字教材等新媒体形式教材。

6. **创新形式,提高效用**　教材仍将传承上版模块化编写的设计思路,同时图文并茂、版式精美;内容方面注重提高效用,将大量应用问题导入、案例教学、探究教学等教材编写理念,以提高学生的学习兴趣和学习效果。

7. **突出实用,注重技能**　增设技能教材、实验实训内容及相关栏目,适当增加实践教学学时数,增强学生综合运用所学知识的能力和动手能力,体现医学生早临床、多临床、反复临床的特点,使教师好教、学生好学、临床好用。

8. **立足精品,树立标准**　始终坚持中国特色的教材建设的机制和模式;编委会精心编写,出版社精心审校,全程全员坚持质量控制体系,把打造精品教材作为崇高的历史使命,严把各个环节质量关,力保教材的精品属性,通过教材建设推动和深化高等中医药教育教学改革,力争打造国内外高等中医药教育标准化教材。

9. **三点兼顾,有机结合**　以基本知识点作为主体内容,适度增加新进展、新技术、新方法,并与劳动部门颁发的职业资格证书或技能鉴定标准和国家医师资格考试有效衔接,使知识点、创新点、执业点三点结合;紧密联系临床和科研实际情况,避免理论与实践脱节、教学与临床脱节。

本轮教材的修订编写,教育部、国家卫生和计划生育委员会、国家中医药管理局有关领导和教育部全国高等学校本科中医学教学指导委员会、中药学教学指导委员会等相关专家给予了大力支持和指导,得到了全国各医药卫生院校和部分医院、科研机构领导、专家和教师的积极支持和参与,在此,对有关单位和个人表示衷心的感谢!希望各院校在教学使用中以及在探索课程体系、课程标准和教材建设与改革的进程中,及时提出宝贵意见或建议,以便不断修订和完善,为下一轮教材的修订工作奠定坚实的基础。

人民卫生出版社有限公司

2017 年 3 月

全国高等中医药教育本科
国家卫生和计划生育委员会"十三五"规划教材
教材目录

中医学等专业

序号	教材名称	主编	
1	中国传统文化(第2版)	臧守虎	
2	大学语文(第3版)	李亚军、赵鸿君	
3	中国医学史(第2版)	梁永宣	
4	中国古代哲学(第2版)	崔瑞兰	
5	中医文化学	张其成	
6	医古文(第3版)	王兴伊、傅海燕	
7	中医学导论(第2版)	石作荣	
8	中医各家学说(第2版)	刘桂荣	
9	*中医基础理论(第3版)	高思华	王 键
10	中医诊断学(第3版)	陈家旭	邹小娟
11	中药学(第3版)	唐德才	吴庆光
12	方剂学(第3版)	谢 鸣	
13	*内经讲义(第3版)	贺 娟	苏 颖
14	*伤寒论讲义(第3版)	李赛美	李宇航
15	金匮要略讲义(第3版)	张 琦	林昌松
16	温病学(第3版)	谷晓红	冯全生
17	*针灸学(第3版)	赵吉平	李 瑛
18	*推拿学(第3版)	刘明军	孙武权
19	中医临床经典概要(第2版)	周春祥	蒋 健
20	*中医内科学(第3版)	薛博瑜	吴 伟
21	*中医外科学(第3版)	何清湖	秦国政
22	*中医妇科学(第3版)	罗颂平	刘燕峰
23	*中医儿科学(第3版)	韩新民	熊 磊
24	*中医眼科学(第2版)	段俊国	
25	中医骨伤科学(第2版)	詹红生	何 伟
26	中医耳鼻咽喉科学(第2版)	阮 岩	
27	中医急重症学(第2版)	刘清泉	
28	中医养生康复学(第2版)	章文春	郭海英
29	中医英语	吴 青	
30	医学统计学(第2版)	史周华	
31	医学生物学(第2版)	高碧珍	
32	生物化学(第3版)	郑晓珂	
33	医用化学(第2版)	杨怀霞	

34	正常人体解剖学（第2版）	申国明	
35	生理学（第3版）	郭 健	杜 联
36	神经生理学（第2版）	赵铁建	郭 健
37	病理学（第2版）	马跃荣	苏 宁
38	组织学与胚胎学（第3版）	刘黎青	
39	免疫学基础与病原生物学（第2版）	罗 晶	郝 钰
40	药理学（第3版）	廖端芳	周玖瑶
41	医学伦理学（第2版）	刘东梅	
42	医学心理学（第2版）	孔军辉	
43	诊断学基础（第2版）	成战鹰	王肖龙
44	影像学（第2版）	王芳军	
45	循证医学（第2版）	刘建平	
46	西医内科学（第2版）	钟 森	倪 伟
47	西医外科学（第2版）	王 广	
48	医患沟通学（第2版）	余小萍	
49	历代名医医案选读	胡方林	李成文
50	医学文献检索（第2版）	高巧林	章新友
51	科技论文写作（第2版）	李成文	
52	中医药科研思路与方法（第2版）	胡鸿毅	

中药学、中药资源与开发、中药制药等专业

序号	教材名称	主编姓名	
53	高等数学（第2版）	杨 洁	
54	解剖生理学（第2版）	邵水金	朱大诚
55	中医学基础（第2版）	何建成	
56	无机化学（第2版）	刘幸平	吴巧凤
57	分析化学（第2版）	张 梅	
58	仪器分析（第2版）	尹 华	王新宏
59	物理化学（第2版）	张小华	张师愚
60	有机化学（第2版）	赵 骏	康 威
61	医药数理统计（第2版）	李秀昌	
62	中药文献检索（第2版）	章新友	
63	医药拉丁语（第2版）	李 峰	巢建国
64	*药用植物学（第2版）	熊耀康	严铸云
65	中药药理学（第2版）	陆 茵	马越鸣
66	中药化学（第2版）	石任兵	邱 峰
67	中药药剂学（第2版）	李范珠	李永吉
68	中药炮制学（第2版）	吴 皓	李 飞
69	中药鉴定学（第2版）	王喜军	
70	中药分析学（第2版）	贡济宇	张 丽
71	制药工程（第2版）	王 沛	
72	医药国际贸易实务	徐爱军	
73	药事管理与法规（第2版）	谢 明	田 侃
74	中成药学（第2版）	杜守颖	崔 瑛
75	中药商品学（第3版）	张贵君	
76	临床中药学（第2版）	王 建	张 冰
77	临床中药学理论与实践	张 冰	

78	药品市场营销学(第2版)	汤少梁	
79	中西药物配伍与合理应用	王 伟	朱全刚
80	中药资源学	裴 瑾	
81	保健食品研究与开发	张 艺	贡济宇
82	波谱解析(第2版)	冯卫生	

针灸推拿学等专业

序号	教材名称	主编姓名	
83	*针灸医籍选读(第2版)	高希言	
84	经络腧穴学(第2版)	许能贵	胡 玲
85	神经病学(第2版)	孙忠人	杨文明
86	实验针灸学(第2版)	余曙光	徐 斌
87	推拿手法学(第3版)	王之虹	
88	*刺法灸法学(第2版)	方剑乔	吴焕淦
89	推拿功法学(第2版)	吕 明	顾一煌
90	针灸治疗学(第2版)	杜元灏	董勤
91	*推拿治疗学(第3版)	宋柏林	于天源
92	小儿推拿学(第2版)	廖品东	
93	针刀刀法手法学	郭长青	
94	针刀医学	张天民	

中西医临床医学等专业

序号	教材名称	主编姓名	
95	预防医学(第2版)	王泓午	魏高文
96	急救医学(第2版)	方邦江	
97	中西医结合临床医学导论(第2版)	战丽彬	洪铭范
98	中西医全科医学导论(第2版)	郝微微	郭 栋
99	中西医结合内科学(第2版)	郭 姣	
100	中西医结合外科学(第2版)	谭志健	
101	中西医结合妇产科学(第2版)	连 方	吴效科
102	中西医结合儿科学(第2版)	肖 臻	常 克
103	中西医结合传染病学(第2版)	黄象安	高月求
104	健康管理(第2版)	张晓天	
105	社区康复(第2版)	朱天民	

护理学等专业

序号	教材名称	主编姓名	
106	正常人体学(第2版)	孙红梅	包怡敏
107	医用化学与生物化学(第2版)	柯尊记	
108	疾病学基础(第2版)	王 易	
109	护理学导论(第2版)	杨巧菊	
110	护理学基础(第2版)	马小琴	
111	健康评估(第2版)	张雅丽	
112	护理人文修养与沟通技术(第2版)	张翠娣	
113	护理心理学(第2版)	李丽萍	
114	中医护理学基础	孙秋华	陈莉军

115	中医临床护理学	胡 慧
116	内科护理学(第2版)	沈翠珍　高　静
117	外科护理学(第2版)	彭晓玲
118	妇产科护理学(第2版)	单伟颖
119	儿科护理学(第2版)	段红梅
120	*急救护理学(第2版)	许 虹
121	传染病护理学(第2版)	陈 璇
122	精神科护理学(第2版)	余雨枫
123	护理管理学(第2版)	胡艳宁
124	社区护理学(第2版)	张先庚
125	康复护理学(第2版)	陈锦秀
126	老年护理学	徐桂华
127	护理综合技能	陈 燕

康复治疗学等专业

序号	教材名称	主编姓名
128	局部解剖学(第2版)	张跃明　武煜明
129	运动医学(第2版)	王拥军　潘华山
130	神经定位诊断学(第2版)	张云云
131	中国传统康复技能(第2版)	李 丽　章文春
132	康复医学概论(第2版)	陈立典
133	康复评定学(第2版)	王 艳
134	物理治疗学(第2版)	张 宏　姜贵云
135	作业治疗学(第2版)	胡 军
136	言语治疗学(第2版)	万 萍
137	临床康复学(第2版)	张安仁　冯晓东
138	康复疗法学(第2版)	陈红霞
139	康复工程学(第2版)	刘夕东

注:①本套教材均配网络增值服务;②教材名称左上角标有＊号者为"十二五"普通高等教育本科国家级规划教材。

11

全国高等中医药教育本科
针灸推拿学专业教材评审委员会名单

前　言

　　为了更好地适应 21 世纪人才培养需要，提高教学质量，人民卫生出版社组织专家编写了《针刀刀法手法学》教材。经过多年的教学和临床实践，针刀治疗的理念不断更新，诊断技术不断完善，治疗方法不断改进，为此有必要将上述优秀成果吸收到本教材中，以适应针刀医学的快速发展和教学需要。本教材面向针灸推拿学针刀方向、针灸推拿学五年制、中医骨伤、中医学五年制、中医学针灸推拿八年制等专业方向。

　　本教材在总体内容结构上分为七章：绪论介绍针刀刀法手法学的含义、研究内容、特点，以及针刀刀法手法学的形成与发展；第一章针刀器械和基本功训练主要介绍针刀器械、基本功训练；第二章针刀定位技术主要介绍常用经穴、经筋病灶点、常见治疗点定位；第三章针刀刺入技术主要介绍针刀术前准备、针刀刺入方法；第四章针刀治疗技术主要介绍基本治疗技术与治疗原则、与针刀治疗类似的疗法、异常情况处理；第五章针刀技术临床应用主要介绍肌筋膜触发点、附着点病变点、腱围结构病变点、关节囊病变点、高张力点、周围神经卡压点、神经触激点的针刀技术应用；第六章手法技术主要介绍助动技术、牵拉技术、整复理筋技术；第七章康复技术主要介绍呼吸训练、核心稳定性训练、局部稳定性训练、感觉运动性刺激训练。书后有附篇和实习指导。附篇介绍其他软组织松解术，包括传统刺法中的软组织松解术和现代非手术疗法中的软组织松解术。

　　本教材主要特色在于继承了针刀医学传统刀法手法的同时，介绍了针刀定位技术、针刀技术临床应用，提出了针对不同病理变化选择不同刀法手法的新理念。该教材包含了丰富的图片，其中部分来自李石良教授编著的《针刀应用解剖与临床》和段朝阳提供的图片，特此表示感谢。

　　在本教材编写过程中，我们力求概念准确，强调知识点，体现出科学性、系统性、先进性和实用性。但由于时间仓促，不足之处在所难免，恳请各位读者提出宝贵意见，以便今后进一步修订提高。

编　者

2017 年 12 月

目　录

绪　论

学习目的

通过学习针刀刀法手法学的含义、研究内容、特点和发展简史,旨在让学生对针刀刀法手法学产生概括性的认识。

学习要点

针刀刀法手法学的含义和研究内容。

　　针刀刀法手法学是针刀医学的一个分支学科。主要包括针刀技术、针刀术后的手法技术和康复技术。针刀医学诞生于 1976 年,在短短的 40 多年当中,针刀刀法手法学发展成为了一个相对独立的学科分支。古代中医外科文献常见"针刀"或"刀针"并称,这里的"针刀"和现代的针刀不是一个概念,而是当时针灸器械和外科手术器械的统称,多用于排脓放血。

第一节　针刀刀法手法学概论

一、针刀刀法手法学的含义

　　针刀刀法手法学是一门以针刀技术、针刀术后手法技术以及康复技术等应用技术及其作用原理为主要研究内容的针刀医学分支学科。其中主要包括针刀技术、针刀术后的手法技术和康复技术。这些不同的技术方法在操作技术、治疗作用和主治范围等方面各有特点,可以根据病症性质、患病部位和治疗要求等具体情况分别选择应用。

二、针刀刀法手法学的研究内容

(一)研究内容范围

　　针刀刀法手法学主要分两部分内容,即针刀技术、手法和康复技术。针刀治疗的主要作用是软组织松解,软组织发生粘连、挛缩、张力增高等改变以后,可能影响关节、神经、血管等组织器官的生理功能,因此需要针刀对病变的软组织进行松解,解除其对神经血管等组织器官的异常影响。运动系统慢性软组织损伤非常多见,分布范围很广,病变类型较多,因此,根据不同组织结构的不同病变类型制定了不同的针刀技术。针刀可以把病变软组织直接切开和分离,松解作用强,定位精确,但因为针刀刃较窄,因此松解范围有限,对于范围较大的病变难以彻底松解,所以需要手法和康复技术的配合。

笔记

1

手法也有一定的松解作用,尤其是牵拉手法、助动手法和理筋手法。手法是通过对软组织的挤压和牵拉进行松解,虽然松解范围较大,但作用较针刀弱。因此临床上要达到较好的松解效果,通常在针刀治疗以后配合手法松解。这是针刀治疗配合手法的原因之一。除此之外,在治疗颈腰椎病的时候还常配合使用整复手法,通常先用针刀切开松解脊柱周围病变的软组织,如关节囊、韧带、筋膜等,然后再用整复手法对移位的小关节进行复位。脊柱周围软组织的病变可以将脊柱小关节固定在异常的位置,在调整骨关节之前通常使用理筋手法松解脊柱周围软组织,然后再调整骨关节。但理筋手法往往对深层组织如小关节囊的病变作用比较弱,如果不在事先进行针刀松解直接使用整复手法,对于软组织病变严重的病例常难以达到满意的疗效。所以针刀术后配合辅助手法治疗是十分必要的。

针刀治疗应与手法及康复训练密切结合,相互协同,互为补充,进而在疾病的不同时期或维度进行处理,解决不同的问题。肌肉骨关节疾病多与运动功能障碍相关,运动功能障碍又与复杂的力学系统、神经控制系统的功能密不可分。对人体姿态与动作的整体运动模式进行评估和分析,找出导致疼痛和功能障碍的根源即为"求本"。所以在康复技术中首先要学习评估技术。肢体的疼痛或关节功能障碍有的是源于结构性的问题,有的是源于功能性的问题,还有在炎症期存在生物化学方面的改变,等等,需根据不同的问题采用不同的治疗方法。如果是功能性的问题,也就是说疼痛或关节功能障碍是因为关节控制和稳定出现障碍或缺陷,那么就不能用结构性治疗的方法进行干预,而应该进行功能性的训练。

（二）针刀技术

针刀技术部分包括常用针刀器械的介绍,如针刀的型号、不同疾病针刀的选择、针刀的检查与养护;针刀操作基本功训练的方法和效果;针刀治疗前进针点的选择、体表定位方法;进针刀前的准备,包括患者体位、进针点的揣定、无菌操作、麻醉方法;针刀基本操作技术,如持针刀方法、进针刀四步规程、针刀入路、针刀手术操作方法、出针刀方法、其他与针刀类似的技术等;针刀技术的临床应用,如人体各个部位各种病变的针刀治疗方法、异常情况的预防和处理等。

（三）手法和康复技术

手法部分包括针刀术后常用的一般手法,如牵拉手法、助动手法、理筋整复手法;人体躯干和四肢等各部位手法;以及与针刀手法有关的生物力学基础理论。在课堂讲授的内容之外,还有针刀刀法手法技能训练实习指导。康复部分包括了呼吸训练、核心稳定性训练、局部稳定性训练和感觉运动性刺激训练等内容。

三、针刀刀法手法学的特点

1. 针刀刀法手法学更加重视应用技术　针刀刀法手法学内容重点在于针刀治疗技术,手法康复技术与针刀技术配合。虽然在介绍各种技术的时候也涉及具体疾病,但主要是根据疾病的具体情况对各种技术加以说明,重点仍在技术而不在疾病,这与针刀治疗学是有区别的。针刀治疗学的教学内容重点是常见疾病的诊断和针刀治疗方法,要求认识疾病,了解疾病的发展规律,掌握针刀治疗的适应证,以及各种适应证的治疗原则和注意事项,而对于治疗当中的具体治疗技术则没有详细的论述。因此,针刀刀法手法学是讲授针刀治疗基本技能的课程,而针刀治疗学则是讲授刀法手法基本技能在临床上运用的课程。

2. 针刀刀法手法学要作为一门技术来学习　针刀技术作为临床应用技术,其应用正确与否,不仅直接影响其安全程度和治疗作用,而且与疗效水平有关。各种针刀器械和针刀术后手法康复技术是针刀治疗疾病的主要手段,对针刀技术的熟练运用是产生疗效的重要因素之一,因此掌握针刀技术对于针刀方向学生来说具有重要意义。与针刀医学基础理论不同,针刀技术最终要应用于临床实践,因此针刀技术不但是书本上要求牢记在心的知识,更重要的是一门要求熟练掌握在手的技能。知识的学习过程和技能的学习过程截然不同,学习知识只要面对书本,理解知识的含义,牢记知识的内容就够了;技能的学习则需要先模仿,然后独立操作,再模仿修正错误,再独立操作,如此反复练习才能真正掌握技能。所以本课程内容仅仅靠掌握书本上的文字是远远不够的,必须把针刀技术当作一种技能来反复练习。

3. 针刀刀法手法学重视解剖结构　针刀刀法手法学与针灸刺法相比,更加重视人体解剖结构。针刀治疗一般要求在非直视下对人体特定部位组织进行松解或者触激,有较高的精确度要求。如果定位不够准确,可能造成疗效欠佳甚至产生危险,因此要求施术者对人体解剖结构有足够清楚的了解。针刀刀法手法学对掌握人体解剖结构的要求有四个层次。第一个层次,要求掌握大体解剖中运动系统、周围神经和血管部分;第二个层次,要求通过人体运动系统各个部位的局部解剖实践,对运动系统立体结构有一个充分的掌握;第三个层次,要求能够在人体上通过观看、触摸人体体表标志来确定人体运动系统各个层次的常见病灶;第四个层次,要求能够熟知人体各个部位结构的正常功能特点。

4. 推进了中医针刺解结法的发展　《灵枢》曾多次提到"解结",如《灵枢·九针十二原》曰:"夫善用针者取其疾也,犹拔刺也,犹雪污也,犹解结也,犹决闭也。"《灵枢·卫气》曰:"知六腑之气街者,能知解结契绍于门户。"《灵枢·官能》曰:"知解结,知补虚泻实,上下气门,明通于四海。"宗筋主束骨而利机关,是附属于十二经脉的筋肉系统,经筋病属"痹证"范畴。"结"发于经筋,初起多由于风、寒等外邪所加或固定姿势的疲劳性损伤引起,《灵枢·经筋》曰:"经筋之病,寒则筋急。"导致疼痛、转筋等症状。"结"即为邪气壅聚、长期慢性损伤导致经筋及其周围组织的粘连、挛缩,出现的结节、条索等病理产物,此时就需要疏瘀散结、通达经气。中医传统使用推拿、药熨、热敷、针刺等温通经络之法治疗。针刀医学对"结"的多种病理变化进行了深入探索,针对每种病理变化制定了相应的针刀治疗方法,因此可以认为针刀治疗推动了中医针刺解结方法的发展。

第二节　针刀刀法手法学的形成与发展

针刀医学诞生于 1976 年,在并不漫长的历史当中经过无数医务工作者的探索和努力,逐渐总结出了相对成熟的针刀治疗方法。

一、针刀技术的历史发展

20 世纪 70 年代,朱汉章教授在一个偶然的机会使用注射针头松解了屈指肌腱的粘连,在这个案例的启发下朱汉章教授发明了针刀器械。在针灸古籍中早已出现"针刀"或者"刀针"等词汇,但彼"针刀"非此针刀,古籍中的"针刀"当然和现在的针刀不是同一个概念,而是当时针灸器械和外科手术器械的统称而已。因为传统针灸学和外科手术并不是截然分开的,如《严氏济生方·痈疽论治》:"疽之证甚恶,多有陷下透骨者,服狗宝丸,疮四边必起,依前法用乌龙膏、解毒散讫,须用针刀开疮孔,其内已溃烂,不复知痛,乃纳追毒丹于孔中,以速其溃。"古代的"针刀"或者"刀针"主要用来切开浅层组织以放血和排脓,并非软组织松解。因为古代解剖学远远没有现代发达,即便使用不带刃的粗针针刺也有可能出现意外,所以使用带刃针进行深层软组织松解的时候出现意外的概率会更高,因此,古代并没有用于软组织松解的带刃针,古代的软组织松解术是通过粗直径的不带刃针和特殊刺法完成的。所以虽然现代针刀与部分古代针具和刺法有类似作用,但是并非由古代"针刀"或者"刀针"发展而来。

两千多年前的《内经》就记载了合谷刺、关刺、齐刺、扬刺、旁针刺、恢刺等多种刺法,使用传统针具施用的这些刺法都有不同程度的软组织松解作用,与针刀作用具有一定的相似性。虽然针刀器械不是古代针具的直接沿革,针刀技术也不是古代刺法的直接沿革,但针刀技术可以看作这些古代刺法在现代的再次重现。

1992年出版的《小针刀疗法》一书记载了进针刀四步规程、小针刀手术八法、小针刀手术入路十种。2003年出版的《针刀医学原理》在原来的基础上提出了进针刀四步规程、十一种手术入路、二十三种手术方法。现在针刀专著很多,其中记载了很多针刀技术,但基本上是对《针刀医学原理》的继承和发展。有学者提出针刀平刺、斜刺、直刺相结合,浅刺与深刺相结合的方法,根据病变的不同层次选择不同的方法;也有学者根据神经解剖学提出腰椎椎间孔内外口松解术、黄韧带松解术来治疗腰椎病,等等。针刀技术种类很多,都有其各自的特色,但万变不离其宗,针刀治疗最主要的作用是松解病变的软组织,总的来说,针刀技术可以分为两类,即针刀松解技术和针刀触激技术,针刀松解技术又包括锐性松解和钝性松解,二者各自又有很多具体表现形式。

江苏江阴市陈超然先生发明了拨针疗法,在针具上是一项创新,结合了中医针灸"九针"中"圆针"与"长针"的优点。拨针顶端与"圆针"一样,是圆钝形的,对病变的软组织完全是钝性松解。拨针针体较长,如同"长针",最长达140mm,治疗部位广泛,进针点少,不仅对软组织可以进行纵向松解,也可进行其他针法不便进行的横向松解,对软组织进行不同层面、较大范围的松解,治疗的效果明显高于其他中医微创疗法。而且拨针疗法在软组织损伤性疾病基础理论方面进行了探索,创造性地提出了筋膜学说、骨膜学说、脂肪垫学说等一系列假说,很好地指导了临床实践。

20世纪80年代,吴汉卿教授在九针基础上,与水针疗法相结合,吸收针刀疗法的精华,总结发明了水针刀微创疗法。经过近30年的临床潜心研究,进一步在九针基础上,与太极针法、针挑疗法相结合,总结发明出了筋骨三针疗法,并根据人体生物力学、病理学提出了"软组织立体三角平衡原理"学说,主要用于骨伤病、软组织损伤病及中风后遗症的治疗。

1994年,黄枢教授在古"九针"的启示下,结合微细结构解剖学、软组织伤病学等,研发出一系列带刃的针具,名为"带刃针"的实用新型专利,是一种对软组织损伤和骨质增生类疾病进行闭合性手术的多用途微型外科手术带刃针具。它由活动针头和一个操作手柄组成。活动针头具有一个呈细圆棍状的针杆,其前端设有针刃,针刃分别设为平刃、凹刃、斜刃、圆针和剑形刃等。操作手柄由手柄体和固接在其前端的螺旋式夹具构成。各活动针头的针刃能与各种病变部位的形态特点相适应,使操作切实可靠,针头可一次性使用,卫生、安全。这些带着不同刀刃的针具在临床治疗中填补了中西医疗法的空白,带刃针手术是中医针刺疗法的发展,疗效肯定却没有手术的风险和伤害。

2002年,董福慧教授源于中医学理念中的古"九针",以中医理论为指导,以现代医学理论为框架,结合现代诊疗理念,发明了铍针疗法。

2003年,田纪钧教授在传统中医针灸的基础上,结合现代医学创制的一种新型的"带刃针具"。刃针分为4个类型8种型号。刃针疗法是以刃针行软组织微创术以治疗疾病的方法。刃针疗法源于中医学理念中的古九针,以中医理论为指导,以现代医学理论为框架,结合现代诊疗理念,在针具设计上侧重针的形状,强调产生信息调节、解除过大应力及热效应三种功效,是传统与现代相结合的一种特色疗法。由于刃针疗法具有疗效确切、安全微创、容易掌握等优点,其临床应用越来越广泛。

以陈领主任为首的"无痛针刀疗法",使用的工具仍然是常用的平刃针刀,其刃略磨钝一些。但在治疗理念上发生了很大变化,强调一次性大面积松解,更靠近外科手术的方法。对大范围慢性软组织损伤类疾病的治疗,颇有独到之处,属于针刀医学的大型治疗方法。在理论上吸收了"软组织外科大松解术"的精髓,治疗方法上借助了外科手术方法的全麻、腰麻技术。在治疗部位的选择上,一次可定几百个治疗部位,是针刀治疗的"重武器"之大规模作战,把闭合性手术理论的运用更加大胆直接。

由中国科学院激光研究所韩新峰高级工程师创立的激光针刀已有10余年历史,在针刀医学理论指导下,经过全国上千名医务工作者的临床实践,使激光针刀不断完善,激光针刀诊疗技术不断规范化、系统化、科学化。到目前为止,激光针刀技术基本成熟。以刘宝年主任为首的"激光针刀疗法",是把针刀疗法与激光照射疗法有机结合的产物,充分发挥了两种疗法的优势,注入了现代科学技术成果,在临床上取得了可喜的疗效。是针刀大家庭中唯一一种针刀直接配合大型机器的疗法。

以孙彦奇主任为首的"异形针刀疗法",在针具的改革上有突出贡献,操作方法上有新的特点。

松压针是刘景岩医师根据杠杆原理,结合人体发病部位的解剖特点,融合自己多年诊疗经验发明的新型器具,本套针具为不同的距离和角度,采用微口钝性入路,充分利用杠杆对关节周围粘连的软组织及高应力点,肌腱韧带的筋膜,滑膜囊、关节囊、骨质增生部位进行松解和剥离,能解除神经血管的机械压迫,减轻骨关节压力,促进血液循环,消除炎症,缓解疼痛,给关节等软组织创造良好的修复环境,使变性、粘连的软组织重新发挥正常生理功能,恢复人体力学平衡。

"埋线针刀疗法"是以杨才德团队的专利"一种专用埋线针刀"为工具,融合了针刀和埋线2种操作于一体的疗法。其特征是:以"手卡指压式星状神经节穿刺术""三点一线式蝶腭神经节埋线术"等穿刺技术为特点,以各种"五针"为处方套餐,将埋线和针刀无缝结合,开创了新的疗法。

任月林教授提出了神经触激术,通过直接触激神经根和神经干,调节失衡的神经递质,平衡脑部不平衡因子,抑制各种刺激引起的大脑后皮质神经生物电异常,从而治疗各种顽固性疼痛和神经系统疾病,是对针刀医学的新发展。

湖北中医药大学张天民教授和吴绪平教授在朱汉章先生针刀原理的基础上,以人

笔记

体弓弦力学解剖系统为物质基础,以慢性软组织损伤病理架构的网眼理论为核心,创造性地将针刀治疗从"以痛为输"的病变点治疗提升到对疾病病理架构的整体治疗高度上来,解决了临床某些疾病反复发作的问题,并且提出了针对常见病的多种针刀治疗术式,大大提高了针刀治疗疑难脊柱病变及相关内科疾病的能力。

随着现代科技的发展,可以在一定程度上观察人体内部的组织结构,例如各种内镜、X线、CT、MRI、超声等先进技术,不但可以用于诊断,尤其是超声技术,可以引导针刀治疗,使针刀从非直视下操作变成了直视下操作,使针刀治疗的难度和危险性显著降低。

二、手法和康复技术的历史发展

针刀松解术后很多时候需要配合手法。术后配合手法的目的有二:第一,加强针刀的松解效果;第二,纠正骨关节错位。牵拉手法、助动手法能够加强针刀的松解效果。整复手法可以纠正骨关节的错位。针刀与手法是相辅相成的。《小针刀疗法》没有专门篇章介绍手法,而是在针刀治疗疾病的各个章节中分别针对各个疾病提出了如何配合手法。《针刀医学原理》中单独设立章节论述针刀术后手法,朱汉章教授根据自己的经验提出了"两点一面"等手法。我国传统中医按摩推拿手法源远流长,现代整脊手法流派也很多,国外按摩疗法也有很多经验可供借鉴。目前针刀术后手法大多来源于此,并且为了使之更加适应针刀治疗而进行了改进。

在早期的针刀发展史上并没有康复技术,但随着针刀医学的不断深入发展,人们逐渐注意到针刀治疗不可避免地要考虑到人体全身的整体力学结构。人体不同区域之间力学上的和运动学上的相互关系,是康复医学研究内容之一,因此本教材把与针刀治疗相关的康复医学内容吸收进来。

学习小结

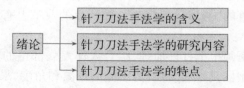

（郭长青　张义　万飞）

复习思考题

1. 针刀刀法手法学的含义是什么?
2. 针刀刀法手法学的特点是什么?
3. 针刀刀法手法学的研究内容有哪些?

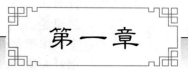

第一章

针刀器械和基本功训练

📖 学习目的

通过本章的学习,掌握针刀的结构和作用,熟悉针刀型号的尺寸,了解针刀的选择和检查,了解针刀的基本功训练。

学习要点

针刀的结构和作用;针刀型号的尺寸;针刀的选择和检查;针刀的基本功训练。

工欲善其事,必先利其器。针刀器械是针刀治疗的工具,在多种多样的针刀器械中选择合适的工具对于针刀治疗非常重要。基本功训练是针刀治疗的前提,经过多年的临床实践总结出了实用的基本功训练方法,用于培养初学者对针刀治疗的感性认识。

第一节 针 刀 器 械

针刀医学的治疗工具称为针刀器械,其形态特殊,治疗作用不同于其他治疗方法。因此,对针刀器械及其治疗作用的认识是针刀治疗疾病的基础。

一、针刀的结构和作用

（一）经典针刀的结构

针刀最早由朱汉章教授设计。通常由针刀柄、针刀体和针刀刃三部分组成。针刀刃是针刀体前端的楔形平刃,主要用于将组织切开,是针刀器械最显著的特点。针刀体是针刀刃和针刀柄之间的部分,通常由直径 0.4 ~ 1.0mm 的不锈钢丝制成,具有较高刚度,可用于软组织牵拉。针刀柄是针刀体尾端的扁平结构,是手持针刀的位置。普通针刀的刀口线与针刀体垂直,针刀柄与针刀刃在同一平面内,因此当针刀刃进入组织后可通过暴露在体外的针刀柄调整针刀刃的方向,根据组织的具体形态进行切开操作。现在临床应用最多的针刀为一次性针刀,这种针刀的针刀柄由塑料制成,针刀体为不锈钢材质。此外还有可多次使用的针刀,完全由不锈钢制成(图 1-1)。

从设计思路来看,针刀可以看作毫针和手术刀的互相融合。从软组织松解角度出发,针刀将毫针和手术刀两者的优点进行了有机结合,同时又互相弥补了对方的不足(表 1-1)。

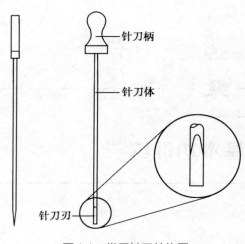

图1-1 常用针刀结构图

（二）针刀的作用

1. 直接作用 针刀的直接作用是指针刀刺入组织后对人体产生的最简单、最原始、最直接的作用，包括切开作用、牵拉作用和机械刺激作用。这些直接作用对人体可以产生分离粘连、延长挛缩、减张减压等治疗效应。

（1）切开作用：即使用针刀前端的平刃将组织直接切开产生的作用，属于锐性松解。常用针刀前端的平刃宽度为0.4~1.0mm，可以在软组织中形成若干毫米级别的整齐的切口。针对不同组织，针刀的切开方法有很多，如纵切、横切、十字切等，可以产生分离粘连、延长挛缩、减张减压、损毁等作用。

表1-1 针刀与毫针、手术刀的比较

	毫针	手术刀	针刀
优点	创伤小	能够切开、分离	具有一定切开、分离的功能，同时创伤较小
不足	没有切开、分离的功能	创伤大	

（2）牵拉作用：即通过针刀体在组织内摆动的方式对其周围软组织进行牵拉产生的作用，属于钝性松解。针刀体直径较粗、较硬，不易弯曲，可以对组织进行有效的牵拉。牵拉的方式有多种，如纵向摆动、横向摆动，可以产生分离粘连、延长挛缩、减张减压等作用。

（3）机械刺激作用：针刀治疗除了具有对软组织的切开和牵拉作用外，还有类似于现代毫针针刺的针刺效应。因为针刀的形状与毫针类似，其治疗方式也与毫针的提插手法类似，所以可以认为针刀治疗必然具有针刺效应，特别是使用针刀直接接触神经的神经触激术。

2. 作用效应 针刀治疗主要通过对软组织的切开、牵拉及机械刺激，达到分离粘连、延长挛缩、减张减压、损毁、镇痛等效应。

（1）分离粘连：在粘连部位用针刀直接切开的锐性方式和牵拉的钝性方式对组织粘连产生一定松解作用。存在粘连的部位，可直接使用针刀将其切开，如果粘连面积较大，可连续切开。因针刀的刀口很窄，一般不可能形成互相连续的切口，此时可配合纵向或横向摆动针刀以牵拉粘连组织，使粘连组织分离或松弛。

针刀松解手外伤性肌腱粘连，先用平刃针刀于瘢痕近端刺入皮下，沿肌腱表面和血管走行顺行切开，松解肌腱浅面的瘢痕组织，再用同法松解肌腱的两个侧面，松解肌腱深面时用针刀刃将肌腱轻轻挑起顺行松解。然后以圆钝头针刀于瘢痕的远端刺入皮肤，沿肌腱的浅面、两侧面、深面紧贴肌腱表面逆行推挤分离钝性松解，直到肌腱周完全松解为止，松解完毕后主动和被动伸屈手指，使之达正常伸屈范围。

（2）延长挛缩：在挛缩组织上用针刀切开小切口，然后配合牵拉的方式使挛缩组织延长。这种方式与外科开放延长术相比具有创伤小、时间短、术中出血少、术后恢复时间短的优点。

以跟腱挛缩为例,选择跟腱不同平面用针刀进行松解。将针刀宽度的跟腱束完全离断,针刀退到跟腱后表面,水平移动,继续将跟腱束切断,直到跟腱张力明显降低,同时配合牵引可有效延长挛缩的跟腱。

可以通过针刀切断内括约肌挛缩带的方式治疗肛裂,该方法具有缩小局部手术创伤、降低手术对肛门括约肌的损伤程度、消除大便对创面的污染、缩短愈合时间、消除局部因瘢痕形成而影响肛门的生理功能等多种优势。

(3)减张减压:当腔隙内压力增高时,针刀切开腔隙外壁,可有效降低腔隙内增高的压力。针刀延长挛缩组织,可降低挛缩组织的张力。对于骨筋膜室综合征,可用针刀直接十字切开构成骨筋膜室的浅层筋膜鞘,以降低室内压力,出针后可配合针孔拔罐,通过负压增加减压效果。对于腕管综合征,可用针刀切断部分腕横韧带,降低腕管内部压力。颈部烧伤瘢痕的治疗方法有Z字成形术、皮片移植、皮瓣转移等,但没有一种方法能够在功能和外观上同时达到理想效果,并且可对供区造成一定损害。应用针刀对烧伤后轻度颈部瘢痕挛缩的患者进行瘢痕内微创松解,在保留原瘢痕皮肤的同时可明显增加颈部活动度,外观和功能都令患者满意。

(4)局部损毁作用:针刀切开还有一定的损毁作用。使用针刀治疗腋臭,针刀刺至真皮下,向四周平行切开,将汗腺管切割破坏,结果显示疗效确切。用针刀在鸡眼底部切开,造成病变组织与其周围组织联系破坏,鸡眼失去存活条件而萎缩、脱落。

(5)针刺镇痛:针刀刺入组织与毫针刺入组织具有一定的相似性,可对刺入部位的神经末梢感受器起到机械刺激,因此具有与一般针刺类似的针刺镇痛作用,但这并不是针刀治疗的主要目的。一般认为,针刺镇痛是由于来自穴位处的感觉传入冲动和来自痛源部位的感觉传入冲动在各级中枢神经系统内发生相互作用,前者抑制了后者而产生的。与此呼应,针刺镇痛机制的"两种感觉相互作用"学说进一步提升为"以痛制痛"学说。此外,针刺可引起内源性阿片肽等中枢性神经递质的释放,发挥镇痛效应。

二、针刀的型号和尺寸

为了适应各种不同的临床需求,各种不同样式的针刀器械被设计出来,到目前为止,获得国家专利授权的针刀有300多种。如镰刀形针刀、斜口针刀、钝头针刀、圆刃针刀、凹刃针刀、剑锋针刀、注射针刀、鸟嘴刃针刀、剪刀刃针刀、芒针刀、旋转刃针刀、探针式针刀、弯形针刀、套管针刀、电热针刀等。

(一)Ⅰ型针刀

Ⅰ型针刀与经典针刀的结构完全相同,是应用最为广泛的针刀器械。根据尺寸不同,分为四种型号,分别为Ⅰ型1号、Ⅰ型2号、Ⅰ型3号、Ⅰ型4号。

Ⅰ型1号针刀:全长15cm,针刀柄长2cm,针刀体长12cm,针刀刃长1cm。针身为圆柱形,直径0.4~1mm,刀口为齐平口,刀口线和针刀柄在同一平面内。

Ⅰ型2号针刀:结构与Ⅰ型1号相同,针刀体长度为9cm。

Ⅰ型3号针刀:结构与Ⅰ型1号相同,针刀体长度为7cm。

Ⅰ型4号针刀:结构与Ⅰ型1号相同,针刀体长度为4cm。

Ⅰ型针刀是应用最为广泛的针刀,适应于治疗各种软组织损伤和骨关节损伤,以及其他杂病的治疗(图1-2)。

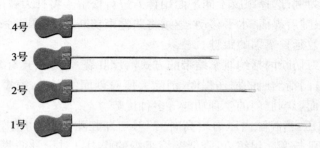

图1-2 Ⅰ型针刀

（二）Ⅱ型针刀

Ⅱ型针刀与经典针刀的结构完全相同,全长12.5cm,针刀柄长2.5cm,针刀体长9cm,针刀刃长1cm。针刀体为圆柱形,直径3mm,刀口线0.8mm。Ⅱ型针刀适用于软组织紧张度过高患者或骨折畸形愈合凿开折骨术(图1-3)。

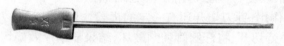

图1-3 Ⅱ型针刀

（三）斜口针刀

直径1mm,末端为楔形,末端扁平带刃,刀口线为0.8mm,刀口为斜口。适用于筋膜、骨膜、皮肤划开术(图1-4)。

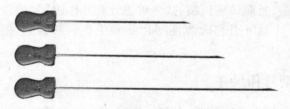

图1-4 斜口针刀示意图

（四）圆刃针刀

直径1mm,针头为楔形,末端扁平带刃,刀口线为0.8mm,刀口为月牙状。适用于神经点弹、剥离骨膜、筋膜及其他坏死组织(图1-5)。

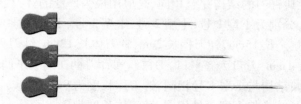

图1-5 圆刃针刀示意图

笔记

（五）凹刃针刀

直径1mm，针头为楔形，末端扁平带刃，刀口线为0.8mm，刀口为凹刃口。适用于切开细小神经周围挛缩筋膜（图1-6）。

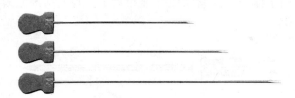

图1-6 凹刃针刀示意图

（六）剑锋针刀

直径1mm，针头为楔形，末端扁平带刃，刀口线为0.8mm，刀口为剑锋口。适用于肌肉、筋膜、腱鞘点状切痕松解术（图1-7）。

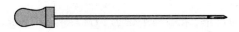

图1-7 剑锋针刀示意图

（七）注射针刀

针刀柄为一扁平葫芦形，有一个连接注射器的插孔，针身为圆柱形，直径1mm，针头为楔形，末端扁平带刃，刀口线为0.8mm，刀口上0.2cm处有一小孔和针柄上注射器插孔相通。适用于较大面积需要松解治疗的疾病和某些针刀手术时的局部药物注射（图1-8）。

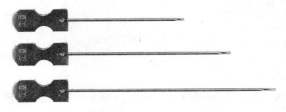

图1-8 注射针刀示意图

（八）鸟嘴刃针刀

直径1mm，针头为楔形，末端扁平带刃，刀口线为0.8mm，刀口为鸟嘴形刃口。用于两个相邻组织平面分离的治疗或体内囊状病灶的切开（图1-9）。

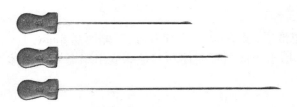

图1-9 鸟嘴刃针刀示意图

（九）剪刀刃针刀

直径 1.2mm，针头为楔形，末端扁平带刃，刀口线为 0.8mm，末端为剪刀形，由两片可活动的剪刀刃构成，当剪刀刃张开时就是一个微型剪刀，当剪刀刃闭合时，外观与齐平口针刀相同。用于体内一些紧张肌纤维和紧张筋膜的剪断松解治疗，以及体内小瘤体的剥离（图 1-10）。

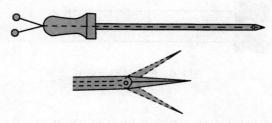

图 1-10 剪刀刃针刀示意图

（十）芒针刀

直径 0.5mm，针头为楔形，末端扁平带刃，刀口线为 0.4mm，刀口为齐平口。用于眼角膜和其他黏膜表面疾病（图 1-11）。

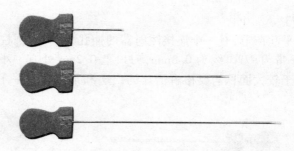

图 1-11 芒针刀针刀示意图

（十一）探针式针刀

针刀身为扁条状，宽 2mm，一侧厚 0.8mm，一侧为刀刃。用于人体内部部分瘤体和其他病变组织的摘除（图 1-12）。

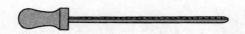

图 1-12 探针式针刀示意图

（十二）弯形针刀

针刀末端为圆锥形，长 2cm，一侧有刀刃，一侧厚 0.8mm，上有一针孔，针身为圆柱形，弯曲 180°。用于人体内部瘤体和其他病变组织需要拉出体外摘除的治疗（图1-13）。

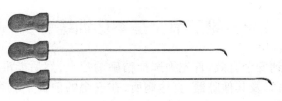

图 1-13　弯形针刀示意图

三、针刀的选择和检查

（一）针刀的选择

选择针刀，针刀刃要锐利端正，光洁度高，使进针阻力小而不易钝涩；针刀体要光滑挺直，圆正匀称，坚韧，无剥蚀、伤痕；针刀柄要牢固而不松脱。《灵枢·官针》指出："九针之宜，各有所为，长短大小，各有所施也，不得其用，病弗能移。"说明不同的治疗工具有其各自的特点和作用，因此在选择针刀还要根据患者的病情和治疗部位等的不同，选用长短、粗细等不同型号的针刀。

对于层次较深的病变部位，应选择较长的针刀，否则针刀无法到达病变层次。对于层次较浅的病变部位，应选择较短的针刀，否则难以控制针刀。对于较严重的病变或者耐受性强的患者可使用粗直径针刀，对于较轻的病变或者耐受性弱的患者可使用细直径针刀。

此外，现在还有很多根据特殊病变部位研制的特殊针刀器械，比如专门用于治疗狭窄性腱鞘炎的镰针刀或者推割针刀，专门用于面部的美容针刀，专门用于钝性分离的圆头针刀，用于深部组织加热的电热针刀和射频针刀等。可根据临床需要选择合适类型的针刀。

每次使用之前，或使用之后，必须严格检查。如果发现针刀柄、针刀体和针刀刃有损坏现象应立即拣出。如有可能最好选择一次性针刀。

（二）针刀的检查

1. 检查针刀刃　检查针刀刃是否有卷曲现象，可用右手拇、示两指执针刀柄，将刀口线平行放于左手中指面上，紧贴指尖轻轻移动，如有针刀刃卷曲即能觉察出来；也可用左手执棉球，裹住针身下段，右手持针刀柄，将针刀刃在棉球中抽出，如果发觉有不光滑处或退出后针刀刃上带有棉絮者，即是针刀刃卷曲。

2. 检查针刀体　针刀体弯曲或斑驳明显者，肉眼容易察觉。若弯曲少而不显著者，可将针刀柄平放于一直尺上观察针刀体，若针刀体与直尺始终平行者表示无弯曲，如发现某处不能与直尺平行，即表示该处有弯曲。

3. 检查针刀柄　针刀柄是针刀操作者主要捏持的部位，检查时要注意针刀柄和针刀体是否松动，针刀柄是否捏持有力不打滑。检查时右手持针刀柄，左手拇、示两指用力捏持针刀体，逆向旋转，观察针刀柄和针刀体有无松动，同时感觉持针手有无打滑。检查针刀的刀口线与针刀体垂直，针刀柄与针刀刃在同一平面内。将针刀柄平放于桌面，观察针刀刃和桌面是否平行，若一边翘起，即可判断二者不在一个平面。

第二节　基本功训练

　　针刀治疗要做到安全有效,首先须选择精确治疗点,然后能准确避开针刀入路过程中的重要神经、血管及其他脏器,直达病所,在安全的前提下获得疗效,因此进行准确定位以及熟悉解剖结构是非常必要的;其次是进行刺入技术以及治疗技术的训练,这样才能使针刀顺利的刺入,到达治疗要求的部位,并进行熟练的操作。通过反复练习,才能逐步达到操作灵活,熟练运用。

　　在训练过程中,首先要注意定点准确;其次,精准把握进针刀角度和方向。要让患者接受针刀,减轻操作过程中的疼痛和恐惧心理是很重要的。减轻疼痛的要领是进针刀角度和方向要正确。方向错误,会使患者疼痛而不配合治疗,最终导致针刀治疗失败。再者,要学会正确的进针刀点加压分离,这是在浅表部位有效避开神经血管的方法。最后,针刀进入后,可以熟练使用基本的操作方法。因此,进行针刀基本功的训练是针刀临床的第一步,主要包括以下两个方面。

一、定位技术训练

　　在体表进行定位是很高的要求,因为人有高矮胖瘦,体格有差异,解剖也有变异。在进行针刀治疗过程中,首先要做到的就是精确定位,要做到精确定位,就必须要对人体的体表标志、局部解剖、触诊解剖等有充分的了解。在针刀操作之前,对解剖定位熟悉才能在治疗过程中心中有数,胸有成竹。这是对针刀操作者的基本要求。

　　(一)体表标志的识别练习

　　在人体上,比较突出而且恒定的特征都可以作为体表标志来进行研究。如骨骼突起、肌肉肌腱的隆起、人体体表器官,以及皮肤皱褶、浅表血管等都可以作为体表标志。使用明显且固定的标志对测定和描述器官与结构的位置十分重要。

　　在使用标志时,应根据特定的目的要求加以选择,优先选择组织结构与体表标志之间存在相对恒定关系的体表标志作为参考。如在解剖体位时,肩胛下角正对 T_7 棘突等。在确定体表标志时,还应注意两点:一是骨骼肌肉各个部分的相对位置,对不同个体存在习惯姿势上的差别;二是对同一个体而言,相对位置也随身体体位和运动的改变而改变。

　　训练时可以在自身或他人身上进行。有些标志是肉眼可见,有些骨性标志需要用手触摸,还有些标志只能靠周边结构进行推测。在针刀治疗操作之前,我们要熟练地掌握体表标志的认知技巧,只有心中有数,进针刀时才不慌张。

　　(二)触诊方法的练习

　　触诊是医生用手指或肢体的其他部分的触觉来进行体格检查的方法,通过触摸被检查的局部以了解皮肤、皮下组织、肌、腱、筋膜等组织的物理特征,如大小、轮廓、硬度、压痛、移动度及波动感等。可帮助医生对检查部位是否发生病变提供直观的重要依据。触诊是针刀治疗前确定病变位置和进针刀点的重要手段,熟练的触诊建立在对疾病的病理变化、解剖结构充分认识和医生灵敏的触觉上。

　　触诊的方法可以分为滑动式触诊和钳捏式触诊。滑动式触诊要求手指尖放在条索结节上,与之走向成直角方向滑动,使下方的条索结节在手指下滑过,手指与皮肤并没有相对运动。触诊中为了保护手指关节不受伤害,可用食指中节指骨紧贴拇指指间关节,用拇指指尖触诊。深层触诊组织可采用肘部或按摩棒代替手指。指尖接触疑似病变位置时,可用指尖压紧疑似病变位置并小幅度高频率滑动,这样可增加病变反应的检出率。钳捏式触诊常用于组织游离缘和可捏起的松弛组织,要求以拇指和其他手指像钳子一样抓住要触诊的部位,使疑似病变区域在指尖之间来回滚动,以检查出结节条索。

通过训练可增加指尖的敏锐度,可以感知压痛点部位软组织的结节感、紧张感、活动度减小、滑动度减小等变化。刚开始训练时要注意心平气和,注意力集中,先用指腹轻触皮肤,感知皮肤的温度、湿度、粗糙度的变化;然后稍加用力,感知皮下筋膜有无结节感、粗糙感及紧张感等,并稍用力滑动皮肤,以了解有无滑动度变化;继续加力,用手指指尖感知肌肉肌腱有无异常变化;进一步深入,就可以感受深部的组织变化,有无粘连等。在触摸的过程中,要注意患者表情的变化,并进行语言交流,以了解患者疼痛的强度和性质,以及压痛点是生理性还是病理性。

（三）压痛点的揣定练习

传统上,针刀治疗点的选择以压痛点为主。压痛点是个比较笼统的概念,包含很多种病变类型,比如肌筋膜触发点、腱和韧带附着点、腱围劳损、关节囊劳损等多种类型,每种类型的病理变化不尽相同,但共同的特点是都有压痛。压痛点并不是唯一的针刀治疗点,但在针刀治疗点中占有很大比例,是选择针刀治疗点的重要指引之一。

压痛点是触诊中的一个术语,有其特定的概念,是指以拇指或食指末节指腹触压皮肤时,在呈现阳性病理反应的部位出现以疼痛为主要感觉的点。其反应的程度因病情的轻重、缓急而定,一般分为三级。轻压即有不可忍受的疼痛为"+++",中压则疼痛但可忍受为"++",重压才觉轻痛为"+"。临床上压痛点常常有以下特点:①痛过敏,通常不足以引起疼痛的压力就会引起痛觉,同样的压力按压压痛点以外的其他部位常无压痛。②痛反应,随压痛的产生,患者会不自主地发生情志与机体反应(呼叫、扭动肢体)。

广义的压痛点包括中医学中的经穴、奇穴、阿是穴,以及压痛点、触发点、动痛点、阳性反应点等。在临床上,可以根据中医基础理论、经络理论,对经络腧穴上的压痛、皮疹、结节、条索物或凹陷、隆起等异常现象进行分析,从而推知脏腑病变、病理性质、转归和预后;也可以根据解剖、生理、病理学基础理论判断压痛点的组织、层次、深浅、性质,从而诊断出疾病的部位和程度。查出反应点后,要进行综合分析、归纳整理,结合患者症状体征,找出与疾病相关的关键点来,这就需要取舍适宜、据病定点、抓住主要矛盾、确定治疗点。

压痛点的分布有一定的规律性。一般来说,肌肉起止点、肌筋膜应力集中点、皮神经穿出深筋膜点等较为常见,后文有详细介绍。其原因是机体的某个部位急性损伤、慢性劳损或软组织损伤形成了纤维化改变,持续肌紧张使血供不足、代谢紊乱等因素导致肌肉的功能或器质性变化,这些病变组织压迫、刺激神经,产生疼痛。病程越久劳损也就越严重,疼痛范围也会扩大,甚至出现肢体的放射性痛、麻木和肌肉萎缩。

在揣定压痛点时需要临床经验的积累才能提高其准确性。常常需要将痛点的部位和其周围的组织压痛点或对侧肢体对应部位进行比较,结合患者的个体差异、临床症状和初步判定的疾病性质进行综合判断。

二、刺入和治疗技术训练

刺入训练主要目的是解决以下几个关键点：一是手感，针刀刺入不同的组织结构，针刀下的感觉是不一样的，练习时要细心体会；二是指力，指力越强，进针速度越快，对针刀的操控就能更精细，可以减轻患者的痛苦；三是反馈作用，针刀刺入后的感觉是否正确，可以通过操作者和被操作者的感觉，以及手把手帮带的对照等方面修正自己的认识和经验，以期达到"手随心转，法从手出"的境界。下面介绍几种常用的练习方法：

（一）纸垫练针刀法

用成包的纸巾，折叠成长 8cm、宽约 5cm、厚 2~3cm 的纸垫，用线如"井"字形扎紧。练习时将纸垫用左手固定于桌面，右手拇、食两指持针刀柄，中指抵住针刀体，露出针刀刃 3~5mm，使针刀刃垂直于纸垫上，然后右手拇指与食指用力下压，待刀刃刺入纸垫后另换一处，反复加以练习。采用这种方法训练，首先要体会"正指直刺"，就是用力方向要与针刀体一致，不要有偏移；其次可以体会针刀刺入的层次感，加压后针刀每深入一层，细心体会，就会有较明显的层次感。纸垫练习是锻炼指力的基本手法（图 1-14）。

（二）棉团练针刀法

取棉团一团，用棉线缠绕，尽力压缩，做成直径 6~7cm 的圆球，外包白纱布一层，缝制即可练针刀。针刀刺入棉团后，在深层实行横向剥离，纵向切割。棉团练习主要是体会针刀在较紧张的组织内松解感觉，在操作过程中不会有明显的层次感产生，但会有明显的韧劲，长期练习，可以明显的提升对针刀的操控力量。棉团练习主要目的是增强手指力量（图 1-15）。

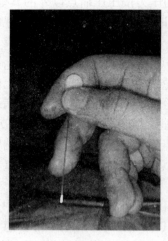

图 1-14 纸垫练针刀法

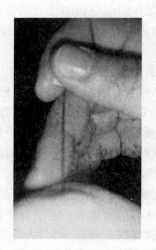

图 1-15 棉团练针刀法

（三）冷鲜肉练针刀

于市场购买大约半斤带皮猪肉，大小均可，在猪肉上可练习针刀操作。练习时，将猪肉固定于桌面，拇、食指捏住针刀柄，中指扶持针刀体，如执笔式持针，使针身垂直于猪肉表皮上方，当针尖抵于猪肉表皮后，将针刀快速刺入猪肉皮下，手指继续向下施加一定压力,针刀会逐层深入筋膜、肌肉等组织,待刺透猪肉后,退针。如此反复练习至针身可以垂直刺入猪肉,并能保持针身不摇摆、进退深浅自如时,说明指力已达到要求。在针对猪肉刺切较为熟练后,可选取带骨的猪肉,按照以上的方法刺入,在骨面练习针刀操作,可将针刀刺入猪肉后,在原处不停做拇指与食、中指持针刀柄,行上下、左右方向动作。然后可以选取关节组织(如猪蹄)进行练习,训练针刀对关节周围的韧带、肌腱、筋膜等组织的松解。

练针时,一是先选用较短的针刀,带有一定指力和手法基本功后,可用长针刀练习;二是要细心体会针刀进入皮肤后的层次感,因为猪的肌肉筋膜和人体的组织较为接近,要熟悉针刀刺入不同组织结构的不同手感;三是可采取多种针具一并练习,如针灸针、刃针、针刀、拨针等,并尝试进行各种松解手法的练习,如锐性松解、钝性松解等方法的训练,这样可以对照不同针具对某一组织穿刺的不同感觉,理解其不同的作用机制。

(四)人体标本练针刀法

有条件的学校可以进行新鲜尸体练习。解剖室选取新鲜尸体一具,在带教老师带领下,对尸体各个部位进行针刀治疗操作模拟。由带教老师先对每个操作部位可能出现的病因及症状进行分析,再讲解出每个疾病诊疗操作技术处理要点和处理方法。针对不同常见疾病出现的症状,选择治疗操作定点位置,由治疗部位选择不同型号大小的针刀进行操作。在尸体上根据选择治疗部位进行模拟针刀练习,观察不同型号针刀适用的部位,体会针刀进针时所经过的解剖部位,以及所要达到的病变位置时针下的感觉。在模拟治疗时熟记解剖操作要领和方法,为今后临床打下坚实的基础。

通过在尸体进行针刀操作,以了解深部有多少层组织存在。刺入皮肤(突破感)→进入皮下组织(正常无感觉,如刺到皮下悬韧带,患者有异感时,稍退针刀,改变方向再进入)→突破深筋膜(突破感)(以上三层为皮肤固有组织)→浅肌层(肌丝收缩会导致针刀偏斜,可先退出少许,调整方向再刺入)→肌间筋膜→中层肌(微突破感)→(肌筋膜)深层肌→骨膜(有阻挡感)安全层。落空感:针刀刺入空腔——胸、腹、盆腔。关节腔:针刀进入时有明显的突破感,突破后出现落空感。可在尸体上进行神经触激、锐性松解、钝性松解等治疗方法的训练。

(五)人体练毫针法

在练习中,要模拟临床实际,从实际出发,按照规范操作方法进行练习,以便进入临床实际操作时心中有数。按照四步进针刀法进行操作练习。进毫针时要仔细体会进入机体的感觉。操作时可以选择关节、脊柱、肌肉丰厚等处练习不同部位的进针方法,同时认真体会针下感觉。逐渐做到进针快速,刺入顺利,指力均匀,手法熟练自如,同时仔细体会指力与进针、针下感觉与手法和位置的关系等。并可用毫针进行锐性松解法、钝性松解法等治疗方法的训练。

(六)人体带教练针刀法

经过以上几个方面的练习后,熟练掌握了针刀的基本操作,即可在教员的带领下进行人体练习。人体练习之前要注意以下几点:一是要熟悉操作部位的解剖结构,熟悉入路的重要神经血管和器官;二是在针刀医师的指导下进行练习;三是练习应该在四肢相对比较安全的部位进行;四是注意循序渐进,初期练习时学员可用手指轻轻接触针刀柄尾部,以便感受老师的进针层次和用力技巧,熟悉之后可由学员持针刀柄下部,老师手指接触针刀柄尾部,以感知和校正学员的操作;五是练习时老师的手任何时候都不能离开针刀,要求能及时发现错误和危险,并能即刻进行纠正,以免意外的发生。如果有教学使用的双柄针刀进行人体练习就更为方便和安全(图1-16)。

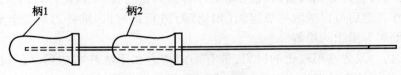

柄1　　**柄2**

图1-16　带教用双柄针刀

操作时,老师手持柄2进行主动临床操作,学生手持柄1被动体会针刃穿过各种组织的手感和学习各种操作方法,通过老师与学生的联动,使学员通过亲身体会快速掌握针刀治疗技巧。待学生基本掌握操作技巧后,可由学生手持柄2进行主动操作,教师手持柄1为学员把关,纠正学生的动作要领,或者防范意外损伤的发生。

(温伯平　翟伟　张义)

学习小结

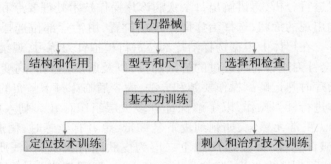

复习思考题

1. 经典针刀的结构是什么?
2. 针刀的直接作用和作用效应有哪些?

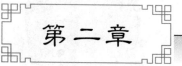

第二章

针刀定位技术

学习目的

通过学习掌握经筋病灶点和常用治疗点定位，了解常用腧穴定位。

学习要点

经筋病灶点定位；常用治疗点定位。

　　针刀定位技术是指针刀治疗定点的依据。在非直视条件下，保证针刀准确地到达预定位置，必须借助体表标志的指引。同时传统针灸学的部分经穴和经筋病灶点也可以作为针刀治疗的定点。

第一节　常用经穴

一、头颈和躯干部

（一）头面部

1. 手阳明大肠经经穴（图 2-1-1）

穴位	定位	主治	操作	解剖
口禾髎	在面部，横平人中沟上 1/3 与下 2/3 交点，鼻孔外缘直下	鼻塞、鼻衄（鼻出血）、口歪、口噤（口闭不开）等局部病证。现多用于治疗面神经麻痹、面肌痉挛等	仰卧位，定点，消毒，右手持针刀，刀口线与垂直轴平行，针刀体与面部皮肤呈90°，针刀沿左手食指指甲快速刺入，纵行缓慢切开数刀，松软后出针，按压刀口片刻	皮肤→皮下组织→口轮匝肌
迎香	在面部，平鼻翼外缘中点，鼻唇沟中	鼻塞、鼻衄（鼻出血）、口歪等局部病证。现多用于治疗面神经麻痹、面肌痉挛等	仰卧位，定点，消毒，右手持针刀，刀口线与垂直轴平行，针刀体与面部皮肤呈90°，针刀沿左手食指指甲快速刺入，纵行缓慢切开数刀，松软后出针，按压刀口片刻	皮肤→皮下组织→提上唇肌

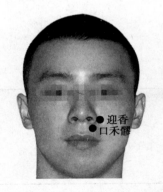
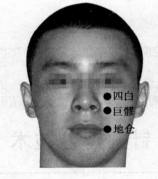
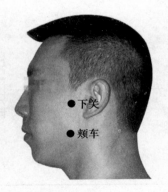

●迎香
●口禾髎

●四白
●巨髎
●地仓

●下关
●颊车

图 2-1-1　手阳明大肠经经穴　　　　　　图 2-1-2　足阳明胃经经穴

2. 足阳明胃经经穴（图 2-1-2）

穴位	定位	主治	操作	解剖
四白	在面部，眶下孔处	目赤痛痒、眼睑𥉂动（痉挛）；目翳；目障；口眼歪斜、三叉神经痛、面肌痉挛；头痛、眩晕	仰卧位，嘱患者闭眼，定点，消毒，右手持针刀，刀口线与眶下神经平行，针刀体与面部皮肤垂直，针刀沿左手食指指甲快速刺入，纵行缓慢切开数刀后，再缓慢地纵行剥离 1~2 次，松软后出针，按压刀口片刻	皮肤→皮下组织→眼轮匝肌→提下唇肌→眶下孔或上颌骨
巨髎	在面部，横平鼻翼下缘，瞳孔直下	口角歪斜、鼻衄（鼻出血）、齿痛、唇颊肿等局部五官病证	仰卧位，定点，消毒，右手持针刀，刀口线与眶下缘平行，针刀体与面部皮肤垂直，针刀沿左手食指指甲快速刺入，纵行缓慢切开数刀后，再缓慢地纵行剥离 1~2 次，松软后出针，按压刀口片刻	皮肤→皮下组织→提上唇肌→提口角肌
地仓	在面部，当口角旁开 0.4 寸（指寸）	口角歪斜、流涎、三叉神经痛等局部病证	仰卧位，定点，消毒，麻醉，右手持针刀，刀口线与垂直轴平行，针刀体与面部皮肤呈 90°，嘱患者张口，左手中指伸到口中，用指腹垫在痛点处，针刀沿左手拇指指甲快速刺入，缓慢地纵行切开数刀，松软后出针，按压刀口片刻	皮肤→皮下组织→口轮匝肌→笑肌和颊肌→咬肌
颊车	在面部，下颌角前上方一横指（中指）	齿痛、牙关不利、颊肿、口角歪斜等局部病证	侧卧位，患侧在上，定点，消毒，右手持针刀，刀口线与下颌支平行，刀体与面部皮肤垂直，针刀沿左手食指指甲快速刺入，纵行缓慢切开数刀后，再缓慢地纵行剥离 1~2 次，松软后出针，按压刀口片刻	皮肤→皮下组织→咬肌

笔记

续表

穴位	定位	主治	操作	解剖
下关	在面部,颧弓下缘中央与下颌切迹之间凹陷处	牙关不利、三叉神经痛、齿痛、口眼歪斜;耳聋、耳鸣等耳疾	侧卧位,患侧在上,定点,消毒,右手持针刀,刀口线与下颌切迹平行,刀体与面部皮肤垂直,针刀沿左手食指指甲快速刺入,纵行缓慢切开数刀后,再缓慢地纵行剥离1~2次,松软后出针,按压刀口片刻	皮肤→皮下组织→腮腺→咬肌→颞下窝

3. 足太阳膀胱经经穴(图2-1-3)

穴位	定位	主治	操作	解剖
攒竹	在面部,眉头凹陷中,眶上切迹处	头痛、眉棱骨痛;眼睑瞤动(痉挛)、下垂、口眼歪斜、目视不明、流泪、目赤肿痛;呃逆	仰卧位,闭眼,定点,消毒,右手持针刀,刀口线与眶上神经平行,针刀体与面部皮肤呈30°,针刀沿左手食指指甲快速刺入,纵行缓慢切1~2刀,松软后出针,按压刀口片刻	皮肤→皮下组织→枕额肌→眼轮匝肌

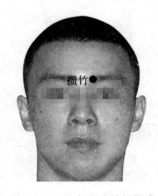

图2-1-3　足太阳膀胱经经穴

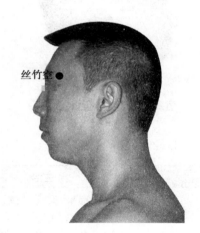

图2-1-4　手少阳三焦经经穴

4. 手少阳三焦经经穴(图2-1-4)

穴位	定位	主治	操作	解剖
丝竹空	在面部,眉梢凹陷中	头痛、目眩、目赤肿痛、眼睑瞤动(痉挛);齿痛	仰卧位,闭眼,定点,消毒,右手持针刀,刀口线与眶上神经平行,针刀体与面部皮肤呈30°,针刀沿左手食指指甲快速刺入,纵行缓慢切1~2刀,松软后出针,按压刀口片刻	皮肤→皮下组织→眼轮匝肌

5. 足少阳胆经经穴(图2-1-5)

穴位	定位	主治	操作	解剖
听会	在面部,耳屏间切迹与下颌骨髁突之间的凹陷中	耳鸣、耳聋;齿痛、口眼歪斜	侧卧位,患侧在上,定点,消毒,右手持针刀,针刀体与面部皮肤呈90°,针刀沿左手食指指甲快速刺入,缓慢地纵行切开1~2刀后出针,按压刀口片刻	皮肤→皮下组织→腮腺囊→腮腺
上关	在面部,颧弓上缘中央凹陷中	耳鸣、耳聋;齿痛、面痛、口眼歪斜、口噤(口闭不开);头痛、眩晕	仰卧位,定点,消毒,右手持针刀,刀口线与颧弓上缘平行,针刀体与面部皮肤呈90°,针刀沿左手食指指甲快速刺入,缓慢地纵行切开1~2刀后出针,按压刀口片刻	皮肤→皮下组织→颞筋膜→颞肌

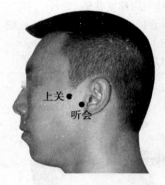

图2-1-5　足少阳胆经经穴

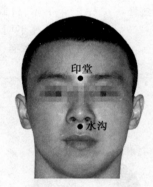

图2-1-6　督脉经穴

6. 督脉经穴(图2-1-6)

穴位	定位	主治	操作	解剖
印堂	在额部,当两眉头的中间	痴呆、癫痫、失眠、健忘;头痛、眩晕;鼻衄(鼻出血)、鼻渊(鼻塞);小儿惊风、产后血晕	仰卧位,定点,消毒,右手持针刀,刀口线与额横纹平行,针刀体与面部皮肤垂直,针刀沿左手食指指甲快速刺入,纵行缓慢切1~2刀,松软后出针,按压刀口片刻	皮肤→皮下组织→降眉间肌→皱眉肌→额骨骨膜
水沟	在面部,人中沟的上1/3与中1/3交点处	昏迷、中风、中暑、休克、呼吸衰竭;癫症、癫狂痫、急慢惊风;鼻塞、鼻衄(鼻出血);面肿、口歪、齿痛、牙关紧闭;闪挫腰痛	仰卧位,定点,消毒,右手持针刀,刀口线与垂直轴平行,针刀体与面部皮肤呈90°,针刀沿左手食指指甲快速刺入,纵行缓慢切开数刀,松软后出针,按压刀口片刻	皮肤→皮下组织→口轮匝肌→黏膜

7. 任脉经穴（图 2-1-7）

穴位	定位	主治	操作	解剖
承浆	在面部,颏唇沟的正中凹陷处	口歪、齿龈肿痛、流涎;暴喑(声音嘶哑、失音);癫狂、中风昏迷	仰卧位,定点,消毒,右手持针刀,刀口线与垂直轴平行,针刀体与面部皮肤呈90°,针刀沿左手食指指甲快速刺入,纵行缓慢切开数刀,松软后出针,按压刀口片刻	皮肤→皮下组织→口轮匝肌→降下唇肌→颏肌

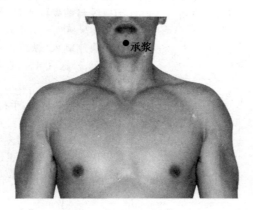

图 2-1-7　任脉经穴

（二）头顶部

1. 足太阳膀胱经经穴（图 2-1-8）

穴位	定位	主治	操作	解剖
眉冲	在头部,眉上切迹直上入发际0.5寸	头痛、目眩;鼻塞、鼻衄	坐位,定点,消毒,右手持针刀,刀口线与额切迹平行,针刀体与头皮呈90°,针刀沿左手食指指甲快速刺入,纵行缓慢地切开数刀,松软后出针,按压刀口片刻	皮肤→皮下组织→枕额肌→腱膜下结缔组织→骨膜
曲差	在头部,前发际正中直上 0.5寸,旁开1.5寸	头痛、目眩;鼻塞、鼻衄	坐位,定点,消毒,右手持针刀,刀口线与前发际平行,针刀体与头皮呈90°,针刀沿左手食指指甲快速刺入,纵行缓慢地切开数刀,松软后出针,按压刀口片刻	皮肤→皮下组织→枕额肌→腱膜下结缔组织→骨膜
五处	在头部,前发际正中直上1寸,旁开1.5寸	头痛、目眩;癫痫	坐位,定点,消毒,右手持针刀,刀口线与前发际平行,针刀体与头皮呈90°,针刀沿左手食指指甲快速刺入,纵行缓慢地切开数刀,松软后出针,按压刀口片刻	皮肤→皮下组织→枕额肌→腱膜下结缔组织→骨膜

续表

穴位	定位	主治	操作	解剖
承光	在头部,前发际正中直上 2.5 寸,旁开 1.5 寸	头痛、目眩;鼻塞;热病	坐位,定点,消毒,右手持针刀,刀口线与前发际平行,针刀体与头皮呈 90°,针刀沿左手食指指甲快速刺入,纵行缓慢地切开数刀,松软后出针,按压刀口片刻	皮肤→皮下组织→帽状腱膜→腱膜下结缔组织→骨膜
通天	在头部,前发际正中直上 4 寸,旁开 1.5 寸	头痛、眩晕;鼻塞、鼻衄、鼻渊	坐位,定点,消毒,右手持针刀,刀口线与前发际平行,针刀体与头皮呈 90°,针刀沿左手食指指甲快速刺入,纵行缓慢地切开数刀,松软后出针,按压刀口片刻	皮肤→皮下组织→帽状腱膜→腱膜下结缔组织→骨膜
络却	在头部,前发际正中直上 5.5 寸,旁开 1.5 寸	头晕;目视不明;耳鸣;癫狂;鼻塞	坐位,定点,消毒,右手持针刀,刀口线与前发际平行,针刀体与头皮呈 90°,针刀沿左手食指指甲快速刺入,纵行缓慢地切开数刀,松软后出针,按压刀口片刻	皮肤→皮下组织→帽状腱膜→腱膜下结缔组织→骨膜
玉枕	在头部,横平枕外隆凸上缘,后发际正中旁开 1.3 寸	头项痛、目痛;鼻塞	俯卧位,定点,消毒,右手持针刀,刀口线与枕外隆凸平行,针刀体与头皮呈 90°,针刀沿左手食指指甲快速刺入,纵行缓慢地切开数刀,松软后出针,按压刀口片刻	皮肤→皮下组织→帽状腱膜→腱膜下结缔组织→骨膜

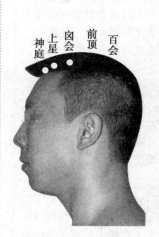

图 2-1-8　足太阳膀胱经经穴

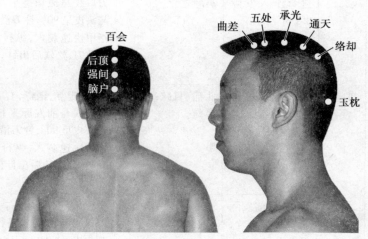

图 2-1-9　督脉经穴

2. 督脉经穴(图 2-1-9)

穴位	定位	主治	操作	解剖
脑户	在头部,枕外隆凸的上缘凹陷中	头晕、项强;失音;癫痫	俯卧位,定点,消毒,右手持针刀,刀口线与枕外隆凸平行,针刀体与头皮呈90°,针刀沿左手食指指甲快速刺入,纵行缓慢地切开数刀,松软后出针,按压刀口片刻	皮肤→皮下组织→枕额肌→腱膜下结缔组织→骨膜
强间	在头部,后发际正中直上4寸	头痛、目眩、项强;癫狂	俯卧位,定点,消毒,右手持针刀,针刀体与头皮呈90°,针刀沿左手食指指甲快速刺入,纵行缓慢地切开数刀,松软后出针,按压刀口片刻	皮肤→皮下组织→帽状腱膜→腱膜下结缔组织→骨膜
后顶	在头部,后发际正中直上5.5寸	头痛、眩晕;癫狂痫、失眠	俯卧位,定点,消毒,右手持针刀,针刀体与头皮呈90°,针刀沿左手食指指甲快速刺入,纵行缓慢地切开数刀,松软后出针,按压刀口片刻	皮肤→皮下组织→帽状腱膜→腱膜下结缔组织→骨膜
百会	在头部,前发际正中直上5寸	痴呆、中风、失语、瘛疭、失眠、健忘、癫症;头风、头痛、眩晕、耳鸣;脱肛、阴挺、胃下垂、肾下垂等下陷病证	俯卧位或坐位,定点,消毒,右手持针刀,针刀体与头皮呈90°,针刀沿左手食指指甲快速刺入,纵行缓慢地切开数刀,松软后出针,按压刀口片刻	皮肤→皮下组织→帽状腱膜→腱膜下结缔组织→骨膜
前顶	在头部,前发际正中直上3.5寸	头痛、眩晕;鼻渊;癫狂痫、小儿惊风	俯卧位或坐位,定点,消毒,右手持针刀,针刀体与头皮呈30°,针刀沿左手食指指甲快速刺入,纵行缓慢地切开数刀,松软后出针,按压刀口片刻	皮肤→皮下组织→帽状腱膜→腱膜下结缔组织→骨膜
囟会	在头部,前发际正中直上2寸	头痛、眩晕;鼻渊;癫狂痫	俯卧位或坐位,定点,消毒,右手持针刀,针刀体与头皮呈30°,针刀沿左手食指指甲快速刺入,纵行缓慢地切开数刀,松软后出针,按压刀口片刻。小儿前囟未闭者禁针	皮肤→皮下组织→帽状腱膜→腱膜下结缔组织→骨膜
上星	在头部,前发际正中直上1寸	头痛、眩晕、目痛、鼻渊、鼻衄;热病、疟疾;癫狂	俯卧位或坐位,定点,消毒,右手持针刀,针刀体与头皮呈30°,针刀沿左手食指指甲快速刺入,纵行缓慢地切开数刀,松软后出针,按压刀口片刻	皮肤→皮下组织→帽状腱膜→腱膜下结缔组织→骨膜
神庭	在头部,前发际正中直上0.5寸	癫狂痫、失眠、惊悸;头痛、目眩、目赤、目翳、鼻渊、鼻衄	坐位,定点,消毒,右手持针刀,针刀体与头皮呈30°,针刀沿左手食指指甲快速刺入,纵行缓慢地切开数刀,松软后出针,按压刀口片刻	皮肤→皮下组织→枕额肌→腱膜下结缔组织→骨膜

笔记

（三）侧头部

1. 手少阳三焦经经穴（图 2-1-10）

穴位	定位	主治	操作	解剖
瘈脉	在头部,乳突中央,角孙至翳风沿耳轮弧形连线的上 2/3 与下 1/3 交点处	头痛;耳鸣、耳聋;小儿惊风	侧卧位,患侧在上,定点,消毒,右手持针刀,刀口线与弧形连线平行,针刀体与头皮呈 90°,针刀沿左手食指指甲快速刺入,纵行缓慢地切开数刀,松软后出针,按压刀口片刻	皮肤→皮下组织→耳后肌
颅息	在头部,角孙至翳风沿耳轮弧形连线的上 1/3 与下 2/3 交点处	头痛;耳鸣、耳聋;小儿惊风;呕吐、泄泻	侧卧位,患侧在上,定点,消毒,右手持针刀,刀口线与弧形连线平行,针刀体与头皮呈 90°,针刀沿左手食指指甲快速刺入,纵行缓慢地切开数刀,松软后出针,按压刀口片刻	皮肤→皮下组织→枕额肌
角孙	在头部,耳尖正对发际处	头痛、项强;目赤肿痛、目翳;齿痛、颊肿	侧卧位,患侧在上,定点,消毒,右手持针刀,刀口线与两耳尖连线平行,针刀体与头皮呈 90°,针刀沿左手食指指甲快速刺入,纵行缓慢地切开数刀,松软后出针,按压刀口片刻	皮肤→皮下组织→耳上肌→颞筋膜→颞肌

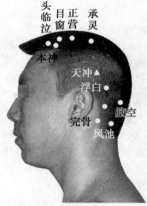

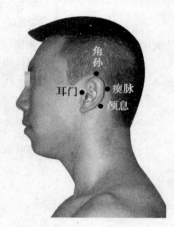

图 2-1-10　手少阳三焦经经穴　　　　　图 2-1-11　足少阳胆经经穴

2. 足少阳胆经经穴（图 2-1-11）

穴位	定位	主治	操作	解剖
颔厌	在头部,从头维至曲鬓的弧形连线(其弧度与鬓发弧度相应)的上 1/4 与下 3/4 的交点处	偏头痛、眩晕;惊痫;耳鸣、目外眦痛、齿痛	侧卧位,定点,消毒,右手持针刀,刀口线与弧形连线平行,针刀体与头皮呈 90°,针刀沿左手食指指甲快速刺入,缓慢地纵行切开数刀,松软后出针,按压刀口片刻	皮肤→皮下组织→颞筋膜→颞肌

穴位	定位	主治	操作	解剖
悬颅	在头部,从头维至曲鬓的弧形连线(其弧度与鬓发弧度相应)的中点处	偏头痛;目赤肿痛;齿痛	侧卧位,定点,消毒,右手持针刀,刀口线与弧形连线平行,针刀体与头皮呈90°,针刀沿左手食指指甲快速刺入,缓慢地纵行切开数刀,松软后出针,按压刀口片刻	皮肤→皮下组织→颞筋膜→颞肌
悬厘	在头部,从头维至曲鬓的弧形连线(其弧度与鬓发弧度相应)的上3/4与下1/4的交点处	偏头痛;目赤肿痛;耳鸣	侧卧位,定点,消毒,右手持针刀,刀口线与弧形连线平行,针刀体与头皮呈90°,针刀沿左手食指指甲快速刺入,缓慢地纵行切开数刀,松软后出针,按压刀口片刻	皮肤→皮下组织→颞筋膜→颞肌
曲鬓	在头部,耳前鬓角发际后缘与耳尖水平线的交点处	头痛连齿、颊颌肿、口噤;眩晕	侧卧位,定点,消毒,右手持针刀,刀口线与耳尖水平线平行,针刀体与头皮呈90°,针刀沿左手食指指甲快速刺入,缓慢地纵行切开数刀,松软后出针,按压刀口片刻	皮肤→皮下组织→颞筋膜→颞肌
率谷	在头部,耳尖直上入发际1.5寸	头痛、眩晕;小儿急、慢惊风	侧卧位,定点,消毒,右手持针刀,刀口线与两耳尖连线平行,针刀体与头皮呈90°,针刀沿左手食指指甲快速刺入,缓慢地纵行切开数刀,松软后出针,按压刀口片刻	皮肤→皮下组织→耳上肌(提耳肌)→颞筋膜→颞肌
天冲	在头部,耳根后缘直上,入发际2寸	头痛、眩晕;癫痫;牙龈肿痛	侧卧位,定点,消毒,右手持针刀,针刀体与头皮呈90°,针刀沿左手食指指甲快速刺入,缓慢地纵行切开数刀,松软后出针,按压刀口片刻	皮肤→皮下组织→耳上肌→颞筋膜→颞肌
浮白	在头部,耳后乳突的后上方,在天冲与完骨弧形连线(其弧度与鬓发弧度相应)的上1/3与下2/3交点处	头痛、耳鸣、耳聋、齿痛等头面五官病证;瘿气;颈项强痛	侧卧位,定点,消毒,右手持针刀,刀口线与弧形连线平行,针刀体与头皮呈90°,针刀沿左手食指指甲快速刺入,缓慢地纵行切开数刀,松软后出针,按压刀口片刻	皮肤→皮下组织→耳上肌→颞筋膜→颞肌
头窍阴	在头部,耳后乳突的后上方,当天冲与完骨的弧形连线的上2/3与下1/3交点处	头痛、眩晕、颈项强痛等头项病证;耳鸣、耳聋;齿痛;癫痫	侧卧位,定点,消毒,右手持针刀,针刀体与头皮呈90°,针刀沿左手食指指甲快速刺入,缓慢地纵行切开数刀,松软后出针,按压刀口片刻	皮肤→皮下组织→耳后肌→枕额肌(枕腹)

续表

穴位	定位	主治	操作	解剖
完骨	在头部,耳后乳突的后下方凹陷中	癫痫;头痛、颈项强痛、喉痹、颊肿、齿痛、口歪、耳鸣、耳聋	俯卧位,定点,消毒,右手持针刀,针刀体与头皮呈90°,针刀沿左手食指指甲快速刺入,缓慢地纵行切开数刀,松软后出针,按压刀口片刻	皮肤→皮下组织→枕额肌(止点)
本神	在头部,前发际上0.5寸,头正中线旁开3寸	癫痫、小儿惊风、中风;头痛、目眩、颈项强急	坐位,定点,消毒,右手持针刀,刀口线与头正中线平行,针刀体与头皮呈30°,针刀沿左手食指指甲快速刺入,纵行缓慢地切开数刀,松软后出针,按压刀口片刻	皮肤→皮下组织→枕额肌→帽状腱膜下结缔组织→骨膜(额骨)
头临泣	在头部,前发际上0.5寸,瞳孔直上	头痛;目痛、流泪、目翳;鼻塞、鼻渊;小儿惊痫	坐位,定点,消毒,右手持针刀,针刀体与头皮呈30°,针刀沿左手食指指甲快速刺入,纵行缓慢地切开数刀,松软后出针,按压刀口片刻	皮肤→皮下组织→枕额肌→腱膜下结缔组织→骨膜(额骨)
目窗	在头部,前发际上1.5寸,瞳孔直上	头痛;目痛、目眩、远视、近视;鼻塞、鼻渊;小儿惊痫	坐位,定点,消毒,右手持针刀,针刀体与头皮呈30°,针刀沿左手食指指甲快速刺入,纵行缓慢地切开数刀,松软后出针,按压刀口片刻	皮肤→皮下组织→帽状腱膜→腱膜下结缔组织→骨膜(顶骨)
正营	在头部,前发际上2.5寸,瞳孔直上	头痛、头晕、目眩等头目病证	坐位,定点,消毒,右手持针刀,针刀体与头皮呈30°,针刀沿左手食指指甲快速刺入,纵行缓慢地切开数刀,松软后出针,按压刀口片刻	皮肤→皮下组织→帽状腱膜→腱膜下结缔组织→骨膜(顶骨)
承灵	在头部,前发际上4寸,瞳孔直上	头痛、眩晕;目痛、鼻渊、鼻衄、鼻塞、多涕	坐位,定点,消毒,右手持针刀,针刀体与头皮呈30°,针刀沿左手食指指甲快速刺入,纵行缓慢地切开数刀,松软后出针,按压刀口片刻	皮肤→皮下组织→帽状腱膜→腱膜下结缔组织→骨膜(顶骨)
脑空	在头部,枕外隆凸的上缘外侧,瞳孔直上	热病;头痛、颈项强痛;目赤肿痛、鼻痛、耳聋;惊悸	坐位,定点,消毒,右手持针刀,针刀体与头皮呈30°,针刀沿左手食指指甲快速刺入,纵行缓慢地切开数刀,松软后出针,按压刀口片刻	皮肤→皮下组织→枕额肌(枕腹)→骨膜(枕骨)
风池	在颈后区,枕骨之下,胸锁乳突肌上端与斜方肌上端之间的凹陷中	中风、癫痫、眩晕、感冒、鼻塞、鼻衄、目赤肿痛、口眼歪斜;头痛、耳鸣、耳聋;颈项强痛	俯卧位,定点,消毒,右手持针刀,刀口线与垂直轴平行,针刀体与项部皮肤呈15°,针刀沿左手食指指甲快速刺入,到达硬结后缓慢地纵行切开数刀,松软后出针,按压刀口片刻	皮肤→皮下组织→项筋膜→头夹肌→头半棘肌→头后大直肌与头上斜肌之间

（四）颈项部

1. 手阳明大肠经经穴（图 2-1-12）

穴位	定位	主治	操作	解剖
天鼎	在颈部,横平环状软骨,胸锁乳突肌后缘	暴喑气哽、咽喉肿痛、吞咽困难;瘰疬、瘿气。现多用于治疗舌骨肌麻痹、扁桃体炎等	仰卧位,项部垫枕,定点,右手持针刀,刀口线与垂直轴平行,针刀体与颈部皮肤呈90°,针刀沿左手食指指甲快速刺入直达骨面,缓慢地切开1~2刀后出针,按压刀口片刻	皮肤→皮下组织→颈阔肌→胸锁乳突肌后缘→臂丛神经
扶突	在胸锁乳突区,横平喉结,当胸锁乳突肌的前、后缘中间	咽喉肿痛、暴喑、吞咽困难、呃逆;瘰疬;咳嗽、气喘;现多用于治疗吞咽困难、甲状腺肿大、声音嘶哑等	仰卧位,项部垫枕,定点,右手持针刀,刀口线与垂直轴平行,针刀体与颈部皮肤呈90°,针刀沿左手食指指甲快速刺入直达骨面,缓慢地切开1~2刀后出针,按压刀口片刻	皮肤→皮下组织→颈阔肌→胸锁乳突肌后缘→颈动脉鞘

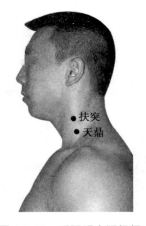

图 2-1-12　手阳明大肠经经穴

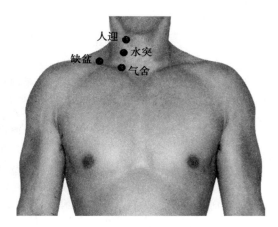

图 2-1-13　足阳明胃经经穴

2. 足阳明胃经经穴（图 2-1-13）

穴位	定位	主治	操作	解剖
人迎	在颈部,横平喉结,胸锁乳突肌前缘,颈总动脉搏动处	瘿气、瘰疬;咽喉肿痛;高血压;气喘	仰卧位,项部垫枕,定点,右手持针刀,刀口线与垂直轴平行,针刀体与颈部皮肤呈90°,针刀沿左手食指指甲快速刺入直达骨面,缓慢地切开1~2刀后出针,按压刀口片刻	皮肤→皮下组织→颈阔肌→颈动脉三角
水突	在颈部,横平环状软骨,胸锁乳突肌的前缘	咽喉肿痛;咳嗽、气喘	仰卧位,项部垫枕,定点,右手持针刀,刀口线与垂直轴平行,针刀体与颈部皮肤呈90°,针刀沿左手食指指甲快速刺入直达骨面,缓慢地切开1~2刀后出针,按压刀口片刻	皮肤→皮下组织→颈阔肌→胸骨舌骨肌→胸骨甲状肌→甲状腺侧叶(下端)

续表

穴位	定位	主治	操作	解剖
气舍	在胸锁乳突肌区，锁骨上小窝，锁骨胸骨端上缘，胸锁乳突肌的胸骨头与锁骨头中间的凹陷中	咽喉肿痛；瘿瘤、瘰疬；气喘、呃逆；颈项强	仰卧位，定点，右手持针刀，刀口线与垂直轴平行，针刀体与颈部皮肤呈90°，针刀沿左手食指指甲快速刺入直达骨面，缓慢地切开1～2刀后出针，按压刀口片刻	皮肤→皮下组织→颈阔肌→胸骨舌骨肌→颈动脉鞘
缺盆	在颈外侧区，锁骨上大窝，锁骨上缘凹陷中，前正中线旁开4寸	咳嗽、气喘、咽喉肿痛、缺盆中痛；瘰疬	仰卧位，定点，右手持针刀，刀口线与垂直轴平行，针刀体与颈部皮肤呈90°，针刀沿左手食指指甲快速刺入直达骨面，缓慢地切开1～2刀后出针，按压刀口片刻	皮肤→皮下组织→颈阔肌→气管前筋膜→臂丛

3. 手太阳小肠经经穴（图2-1-14）

穴位	定位	主治	操作	解剖
天窗	在颈部，横平喉结，胸锁乳突肌的后缘	耳鸣、耳聋、咽喉肿痛、暴喑；颈项强痛。现主要治疗颈肌痉挛、舌骨肌麻痹、落枕等	仰卧位，项部垫枕，定点，消毒，右手持针刀，刀口线与垂直轴平行，针刀体与颈部皮肤呈90°，针刀沿左手食指指甲快速刺入直达骨面，缓慢地切开1～2刀后出针，按压刀口片刻	皮肤→皮下组织→斜方肌→肩胛提肌→小菱形肌
天容	在颈部，下颌角后方，胸锁乳突肌的前缘凹陷中	耳鸣、耳聋、咽喉肿痛、头痛、颈项强痛。现主要治疗颈肌痉挛、咽喉炎等	仰卧位，项部垫枕，定点，消毒，右手持针刀，刀口线与垂直轴平行，针刀体与颈部皮肤呈90°，针刀沿左手食指指甲快速刺入直达骨面，缓慢地切开1～2刀后出针，按压刀口片刻	皮肤→皮下组织→茎突舌骨肌

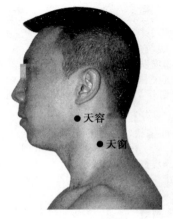

图2-1-14　手太阳小肠经经穴

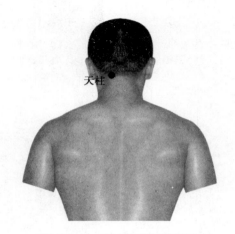

图2-1-15　足太阳膀胱经经穴

4. 足太阳膀胱经经穴（图 2-1-15）

穴位	定位	主治	操作	解剖
天柱	后正中发际上 0.5 寸，旁开 1.3 寸，斜方肌外侧	头痛，项强，肩背痛	俯卧位，定点，消毒，右手持针刀，刀口线与垂直轴平行，针刀体与项部皮肤呈 15°，针刀沿左手食指指甲快速刺入，到达硬结后缓慢地纵行切开数刀，松软后出针，按压刀口片刻	皮肤→皮下组织→斜方肌→头夹肌→头半棘肌→头后大直肌

5. 手少阳三焦经经穴（图 2-1-16）

穴位	定位	主治	操作	解剖
天牖	在颈部，横平下颌角，胸锁乳突肌的后缘凹陷中	头痛、头眩、项强、目不明、暴聋、鼻衄、喉痹；瘰疬；肩背痛。现多用于治疗颈肌痉挛、神经性耳聋等	仰卧位，项部垫枕，定点，消毒，右手持针刀，刀口线与垂直轴平行，针刀体与颈部皮肤呈 90°，针刀沿左手食指指甲快速刺入直达骨面，缓慢地切开 1～2 刀后出针，按压刀口片刻	皮肤→皮下组织→头夹肌→头半棘肌
翳风	在颈部，耳垂后方，乳突下端前方凹陷中	耳鸣、耳聋；口眼歪斜、面风、牙关紧闭、颊肿；瘰疬。现多用于治疗聋哑、腮腺炎、下颌关节炎、中耳炎等	俯卧位，定点，消毒，右手持针刀，刀口线与垂直轴平行，针刀体与项部皮肤呈 90°，针刀沿左手食指指甲快速刺入，到达硬结后缓慢地纵行切开数刀，松软后出针，按压刀口片刻	皮肤→皮下组织→腮腺

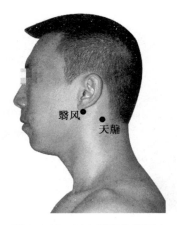

图 2-1-16　手少阳三焦经经穴

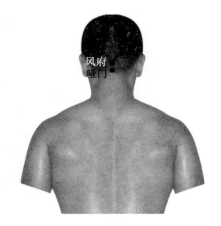

图 2-1-17　督脉经穴

笔记

31

6. 督脉经穴（图 2-1-17）

穴位	定位	主治	操作	解剖
哑门	在颈后区，第2颈椎棘突上际凹陷中，后正中线上	暴喑、舌缓不语；癫狂痫、癔症等神志病；头痛、颈项强痛	正坐位，头微向前倾，定点，消毒，右手持针刀，刀口线与后正中线平行，针刀体与项部皮肤呈15°，针刀沿左手食指指甲快速刺入，到达硬结后缓慢地纵行切开数刀，松软后出针，按压刀口片刻	皮肤→皮下组织→左、右斜方肌之间→项韧带→棘间韧带→弓间韧带→椎管
风府	在颈后区，枕外隆凸直下，两侧斜方肌之间凹陷中	中风、癫狂痫、癔症等神志病；头痛、眩晕、颈项强痛、咽喉肿痛、失音、目痛、鼻衄等内、外风为患病证	俯卧位，定点，消毒，右手持针刀，刀口线与垂直轴平行，针刀体与项部皮肤呈15°，针刀沿左手食指指甲快速刺入，到达硬结后缓慢地纵行切开数刀，松软后出针，按压刀口片刻	皮肤→皮下组织→左、右斜方肌腱之间→项韧带→寰枕后膜→硬膜外腔

7. 任脉经穴（图 2-1-18）

穴位	定位	主治	操作	解剖
天突	在颈前区，胸骨上窝中央，前正中线上	咳嗽、哮喘、胸痛、咽喉肿痛、暴喑；瘿气、梅核气、噎膈	仰卧位，定点，消毒，刀口线与垂直轴平行，针刀体与颈部皮肤呈15°，针刀沿左手食指指甲快速刺入，到达硬结后缓慢地纵行切开数刀，松软后出针，按压刀口片刻	皮肤→皮下组织→胸腺或其残留结构→左、右胸骨甲状肌→气管前间隙

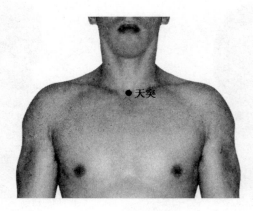

图 2-1-18　任脉经穴

（五）胸部

1. 手太阴肺经经穴（图 2-1-19）

穴位	定位	主治	操作	解剖
中府	在胸部,横平第1肋间隙,锁骨下窝外侧,前正中线旁开6寸	咳嗽、气喘、支气管炎,支气管哮喘;肩背痛	仰卧位,定点,消毒,右手持针刀,刀口线与垂直轴平行,针刀体与肋骨平行,针刀沿左手食指指甲快速刺入,缓慢地纵行切开数刀,松软后出针,按压刀口片刻	皮肤→皮下组织→胸大肌→胸小肌
云门	在胸部,锁骨下窝凹陷中,肩胛骨喙突内缘,前正中线旁开6寸	咳嗽、气喘、支气管炎,支气管哮喘;肩背痛	仰卧位,定点,消毒,右手持针刀,刀口线与垂直轴平行,针刀体与皮肤呈90°,针刀沿左手食指指甲快速刺入,缓慢地纵行切开数刀,松软后出针,按压刀口片刻	皮肤→皮下组织→三角肌→胸喙锁筋膜→喙突

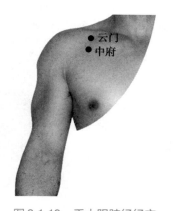

图.2-1-19　手太阴肺经经穴

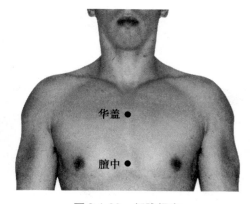

图 2-1-20　任脉经穴

2. 任脉经穴（图 2-1-20）

穴位	定位	主治	操作	解剖
膻中	在胸部,横平第4肋间隙,前正中线上	咳嗽、气喘、胸闷、心痛、噎膈、呃逆;产后少乳、乳痈、乳癖	仰卧位,定点,消毒,右手持针刀,刀口线与垂直轴平行,针刀体与颈部皮肤呈90°,针刀沿左手食指指甲快速刺入,缓慢地纵行切开数刀,松软后出针,按压刀口片刻	皮肤→皮下组织→胸骨体骨膜
华盖	在胸部,横平第1肋间隙,前正中线上	咳嗽、气喘、胸痛、胸胁支满	仰卧位,定点,消毒,右手持针刀,刀口线与垂直轴平行,针刀体与颈部皮肤呈90°,针刀沿左手食指指甲快速刺入,缓慢地纵行切开数刀后,再横行剥离1~2次,松软后出针,按压刀口片刻	皮肤→皮下组织→胸骨角

（六）腹部

1. 足阳明胃经经穴（图2-1-21）

穴位	定位	主治	操作	解剖
承满	在上腹部，当脐中上5寸，距前正中线2寸	胃痛、呕血、纳少等胃疾	仰卧位，定点，消毒，右手持针刀，刀口线与垂直轴平行，针刀体与腹部皮肤呈90°，针刀沿左手食指指甲快速刺入，缓慢地纵行切开数刀，松软后出针，按压刀口片刻	皮肤→皮下组织→腹直肌鞘前层→腹直肌→腹直肌鞘后层→腹横筋膜→腹膜下筋膜
天枢	在腹中部，脐中旁开2寸	腹痛、腹胀、便秘、腹泻、痢疾等胃肠病；月经不调、痛经等妇科疾患	仰卧位，定点，消毒，右手持针刀，刀口线与垂直轴平行，针刀体与腹部皮肤呈90°，针刀沿左手食指指甲快速刺入，缓慢地纵行切开数刀后，再横行剥离1~2次，松软后出针，按压刀口片刻	皮肤→皮下组织→腹直肌鞘前层→腹直肌→腹直肌鞘后层→腹横筋膜→腹膜下筋膜

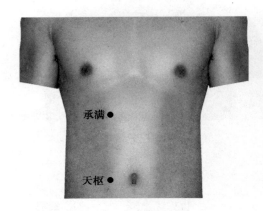

图2-1-21 足阳明胃经经穴

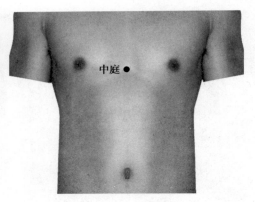

图2-1-22 任脉经穴

2. 任脉经穴（图2-1-22）

穴位	定位	主治	操作	解剖
中庭	在胸部，前正中线上，平第5肋间隙，胸剑联合部	胸胁支满；噎膈，呕吐，小儿吐乳	仰卧位，定点，消毒，右手持针刀，刀口线与垂直轴平行，针刀体与胸部皮肤呈90°，针刀沿左手食指指甲快速刺入，缓慢地纵行切开数刀，松软后出针，按压刀口片刻	皮肤→皮下组织→胸骨体骨膜

（七）背部

1. 手太阳小肠经经穴（图 2-1-23）

穴位	定位	主治	操作	解剖
肩外俞	在脊柱区，第 1 胸椎棘突下，后正中线旁开 3 寸	肩背疼痛、颈项强急等肩背、颈项痹证	俯卧位，定点，消毒，右手持针刀，刀口线与垂直轴平行，针刀体与背部皮肤呈 90°，针刀沿左手食指指甲快速刺入，到达第一层硬结后缓慢地纵行切开数刀后，再继续缓慢进针到达第二层硬结实施松解，极个别患者到达骨膜层，松软后出针，按压刀口片刻	皮肤→皮下组织→斜方肌→肩胛提肌
肩中俞	在脊柱区，第 7 颈椎棘突下，后正中线旁开 2 寸	咳嗽、气喘；肩背疼痛	俯卧位，定点，消毒，右手持针刀，刀口线与垂直轴平行，针刀体与颈部皮肤呈 90°，针刀沿左手食指指甲快速刺入，到达第一层硬结后缓慢地纵行切开数刀后，再继续缓慢进针到达第二层硬结实施松解，极个别患者到达骨膜层，松软后出针，按压刀口片刻	皮肤→皮下组织→斜方肌→肩胛提肌→小菱形肌

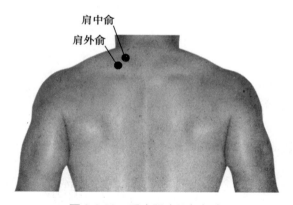

图 2-1-23　手太阳小肠经经穴

2. 足太阳膀胱经经穴（图 2-1-24）

穴位	定位	主治	操作	解剖
大杼	在脊柱区，第 1 胸椎棘突下，后正中线旁开 1.5 寸	咳嗽；项强、肩背痛	俯卧位，定点，消毒，右手持针刀，刀口线与垂直轴平行，针刀体与背部皮肤呈 90°，针刀沿左手食指指甲快速刺入，到达第一层硬结后缓慢地纵行切开数刀后，再继续缓慢进针到达第二层硬结实施松解，极个别患者到达骨膜层，松软后出针，按压刀口片刻	皮肤→皮下组织→斜方肌→菱形肌→上后锯肌→骶棘肌

续表

穴位	定位	主治	操作	解剖
风门	在脊柱区,第2胸椎棘突下,后正中线旁开1.5寸	感冒、咳嗽、发热、头痛等外感病证;项强、胸背痛	俯卧位,定点,消毒,右手持针刀,刀口线与垂直轴平行,针刀体与背部皮肤呈90°,针刀沿左手食指指甲快速刺入,到达第一层硬结后缓慢地纵行切开数刀后,再继续缓慢进针到达第二层硬结实施松解,极个别患者到达骨膜层,松软后出针,按压刀口片刻	皮肤→皮下组织→斜方肌→小菱形肌→上后锯肌→骶棘肌
肺俞	在脊柱区,第3胸椎棘突下,后正中线旁开1.5寸	咳嗽、气喘、咯血等肺疾;骨蒸潮热、盗汗等阴虚病证	俯卧位,定点,消毒,右手持针刀,刀口线与垂直轴平行,针刀体与背部皮肤呈90°,针刀沿左手食指指甲快速刺入,到达第一层硬结后缓慢地纵行切开数刀后,再继续缓慢进针到达第二层硬结后实施松解,极个别患者到达骨膜层,松软后出针,按压刀口片刻	皮肤→皮下组织→斜方肌→菱形肌→骶棘肌
厥阴俞	在脊柱区,第4胸椎棘突下,后正中线旁开1.5寸	心痛、心悸;咳嗽、胸闷;呕吐	俯卧位,定点,消毒,右手持针刀,刀口线与垂直轴平行,针刀体与背部皮肤呈90°,针刀沿左手食指指甲快速刺入,到达第一层硬结后缓慢地纵行切开数刀后,再继续缓慢进针到达第二层硬结后实施松解,极个别患者到达骨膜层,松软后出针,按压刀口片刻	皮肤→皮下组织→斜方肌→菱形肌→骶棘肌
心俞	在脊柱区,第5胸椎棘突下,后正中线旁开1.5寸	心痛、惊悸、失眠、健忘、癫痫、咳嗽、吐血;盗汗、遗精	俯卧位,定点,消毒,右手持针刀,刀口线与垂直轴平行,针刀体与背部皮肤呈90°,针刀沿左手食指指甲快速刺入,到达第一层硬结后缓慢地纵行切开数刀后,再继续缓慢进针到达第二层硬结后实施松解,极个别患者到达骨膜层,松软后出针,按压刀口片刻	皮肤→皮下组织→斜方肌→骶棘肌
督俞	在脊柱区,第6胸椎棘突下,后正中线旁开1.5寸	心痛、胸闷;寒热、气喘;腹胀、腹痛、肠鸣、呃逆	俯卧位,定点,消毒,右手持针刀,刀口线与垂直轴平行,针刀体与背部皮肤呈90°,针刀沿左手食指指甲快速刺入,到达第一层硬结后缓慢地纵行切开数刀后,再继续缓慢进针到达第二层硬结后实施松解,极个别患者到达骨膜层,松软后出针,按压刀口片刻	皮肤→皮下组织→斜方肌→骶棘肌

笔记

穴位	定位	主治	操作	解剖
膈俞	在脊柱区,第7胸椎棘突下,后正中线旁开1.5寸	呕吐、呃逆、气喘、吐血等上逆之证;贫血;瘾疹、皮肤瘙痒;潮热、盗汗;血瘀诸证	俯卧位,定点,消毒,右手持针刀,刀口线与垂直轴平行,针刀体与背部皮肤呈90°,针刀沿左手食指指甲快速刺入,到达第一层硬结后缓慢地纵行切开数刀后,再继续缓慢进针到达第二层硬结后实施松解,极个别患者到达骨膜层,松软后出针,按压刀口片刻	皮肤→皮下组织→斜方肌→背阔肌→骶棘肌
肝俞	在脊柱区,第9胸椎棘突下,后正中线旁开1.5寸	胁痛、黄疸;目赤、目视不明、夜盲、迎风流泪、癫狂痫;脊背痛;寒疝、痛经	俯卧位,定点,消毒,右手持针刀,刀口线与垂直轴平行,针刀体与背部皮肤呈90°,针刀沿左手食指指甲快速刺入,到达第一层硬结后缓慢地纵行切开数刀后,再继续缓慢进针到达第二层硬结后实施松解,极个别患者到达骨膜层,松软后出针,按压刀口片刻	皮肤→皮下组织→斜方肌→背阔肌→骶棘肌
胆俞	在脊柱区,第10胸椎棘突下,后正中线旁开1.5寸	黄疸、口苦、胁痛;肺痨、潮热	俯卧位,定点,消毒,右手持针刀,刀口线与垂直轴平行,针刀体与背部皮肤呈90°,针刀沿左手食指指甲快速刺入,到达第一层硬结后缓慢地纵行切开数刀后,再继续缓慢进针到达第二层硬结后实施松解,极个别患者到达骨膜层,松软后出针,按压刀口片刻	皮肤→皮下组织→背阔肌→下后锯肌→骶棘肌
脾俞	在脊柱区,第11胸椎棘突下,后正中线旁开1.5寸	腹胀、纳呆、呕吐、腹泻、痢疾、便血、水肿;背痛;消渴	俯卧位,定点,消毒,右手持针刀,刀口线与垂直轴平行,针刀体与背部皮肤呈90°,针刀沿左手食指指甲快速刺入,到达第一层硬结后缓慢地纵行切开数刀后,再继续缓慢进针到达第二层硬结后实施松解,极个别患者到达骨膜层,松软后出针,按压刀口片刻	皮肤→皮下组织→背阔肌→下后锯肌→骶棘肌
胃俞	在脊柱区,第12胸椎棘突下,后正中线旁开1.5寸	胃脘痛、呕吐、腹胀、肠鸣等胃疾;小儿疳积	俯卧位,定点,消毒,右手持针刀,刀口线与垂直轴平行,针刀体与背部皮肤呈90°,针刀沿左手食指指甲快速刺入,到达第一层硬结后缓慢地纵行切开数刀后,再继续缓慢进针到达第二层硬结后实施松解,极个别患者到达骨膜层,松软后出针,按压刀口片刻	皮肤→皮下组织→背阔肌→下后锯肌→骶棘肌

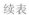

笔记

续表

穴位	定位	主治	操作	解剖
附分	在脊柱区,第2胸椎棘突下,后正中线旁开3寸	颈项强痛、肩背拘急、肘臂麻木等痹证	俯卧位,定点,消毒,右手持针刀,刀口线与垂直轴平行,针刀体与背部皮肤呈90°,针刀沿左手食指指甲快速刺入,到达第一层硬结后缓慢地纵行切开数刀后,再继续缓慢进针到达第二层硬结后实施松解,极个别患者到达骨膜层,松软后出针,按压刀口片刻	皮肤→皮下组织→斜方肌→菱形肌→上后锯肌→骶棘肌
魄户	在脊柱区,第3胸椎棘突下,后正中线旁开3寸	咳嗽、气喘、肺痨;项强、肩背痛	俯卧位,嘱患者做摸背动作,定点,消毒,右手持针刀,刀口线与菱形肌平行,针刀体与肋骨平行,针刀沿左手食指指甲快速刺入,缓慢地到达硬结后,纵行切开数刀后,松软后出针,按压刀口片刻	皮肤→皮下组织→斜方肌→菱形肌→上后锯肌→骶棘肌
膏肓	在脊柱区,第4胸椎棘突下,后正中线旁开3寸	咳嗽、气喘、肺痨;肩胛痛;健忘、遗精、盗汗	俯卧位,定点,消毒,右手持针刀,刀口线与垂直轴平行,针刀体与背部皮肤呈90°,针刀沿左手食指指甲快速刺入,到达第一层硬结后缓慢地纵行切开数刀后,再继续缓慢进针到达第二层硬结后实施松解,极个别患者到达骨膜层,松软后出针,按压刀口片刻	皮肤→皮下组织→斜方肌→菱形肌→第四肋间隙
神堂	在脊柱区,第5胸椎棘突下,后正中线旁开3寸	咳嗽、气喘、胸闷;心悸、失眠;脊背强痛;盗汗、遗精	俯卧位,定点,消毒,右手持针刀,刀口线与垂直轴平行,针刀体与背部皮肤呈90°,针刀沿左手食指指甲快速刺入,到达第一层硬结后缓慢地纵行切开数刀后,再继续缓慢进针到达第二层硬结后实施松解,极个别患者到达骨膜层,松软后出针,按压刀口片刻	皮肤→皮下组织→斜方肌→菱形肌→第五肋间隙
譩譆	在脊柱区,第6胸椎棘突下,后正中线旁开3寸	咳嗽、气喘;肩背痛、季肋痛;疟疾、热病	俯卧位,定点,消毒,右手持针刀,刀口线与垂直轴平行,针刀体与背部皮肤呈90°,针刀沿左手食指指甲快速刺入,到达第一层硬结后缓慢地纵行切开数刀后,再继续缓慢进针到达第二层硬结后实施松解,极个别患者到达骨膜层,松软后出针,按压刀口片刻	皮肤→皮下组织→斜方肌→菱形肌→第六肋间隙

笔记

穴位	定位	主治	操作	解剖
膈关	在脊柱区,第7胸椎棘突下,后正中线旁开3寸	胸闷、嗳气、呕吐;脊背强痛	俯卧位,定点,消毒,右手持针刀,刀口线与垂直轴平行,针刀体与背部皮肤呈90°,针刀沿左手食指指甲快速刺入,到达第一层硬结后缓慢地纵行切开数刀后,再继续缓慢进针到达第二层硬结后实施松解,极个别患者到达骨膜层,松软后出针,按压刀口片刻	皮肤→皮下组织→斜方肌→背阔肌→骶棘肌
魂门	在脊柱区,第9胸椎棘突下,后正中线旁开3寸	胸胁痛、背痛;呕吐、腹泻、肠鸣	俯卧位,定点,消毒,右手持针刀,刀口线与垂直轴平行,针刀体与背部皮肤呈90°,针刀沿左手食指指甲快速刺入,到达第一层硬结后缓慢地纵行切开数刀后,再继续缓慢进针到达第二层硬结后实施松解,极个别患者到达骨膜层,松软后出针,按压刀口片刻	皮肤→皮下组织→背阔肌→下后锯肌→骶棘肌
阳纲	在脊柱区,第10胸椎棘突下,后正中线旁开3寸	肠鸣、腹痛、腹泻;黄疸;消渴	俯卧位,定点,消毒,右手持针刀,刀口线与竖脊肌平行,针刀体与背部皮肤呈90°,针刀沿左手食指指甲快速刺入,到达第一层硬结后缓慢地纵行切开数刀后,再继续缓慢地进针到达第二层硬结后实施松解,极个别患者到达骨膜层,松软后出针,按压刀口片刻	皮肤→皮下组织→背阔肌→下后锯肌→骶棘肌
意舍	在脊柱区,第11胸椎棘突下,后正中线旁开3寸	腹胀、肠鸣、呕吐、纳呆、腹泻等胃肠病证	俯卧位,定点,消毒,右手持针刀,刀口线与竖脊肌平行,针刀体与背部皮肤呈90°,针刀沿左手食指指甲快速刺入,到达第一层硬结后缓慢地纵行切开数刀后,再继续缓慢地进针到达第二层硬结后实施松解,极个别患者到达骨膜层,松软后出针,按压刀口片刻	皮肤→皮下组织→背阔肌→下后锯肌→骶棘肌
胃仓	在脊柱区,第12胸椎棘突下,后正中线旁开3寸	胃脘痛、腹胀、小儿食积;水肿;背脊痛	俯卧位,定点,消毒,右手持针刀,刀口线与竖脊肌平行,针刀体与背部皮肤呈90°,针刀沿左手食指指甲快速刺入,到达第一层硬结后缓慢地纵行切开数刀后,再继续缓慢地进针到达第二层硬结后实施松解,极个别患者到达骨膜层,松软后出针,按压刀口片刻	皮肤→皮下组织→背阔肌→下后锯肌→骶棘肌

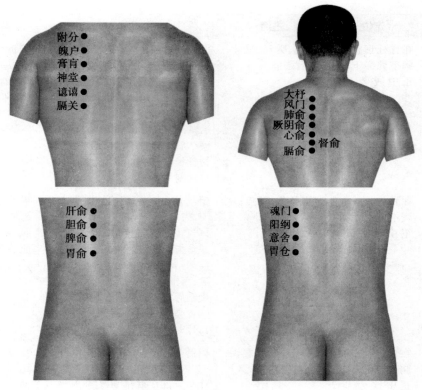

图 2-1-24 足太阳膀胱经经穴

3. 督脉经穴（图 2-1-25）

穴位	定位	主治	操作	解剖
脊中	在脊柱区，第 11 胸椎棘突下凹陷中，后正中线上	癫痫；黄疸；腹泻、痢疾、痔疮、脱肛、便血等肠腑病证；腰脊强痛；小儿疳积	俯卧位，定点，消毒，右手持针刀，刀口线与垂直轴平行，针刀体与背部皮肤呈90°，针刀沿左手食指指甲快速刺入，到达第一层硬结后缓慢地纵行切开数刀后，再继续缓慢地进针到达第二层硬结后实施松解，极个别患者到达骨膜层，松软后出针，按压刀口片刻	皮肤→皮下组织→棘上韧带→棘间韧带→弓间韧带→椎管
中枢	在脊柱区，第 10 胸椎棘突下凹陷中，后正中线上	黄疸；呕吐、腹满、胃痛、食欲不振等脾胃病证；腰背疼痛	俯卧位，定点，消毒，右手持针刀，刀口线与垂直轴平行，针刀体与背部皮肤呈90°，针刀沿左手食指指甲快速刺入，到达第一层硬结后缓慢地纵行切开数刀后，再继续缓慢进针到达第二层硬结，极个别患者到达骨膜层，松软后出针，按压刀口片刻	皮肤→皮下组织→棘上韧带→棘间韧带→弓间韧带→椎管

穴位	定位	主治	操作	解剖
筋缩	在脊柱区,第9胸椎棘突下凹陷中,后正中线上	癫狂痫;抽搐、脊强、四肢不收、筋挛拘急等筋病;胃痛;黄疸	俯卧位,定点,消毒,右手持针刀,刀口线与垂直轴平行,针刀体与背部皮肤呈90°,针刀沿左手食指指甲快速刺入,到达第一层硬结后缓慢地纵行切开数刀后,再继续缓慢地进针到达第二层硬结后实施松解,极个别患者到达骨膜层,松软后出针,按压刀口片刻	皮肤→皮下组织→棘上韧带→棘间韧带→弓间韧带→椎管
至阳	在脊柱区,第7胸椎棘突下凹陷中,后正中线上	黄疸、胸胁胀满等肝胆病证;咳嗽、气喘;腰背疼痛、脊强	俯卧位,定点,消毒,右手持针刀,刀口线与垂直轴平行,针刀体与背部皮肤呈90°,针刀沿左手食指指甲快速刺入,到达第一层硬结后缓慢地纵行切开数刀后,再继续缓慢地进针到达第二层硬结后实施松解,极个别患者到达骨膜层,松软后出针,按压刀口片刻	皮肤→皮下组织→棘上韧带→棘间韧带→弓间韧带→椎管
灵台	在脊柱区,第6胸椎棘突下凹陷中,后正中线上	咳嗽、气喘;脊痛、项强;疔疮	俯卧位,定点,消毒,右手持针刀,刀口线与垂直轴平行,针刀体与背部皮肤呈90°,针刀沿左手食指指甲快速刺入,到达第一层硬结后缓慢地纵行切开数刀后,再继续缓慢地进针到达第二层硬结后实施松解,极个别患者到达骨膜层,松软后出针,按压刀口片刻	皮肤→皮下组织→棘上韧带→棘间韧带→弓间韧带→椎管
神道	在脊柱区,第5胸椎棘突下凹陷中,后正中线上	心痛、心悸、怔忡等心疾;失眠、健忘、中风不语、痫证等神志病;咳嗽、气喘;腰脊强、肩背痛	俯卧位,定点,消毒,右手持针刀,刀口线与垂直轴平行,针刀体与背部皮肤呈90°,针刀沿左手食指指甲快速刺入,到达第一层硬结后缓慢地纵行切开数刀后,再继续缓慢地进针到达第二层硬结后实施松解,极个别患者到达骨膜层,松软后出针,按压刀口片刻	皮肤→皮下组织→棘上韧带→棘间韧带→弓间韧带→椎管

笔记

续表

穴位	定位	主治	操作	解剖
身柱	在脊柱区,第3胸椎棘突下凹陷中,后正中线上	身热、头痛、咳嗽、气喘等外感病证;癫狂痫等神志病;腰脊强痛;疔疮发背	俯卧位,定点,消毒,右手持针刀,刀口线与垂直轴平行,针刀体与背部皮肤呈90°,针刀沿左手食指指甲快速刺入,到达第一层硬结后缓慢地纵行切开数刀后,再继续缓慢地进针到达第二层硬结后实施松解,极个别患者到达骨膜层,松软后出针,按压刀口片刻	皮肤→皮下组织→棘上韧带→棘间韧带→弓间韧带→椎管
陶道	在脊柱区,第1胸椎棘突下凹陷中,后正中线上	热病、疟疾、恶寒发热、咳嗽、气喘等外感病证;骨蒸潮热;癫狂;脊强	俯卧位,定点,消毒,右手持针刀,刀口线与垂直轴平行,针刀体与背部皮肤呈90°,针刀沿左手食指指甲快速刺入,到达第一层硬结后缓慢地纵行切开数刀后,再继续缓慢地进针到达第二层硬结后实施松解,极个别患者到达骨膜层,松软后出针,按压刀口片刻	皮肤→皮下组织→棘上韧带→棘间韧带→弓间韧带→椎管
大椎	在脊柱区,第7颈椎棘突下凹陷中,后正中线上	热病、疟疾、恶寒发热、咳嗽、气喘等外感病证;骨蒸潮热;小儿惊风等神志病;脊痛、项强;风疹、痤疮	俯卧位,定点,消毒,右手持针刀,刀口线与垂直轴平行,针刀体与背部皮肤呈90°,针刀沿左手食指指甲快速刺入,到达第一层硬结后缓慢地纵行切开数刀后,再继续缓慢地进针到达第二层硬结后实施松解,极个别患者到达骨膜层,松软后出针,按压刀口片刻	皮肤→皮下组织→棘上韧带→棘间韧带→弓间韧带→椎管

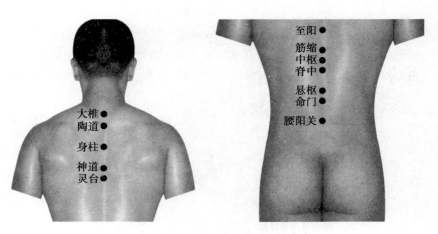

图 2-1-25　督脉经穴

（八）腰部

1. 足太阳膀胱经经穴（图 2-1-26）

穴位	定位	主治	操作	解剖
三焦俞	在脊柱区,第1腰椎棘突下,后正中线旁开1.5寸	肠鸣、腹胀、呕吐、腹泻、痢疾;小便不利、水肿;腰背强痛	俯卧位,腹部垫枕,枕中心点与脐对齐,定点,消毒,右手持针刀,刀口线与垂直轴平行,针刀体与腰部皮肤呈90°,针刀沿左手食指指甲快速刺入,到达第一层硬结后缓慢地纵行切开数刀后,再继续缓慢进针到达第二层硬结实施松解,极个别患者到达骨膜层,松软后出针,按压刀口片刻	皮肤→皮下组织→背阔肌→下后锯肌→骶棘肌
肾俞	在脊柱区,第2腰椎棘突下,后正中线旁开1.5寸	头晕、耳鸣、耳聋、腰酸痛;遗尿、遗精、阳痿、不育;月经不调、带下、不孕;水肿	俯卧位,腹部垫枕,枕中心点与脐对齐,定点,消毒,右手持针刀,刀口线与垂直轴平行,针刀体与腰部皮肤呈90°,针刀沿左手食指指甲快速刺入,到达第一层硬结后缓慢地纵行切开数刀后,再继续缓慢进针到达第二层硬结实施松解,极个别患者到达骨膜层,松软后出针,按压刀口片刻	皮肤→皮下组织→背阔肌→骶棘肌→腰方肌→腰大肌
气海俞	在脊柱区,第3腰椎棘突下,后正中线旁开1.5寸	肠鸣腹胀;痛经;腰痛、腿膝不利;痔漏	俯卧位,腹部垫枕,枕中心点与脐对齐,定点,消毒,右手持针刀,刀口线与垂直轴平行,针刀体与腰部皮肤呈90°,针刀沿左手食指指甲快速刺入,到达第一层硬结后缓慢地纵行切开数刀后,再继续缓慢进针到达第二层硬结实施松解,极个别患者到达骨膜层,松软后出针,按压刀口片刻	皮肤→皮下组织→背阔肌→骶棘肌→腰方肌→腰大肌
大肠俞	在脊柱区,当第4腰椎棘突下,后正中线旁开1.5寸	腰腿痛;腹胀、腹泻、腹痛、便秘	俯卧位,腹部垫枕,枕中心点与脐对齐,定点,消毒,右手持针刀,刀口线与垂直轴平行,针刀体与腰部皮肤呈90°,针刀沿左手食指指甲快速刺入,到达第一层硬结后缓慢地纵行切开数刀后,再继续缓慢进针到达第二层硬结实施松解,极个别患者到达骨膜层,松软后出针,按压刀口片刻	皮肤→皮下组织→背阔肌→骶棘肌→腰方肌→腰大肌

续表

穴位	定位	主治	操作	解剖
关元俞	在脊柱区,第5腰椎棘突下,后正中线旁开1.5寸	腹胀、腹泻;腰骶痛;小便频数或不利、遗尿	俯卧位,腹部垫枕,枕中心点与脐对齐,定点,消毒,右手持针刀,刀口线与垂直轴平行,针刀体与腰部皮肤呈90°,针刀沿左手食指指甲快速刺入,到达第一层硬结后缓慢地纵行切开数刀后,再继续缓慢进针到达第二层硬结实施松解,极个别患者到达骨膜层,松软后出针,按压刀口片刻	皮肤→皮下组织→背阔肌→骶棘肌→腰方肌→腰大肌
肓门	在腰区,第1腰椎棘突下,后正中线旁开3寸	腹痛、痞块、便秘;乳疾	俯卧位,定点,消毒,右手持针刀,刀口线与竖脊肌平行,针刀体与腰部皮肤呈90°,针刀沿左手食指指甲快速刺入,到达第一层硬结后缓慢地纵行切开数刀后,再继续缓慢地进针到达第二层硬结后实施松解,极个别患者到达骨膜层,松软后出针,按压刀口片刻	皮肤→皮下组织→背阔肌→下后锯肌→骶棘肌。皮肤由第十二胸神经后支和第一、二腰神经后支的外侧支重叠分布
志室	在腰区,第2腰椎棘突下,后正中线旁开3寸	遗精、阳痿;小便不利、水肿;腰脊强痛	俯卧位,定点,消毒,右手持针刀,刀口线与竖脊肌平行,针刀体与腰部皮肤呈90°,针刀沿左手食指指甲快速刺入,到达第一层硬结后缓慢地纵行切开数刀后,再继续缓慢地进针到达第二层硬结后实施松解,极个别患者到达骨膜层,松软后出针,按压刀口片刻	皮肤→皮下组织→背阔肌→骶棘肌→腰方肌

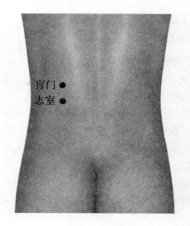
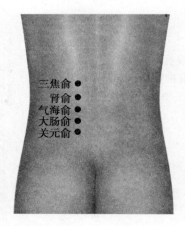

图 2-1-26　足太阳膀胱经经穴

2. 督脉经穴（图2-1-27）

穴位	定位	主治	操作	解剖
腰阳关	在脊柱区，第4腰椎棘突下凹陷中，后正中线上	腰骶疼痛、下肢痿痹；月经不调、赤白带下等妇科病；遗精、阳痿等男科病证	俯卧位，定点，消毒，右手持针刀，刀口线与垂直轴平行，针刀体与腰部皮肤呈90°，针刀沿左手食指指甲快速刺入，到达第一层硬结后缓慢地纵行切开数刀后，再继续缓慢地进针到达第二层硬结后实施松解，极个别患者到达骨膜层，松软后出针，按压刀口片刻	皮肤→皮下组织→棘上韧带→弓间韧带（黄韧带）→硬膜外腔
命门	在脊柱区，第2腰椎棘突下凹陷中，后正中线上	腰脊强痛、下肢痿痹；月经不调、赤白带下、闭经、不孕；遗精、遗尿、阳痿、精冷不育、小便频数；小腹冷痛、腹泻	俯卧位，定点，消毒，右手持针刀，刀口线与垂直轴平行，针刀体与腰部皮肤呈90°，针刀沿左手食指指甲快速刺入，到达第一层硬结后缓慢地纵行切开数刀后，再继续缓慢地进针到达第二层硬结后实施松解，极个别患者到达骨膜层，松软后出针，按压刀口片刻	皮肤→皮下组织→棘上韧带→棘间韧带→弓间韧带→椎管
悬枢	在脊柱区，第1腰椎棘突下凹陷中，后正中线上	腰脊强痛；腹胀、腹痛、完谷不化、腹泻、痢疾等胃肠病证	俯卧位，定点，消毒，右手持针刀，刀口线与垂直轴平行，针刀体与腰部皮肤呈90°，针刀沿左手食指指甲快速刺入，到达第一层硬结后缓慢地纵行切开数刀后，再继续缓慢地进针到达第二层硬结后实施松解，极个别患者到达骨膜层，松软后出针，按压刀口片刻	皮肤→皮下组织→棘上韧带→棘间韧带→弓间韧带→椎管

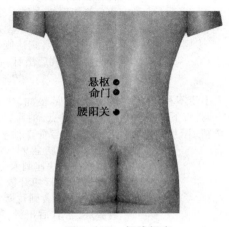

图2-1-27 督脉经穴

（九）骶臀会阴部

1. 足太阳膀胱经经穴（图2-1-28）

穴位	定位	主治	操作	解剖
小肠俞	在骶区，横平第1骶后孔，骶正中嵴旁1.5寸	遗精、遗尿、尿血尿痛、带下；腹泻、痢疾；疝气；腰骶痛；痔疾	俯卧位，腹部垫枕，枕中心点与脐对齐，定点，消毒，右手持针刀，刀口线与垂直轴平行，针刀体与腰部皮肤呈90°，针刀沿左手食指指甲快速刺入，到达硬结后缓慢地纵行切开数刀实施松解，极个别患者到达骶骨孔处的骨膜层，松软后出针，按压刀口片刻	皮肤→皮下组织→背阔肌→骶棘肌
膀胱俞	在骶区，横平第2骶后孔，骶正中嵴旁1.5寸	小便不利、遗尿、癃闭、遗精；腰骶痛；腹泻、便秘	俯卧位，腹部垫枕，枕中心点与脐对齐，定点，消毒，右手持针刀，刀口线与垂直轴平行，针刀体与腰部皮肤呈90°，针刀沿左手食指指甲快速刺入，到达硬结后缓慢地纵行切开数刀实施松解，极个别患者到达骨膜层，松软后出针，按压刀口片刻	皮肤→皮下组织→背阔肌→骶棘肌
中膂俞	在骶区，横平第3骶后孔，骶正中嵴旁1.5寸	腹泻、痢疾；疝气；腰骶痛；消渴	俯卧位，腹部垫枕，枕中心点与脐对齐，定点，消毒，右手持针刀，刀口线与垂直轴平行，针刀体与腰部皮肤呈90°，针刀沿左手食指指甲快速刺入，到达硬结后缓慢地纵行切开数刀实施松解，极个别患者到达骶骨孔处的骨膜层，松软后出针，按压刀口片刻	皮肤→皮下组织→臀大肌→髂骨翼骨膜
白环俞	在骶区，横平第4骶后孔，骶正中嵴旁1.5寸	遗尿、遗精；月经不调、带下；疝气；腰骶痛	俯卧位，腹部垫枕，枕中心点与脐对齐，定点，消毒，右手持针刀，刀口线与垂直轴平行，针刀体与腰部皮肤呈90°，针刀沿左手食指指甲快速刺入，到达硬结后缓慢地纵行切开数刀实施松解，极个别患者到达骶骨孔处的骨膜层，松软后出针，按压刀口片刻	皮肤→皮下组织→臀大肌→骶结节韧带
上髎	在骶区，正对第1骶后孔中	大小便不利；月经不调、带下、阴挺；遗精、阳痿；腰骶痛	俯卧位，腹部垫枕，枕中心点与脐对齐，定点，消毒，右手持针刀，刀口线与垂直轴平行，针刀体与腰部皮肤呈90°，针刀沿左手食指指甲快速刺入，到达硬结后缓慢地纵行切开数刀实施松解，极个别患者到达骶骨孔处的骨膜层，松软后出针，按压刀口片刻	皮肤→皮下组织→骶棘肌（腱）→第1骶后孔

续表

穴位	定位	主治	操作	解剖
次髎	在骶区,正对第2骶后孔中	月经不调、痛经、带下;小便不利;遗精;疝气;腰骶痛、下肢痿痹	俯卧位,腹部垫枕,枕中心点与脐对齐,定点,消毒,右手持针刀,刀口线与垂直轴平行,针刀体与腰部皮肤呈90°,针刀沿左手食指指甲快速刺入,到达硬结后缓慢地纵行切开数刀实施松解,极个别患者到达骶骨孔处的骨膜层,松软后出针,按压刀口片刻	皮肤→皮下组织→骶棘肌(腱)→第2骶后孔
中髎	在骶区,正对第3骶后孔中	便秘、腹泻;小便不利;月经不调、带下;腰骶痛	俯卧位,腹部垫枕,枕中心点与脐对齐,定点,消毒,右手持针刀,刀口线与垂直轴平行,针刀体与腰部皮肤呈90°,针刀沿左手食指指甲快速刺入,到达硬结后缓慢地纵行切开数刀实施松解,极个别患者到达骶骨孔处的骨膜层,松软后出针,按压刀口片刻	皮肤→皮下组织→骶棘肌(腱)→第3骶后孔
下髎	在骶区,正对第4骶后孔中	腹痛、便秘;小便不利;带下;腰骶痛	俯卧位,腹部垫枕,枕中心点与脐对齐,定点,消毒,右手持针刀,刀口线与垂直轴平行,针刀体与腰部皮肤呈90°,针刀沿左手食指指甲快速刺入,到达硬结后缓慢地纵行切开数刀实施松解,极个别患者到达骶骨孔处的骨膜层,松软后出针,按压刀口片刻	皮肤→皮下组织→骶棘肌(腱)→第4骶后孔
会阳	在骶区,尾骨端旁开0.5寸	痔疾;腹泻;阳痿;带下	俯卧位,定点,消毒,右手持针刀,刀口线与垂直轴平行,针刀体与臀部皮肤呈90°,针刀沿左手食指指甲快速刺入,到达硬结后缓慢地纵行切开数刀实施松解,极个别患者到达骶骨孔处的骨膜层,松软后出针,按压刀口片刻	皮肤→皮下组织→骶棘肌(腱)
胞肓	在骶区,横平第2骶后孔,骶正中嵴旁开3寸	肠鸣、腹胀、便秘;癃闭;腰脊强痛	俯卧位,定点,消毒,右手持针刀,刀口线与臀大肌平行,针刀体与臀部皮肤呈90°,针刀沿左手食指指甲快速刺入,到达硬结后缓慢地纵行切开数刀实施松解,极个别患者到达骶骨孔处的骨膜层,松软后出针,按压刀口片刻	皮肤→皮下组织→臀大肌→臀中肌

续表

穴位	定位	主治	操作	解剖
秩边	在骶区，横平第4骶后孔，骶正中嵴旁开3寸	腰骶痛、下肢痿痹；小便不利；便秘、痔疾；阴痛	俯卧位，腹部垫枕，枕中心点与脐对齐，定点，消毒，右手持针刀，刀口线与臀大肌平行，针刀体与臀部皮肤呈90°，针刀沿左手食指指甲快速刺入，到达硬结后缓慢地纵行切开数刀实施松解，极个别患者到达骶骨孔处的骨膜层，松软后出针，按压刀口片刻	皮肤→皮下组织→臀肌筋膜→臀大肌

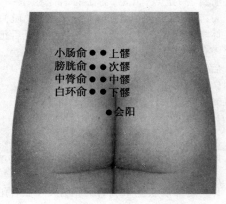

图 2-1-28　足太阳膀胱经经穴

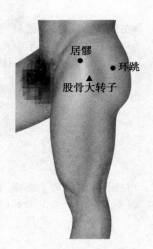

图 2-1-29　足少阳胆经经穴

2. 足少阳胆经经穴（图 2-1-29）

穴位	定位	主治	操作	解剖
居髎	在臀区，髂前上棘与股骨大转子最凸点连线的中点处	腰腿痹痛、瘫痪；疝气、少腹痛	侧卧位，患侧在上，髋关节屈曲90°，膝关节屈曲120°，定点，消毒，右手持针刀，针刀体与腿部皮肤呈90°，针刀沿左手食指指甲快速刺入，到达第一层硬结后缓慢地纵行切开数刀后，再继续缓慢地进针到达第二层硬结后实施松解，松软后出针，按压刀口片刻	皮肤→皮下组织→阔筋膜张肌→臀中肌
环跳	在臀区，股骨大转子最凸点与骶管裂孔连线上的外1/3与内2/3交点处	腰胯疼痛、下肢痿痹、半身不遂等腰腿疾患；风疹	侧卧位，患侧在上，髋关节屈曲90°，膝关节屈曲120°，定点，消毒，右手持针刀，刀口线与梨状肌平行，针刀体与臀部皮肤呈90°，针刀沿左手食指指甲快速刺入，到达第一层硬结后缓慢地纵行切开数刀后，再继续缓慢地进针到达第二层硬结后实施松解，松软后出针，按压刀口片刻	皮肤→皮下组织→臀肌筋膜→臀大肌→坐骨神经→闭孔内肌（腱）与上下肌

笔记

3. 督脉经穴（图 2-1-30）

穴位	定位	主治	操作	解剖
腰俞	在骶区,正对骶管裂孔,后正中线上	腹泻、痢疾、便血、便秘、痔疮、脱肛;月经不调、闭经;腰脊强痛、下肢痿痹;癫证	俯卧位,定点,消毒,右手持针刀,刀口线与后正中线平行,针刀体与腰部皮肤呈 90°,针刀沿左手食指指甲快速刺入,到达硬结后缓慢地纵行切开数刀实施松解,极个别患者到达骶骨孔处的骨膜层,松软后出针,按压刀口片刻	皮肤→皮下组织→骶尾背侧韧带→骶管

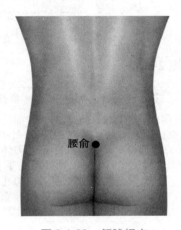

图 2-1-30 督脉经穴

二、肩和上肢部

（一）肩腋部

1. 手阳明大肠经经穴（图 2-1-31）

穴位	定位	主治	操作	解剖
肩髃	在肩峰前下方,当肩峰与肱骨大结节之间凹陷处	肩臂挛痛、上肢不遂;瘾疹。现多用于治疗肩周炎	侧卧位或坐位,定点,消毒,右手持针刀,刀口线与垂直轴平行,针刀体与肩部皮肤呈 90°,针刀沿左手食指指甲快速刺入,到达三角肌筋膜处的硬结后缓慢地纵行切开数刀后,再继续缓慢进针到达肩峰下滑囊处和肩袖粘连处实施松解,松软后出针,按压刀口片刻	皮肤→皮下组织→三角肌→三角肌下囊→冈上肌肌腱
巨骨	在肩胛区,锁骨肩峰端与肩胛冈之间凹陷中	肩臂挛痛、臂不举;瘰疬、瘿气	坐位,定点,消毒,右手持针刀,刀口线与垂直轴平行,针刀体与肩部皮肤呈 90°,针刀沿左手食指指甲快速刺入,到达硬结后缓慢地纵行切开数刀实施松解,松软后出针,按压刀口片刻	皮肤→皮下组织→肩锁韧带→冈上肌

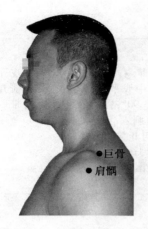

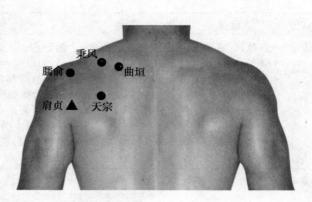

图 2-1-31 手阳明大肠经经穴　　　　　　　图 2-1-32 手太阳小肠经经穴

2. 手太阳小肠经经穴（图 2-1-32）

穴位	定位	主治	操作	解剖
肩贞	在肩胛区，肩关节后下方，腋后纹头直上1寸	肩臂疼痛、上肢不遂；瘰疬。现多用于治疗肩周炎	侧卧位，上臂前外展120°，定点，消毒，右手持针刀，刀口线与垂直轴平行，针刀体与肩部皮肤呈90°，针刀沿左手食指指甲快速刺入，到达四边孔处的硬结后缓慢地纵行切开数刀，松软后出针，按压刀口片刻	皮肤→皮下组织→三角肌→肱三头肌长头→大圆肌→背阔肌
臑俞	在肩胛区，腋后纹头直上，肩胛冈下缘凹陷中	肩臂疼痛、肩不举；瘰疬	侧卧位，上臂前外展120°，定点，消毒，右手持针刀，刀口线与肩胛冈平行，针刀体与肩部皮肤呈90°，针刀沿左手食指指甲快速刺入，到达硬结后缓慢地纵行切开数刀，松软后出针，按压刀口片刻	皮肤→皮下组织→三角肌→冈下肌
天宗	在肩胛区，肩胛冈中点与肩胛骨下角连线上1/3与下2/3交点凹陷中	肩胛疼痛、肩背部损伤；气喘	俯卧位，定点，消毒，右手持针刀，刀口线与冈下肌平行，针刀体与背部皮肤呈90°，针刀沿左手食指指甲快速刺入，缓慢地到达条索或硬结后纵行切开数刀，松软后出针，按压刀口片刻	皮肤→皮下组织→斜方肌→冈下肌
秉风	在肩胛区，肩胛冈中点上方冈上窝中	肩胛疼痛、上肢酸麻等肩胛、上肢病证。现多用于治疗肩周炎	俯卧位，定点，消毒，右手持针刀，刀口线与冈上肌平行，针刀体与背部皮肤呈90°，针刀沿左手食指指甲快速刺入，缓慢地到达条索或硬结后纵行切开数刀，松软后出针，按压刀口片刻	皮肤→皮下组织→斜方肌→冈上肌
曲垣	在肩胛区，肩胛冈内侧端上缘凹陷中	肩胛疼痛	俯卧位，定点，消毒，右手持针刀，刀口线与冈上肌平行，针刀体与背部皮肤呈90°，针刀沿左手食指指甲快速刺入，缓慢地到达条索或硬结后纵行切开数刀，松软后出针，按压刀口片刻	皮肤→皮下组织→斜方肌→冈上肌

3. 手少阳三焦经经穴（图 2-1-33）

穴位	定位	主治	操作	解剖
肩髎	在三角肌区，肩峰角与肱骨大结节两骨间凹陷中	肩臂挛痛不遂；瘰气。现多用于治疗肩周炎	坐位，定点，消毒，右手持针刀，刀口线与三角肌平行，针刀体与肩部皮肤呈 90°，针刀沿左手食指指甲快速刺入，缓慢地到达条索或硬结后纵行切开数刀，松软后出针，按压刀口片刻	皮肤→皮下组织→三角肌（后部）→小圆肌→大圆肌→背间肌
天髎	在肩胛区，肩胛骨上角骨际凹陷中	肩臂痛、颈项强急；胸中烦闷	坐位，定点，消毒，右手持针刀，刀口线与三角肌平行，针刀体与肩部皮肤呈 90°，针刀沿左手食指指甲快速刺入，缓慢地到达条索或硬结后纵行切开数刀，松软后出针，按压刀口片刻	皮肤→皮下组织→斜方肌→冈上肌

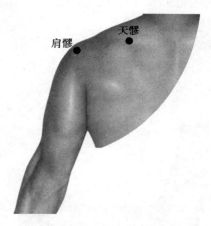

图 2-1-33　手少阳三焦经经穴

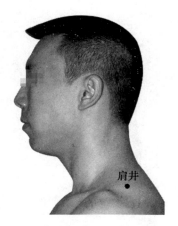

图 2-1-34　足少阳胆经经穴

4. 足少阳胆经经穴（图 2-1-34）

穴位	定位	主治	操作	解剖
肩井	在肩胛区，第 7 颈椎棘突与肩峰最外侧点连线的中点	颈项强痛、肩背疼痛、上肢不遂；难产、乳痈、乳汁不下、乳癖；瘰疬	俯卧位，定点，消毒，右手持针刀，刀口线与垂直轴平行，针刀体与背部皮肤呈 90°，针刀沿左手食指指甲快速刺入，到达第一层硬结后缓慢地纵行切开数刀后，再继续缓慢进针到达第二层硬结后实施松解，极个别患者到达骨膜层，松软后出针，按压刀口片刻	皮肤→皮下组织→斜方肌筋膜→斜方肌→肩胛提肌

（二）臂前部

1. 手太阴肺经经穴（图 2-1-35）

穴位	定位	主治	操作	解剖
天府	在臂前区，腋前纹头下 3 寸，肱二头肌桡侧缘处	咳嗽、气喘、鼻衄；瘿气；上臂痛	仰卧位，上臂外展 30°，定点，消毒，右手持针刀，刀口线与肱骨平行，针刀体与上臂皮肤呈 90°，针刀沿左手食指指甲快速刺入，到达肱二头肌桡侧沟处的条索后，缓慢地纵行切开数刀，松软后出针，按压刀口片刻	皮肤→皮下组织→肱骨
侠白	在臂前区，腋前纹头下 4 寸，肱二头肌桡侧缘处	咳嗽、气喘；干呕；上臂痛	仰卧位，上臂外展 30°，定点，消毒，右手持针刀，刀口线与肱骨平行，针刀体与上臂皮肤呈 90°，针刀沿左手食指指甲快速刺入，到达肱二头肌桡侧沟处的条索后缓慢地纵行切开数刀，松软后出针，按压刀口片刻	皮肤→皮下组织→肱骨

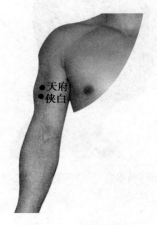

图 2-1-35　手太阴肺经经穴

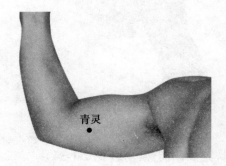

图 2-1-36　手少阴心经经穴

2. 手少阴心经经穴（图 2-1-36）

穴位	定位	主治	操作	解剖
青灵	在臂前区，肘横纹上 3 寸，肱二头肌的内侧沟中	头痛、振寒；胁痛、肩臂疼痛	正坐位，屈肘 90°，定点，消毒，右手持针刀，刀口线与肱二头肌平行，针刀体与上臂皮肤呈 90°，针刀沿左手食指指甲快速刺入，到达肱二头肌桡侧沟处的条索后缓慢地纵行切开数刀，松软后出针，按压刀口片刻	皮肤→皮下组织→臂内侧肌间隔→肱骨

3. 手厥阴心包经经穴（图 2-1-37）

穴位	定位	主治	操作	解剖
天泉	在臂前区,腋前纹头下2寸,肱二头肌的长、短头之间	心痛、咳嗽、胸胁胀满;胸背及上臂内侧痛	正坐位,屈肘90°,定点,消毒,右手持针刀,刀口线与肱二头肌平行,针刀体与上臂皮肤呈90°,针刀沿左手食指指甲快速刺入,到达肱二头肌桡侧沟处的条索后缓慢地纵行切开数刀,松软后出针,按压刀口片刻	皮肤→皮下组织→肱二头肌→喙肱肌(腱)

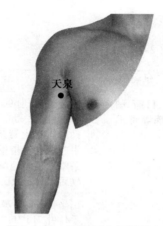

图 2-1-37　手厥阴心包经经穴

（三）臂后部

1. 手阳明大肠经经穴（图 2-1-38）

穴位	定位	主治	操作	解剖
手五里	在臂部,肘横纹上3寸,曲池与肩髃连线上	肘臂挛痛;瘰疬	正坐位,屈肘90°,定点,消毒,右手持针刀,刀口线与肱骨平行,针刀体与上臂皮肤呈90°,针刀沿左手食指指甲快速刺入,到达条索后缓慢地纵行切开数刀,松软后出针,按压刀口片刻	皮肤→皮下组织→肱骨
臂臑	在臂部,曲池与肩髃连线上,曲池上7寸,三角肌前缘处	肩臂疼痛不遂、颈项拘挛;瘰疬、目疾。现多用于治疗肩周炎	正坐位,屈肘90°,定点,消毒,右手持针刀,刀口线与肱骨平行,针刀体与上臂皮肤呈90°,针刀沿左手食指指甲快速刺入,到达条索后缓慢地纵行切开数刀,松软后出针,按压刀口片刻	皮肤→皮下组织→三角肌

笔记

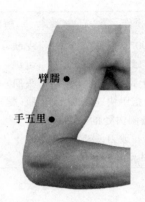

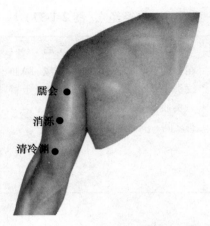

图 2-1-38 手阳明大肠经经穴   图 2-1-39 手少阳三焦经经穴

2. 手少阳三焦经经穴（图 2-1-39）

穴位	定位	主治	操作	解剖
清冷渊	在臂后区，肘尖与肩峰角连线上，肘尖上 2 寸	头痛、目痛、胁痛、肩臂痛等痛证	俯卧位，屈肘 90°，定点，消毒，右手持针刀，刀口线与肱骨平行，针刀体与上臂皮肤呈 90°，针刀沿左手食指指甲快速刺入，到达条索后缓慢地纵行切开数刀，松软后出针，按压刀口片刻	皮肤→皮下组织→肱三头肌
消泺	在臂后区，肘尖与肩峰角连线上，肘尖上 5 寸	头痛、齿痛、项背痛等痛证	正坐位，屈肘 90°，定点，消毒，右手持针刀，刀口线与肱骨平行，针刀体与上臂皮肤呈 90°，针刀沿左手食指指甲快速刺入，到达条索后缓慢地纵行切开数刀，松软后出针，按压刀口片刻	皮肤→皮下组织→肱三头肌内侧头
臑会	在臂后区，肩峰角下 3 寸，三角肌的后下缘	瘰疬、瘿气；上肢痹痛	正坐位，屈肘 90°，定点，消毒，右手持针刀，刀口线与肱骨平行，针刀体与上臂皮肤呈 90°，针刀沿左手食指指甲快速刺入，到达条索后缓慢地纵行切开数刀，松软后出针，按压刀口片刻	皮肤→皮下组织→肱三头肌

（四）肘部

1. 手太阴肺经经穴（图 2-1-40）

穴位	定位	主治	操作	解剖
尺泽	在肘区，肘横纹上，肱二头肌腱桡侧缘凹陷中	咳嗽、气喘、咯血、咽喉肿痛；肘臂挛痛；急性吐泻、中暑、小儿惊风。现多用于治疗支气管炎、支气管哮喘、肺炎、丹毒等	坐位，屈肘 90°，定点，消毒，右手持针刀，刀口线与肱二头肌平行，针刀体与肘部皮肤呈 90°，针刀沿左手食指指甲快速刺入，到达硬结后缓慢地纵行切开数刀，松软后出针，按压刀口片刻	皮肤→皮下组织→肱桡肌→肱肌

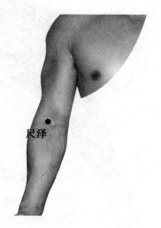

图 2-1-40　手太阴肺经经穴

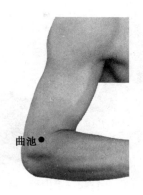

图 2-1-41　手阳明大肠经经穴

2. 手阳明大肠经经穴（图 2-1-41）

穴位	定位	主治	操作	解剖
曲池	在肘区，尺泽与肱骨外上髁上连线的中点处	手臂痹痛、上肢不遂；热病；高血压；腹痛、吐泻；咽喉肿痛、齿痛、目赤肿痛；瘾疹、湿疹、瘰疬	仰卧位，上臂前外展 30°，定点，消毒，右手持针刀，刀口线与肱骨平行，针刀体与肘部皮肤呈 90°，针刀沿左手食指指甲快速刺入，到达硬结后缓慢地纵行切开数刀，松软后出针，按压刀口片刻	皮肤→皮下组织→前臂筋膜→桡侧腕长、短伸肌→肱桡肌→肱肌

3. 手少阴心经经穴（图 2-1-42）

穴位	定位	主治	操作	解剖
少海	在肘前区，横平肘横纹，肱骨内上髁前缘	心痛、癔症；肘臂挛痛、臂麻手颤；头项痛、腋胁部痛；瘰疬。现多用于治疗精神分裂症、尺神经麻痹、急性肋间神经痛、舌骨肌麻痹等	仰卧位，上臂前外展 30°，定点，消毒，右手持针刀，刀口线与肱骨平行，针刀体与肘部皮肤呈 90°，针刀沿左手食指指甲快速刺入，到达硬结后缓慢地纵行切开数刀，松软后出针，按压刀口片刻	皮肤→皮下组织→旋前圆肌→肱肌

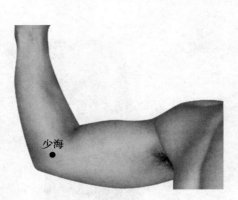

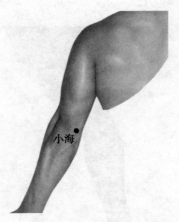

图 2-1-42　手少阴心经经穴　　　　　　图 2-1-43　手太阳小肠经经穴

4. 手太阳小肠经经穴（图 2-1-43）

穴位	定位	主治	操作	解剖
小海	在肘后区,尺骨鹰嘴与肱骨内上髁之间凹陷中	肘臂疼痛、麻木;癫痫	俯卧位,两臂自然平放于身体两侧,定点,消毒,右手持针刀,针刀体与肘部皮肤呈 90°,针刀沿左手食指指甲快速刺入,到达硬结后缓慢地纵行切开数刀,松软后出针,按压刀口片刻	皮肤→皮下组织→尺神经沟

5. 手厥阴心包经经穴（图 2-1-44）

穴位	定位	主治	操作	解剖
曲泽	在肘前区,肘横纹上,肱二头肌腱的尺侧缘凹陷中	心痛、心悸、善惊;胃痛、呕血、呕吐;暑热病;肘臂挛痛;霍乱;风疹。现多用于治疗心脏病、急性肠胃炎、支气管炎、中暑等	坐位,屈肘 90°,定点,消毒,右手持针刀,刀口线与肱二头肌平行,针刀体与肘部皮肤呈 90°,针刀沿左手食指指甲快速刺入,到达肱二头肌尺侧缘后缓慢地纵行切开数刀,松软后出针,按压刀口片刻	皮肤→皮下组织→正中神经→肱肌

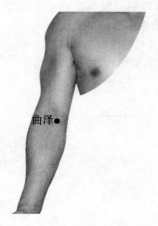

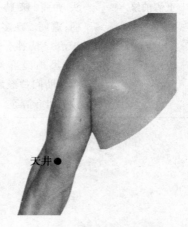

图 2-1-44　手厥阴心包经经穴　　　　　图 2-1-45　手少阳三焦经经穴

6. 手少阳三焦经经穴（图2-1-45）

穴位	定位	主治	操作	解剖
天井	在肘后区，肘尖上1寸凹陷中	耳聋；癫痫；瘰疬，瘿气；偏头痛、胁肋痛、颈项肩臂痛。现多用于治疗肘关节疼痛、荨麻疹、忧郁症等	俯卧位，两臂自然平放于身体两侧，定点，消毒，右手持针刀，刀口线与肱骨平行，针刀体与肘部皮肤呈90°，针刀沿左手食指指甲快速刺入，到达硬结后缓慢地纵行切开数刀，松软后出针，按压刀口片刻	皮肤→皮下组织→肱三头肌

（五）前臂前部

1. 手太阴肺经经穴（图2-1-46）

穴位	定位	主治	操作	解剖
孔最	在前臂前区，腕掌侧远端横纹上7寸，尺泽与太渊连线上	咯血、咳嗽、气喘、咽喉肿痛；肘臂挛痛	坐位或仰卧位，屈肘90°，定点，消毒，右手持针刀，刀口线与桡骨平行，针刀体与前臂皮肤呈90°，针刀沿左手食指指甲快速刺入，到达硬结后缓慢地纵行切开数刀，松软后出针，按压刀口片刻	皮肤→皮下组织→肱桡肌→桡侧腕屈肌→旋前圆肌→指浅屈肌→拇长屈肌。皮肤有前臂外侧皮神经分布
列缺	在前臂，腕掌侧远端横纹上1.5寸，拇短伸肌腱与拇长展肌腱之间，拇长展肌腱沟的凹陷中	咳嗽、气喘、咽喉肿痛；头痛、齿痛、项强、口眼歪斜。现多用于治疗桡神经麻痹、感冒、落枕等	坐位或仰卧位，屈肘90°，定点，消毒，右手持针刀，刀口线与拇长展肌腱平行，针刀体与前臂皮肤呈90°，针刀沿左手食指指甲快速刺入，到达硬结后缓慢地纵行切开数刀，松软后出针，按压刀口片刻	皮肤→皮下组织→拇长展肌腱→旋前方肌→桡骨

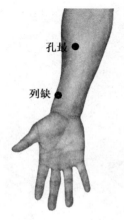

图2-1-46　手太阴肺经经穴

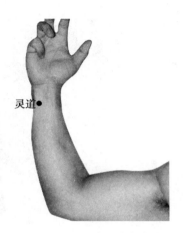

图2-1-47　手少阴心经经穴

2. 手少阴心经经穴（图 2-1-47）

穴位	定位	主治	操作	解剖
灵道	在前臂前区，腕掌侧远端横纹上 1.5 寸，尺侧腕屈肌腱的桡侧缘	心痛、悲恐善笑；暴喑；肘臂挛痛。现多用于治疗尺神经麻痹、精神分裂症、急性舌骨肌麻痹等	坐位，屈肘90°，定点，消毒，右手持针刀，刀口线与尺骨平行，针刀体与前臂皮肤呈90°，针刀沿左手食指指甲快速刺入，到达硬结后缓慢地纵行切开数刀，松软后出针，按压刀口片刻	皮肤→皮下组织→指深屈肌→旋前方肌

3. 手厥阴心包经经穴（图 2-1-48）

穴位	定位	主治	操作	解剖
郄门	在前臂前区，腕掌侧远端横纹上 5 寸，掌长肌腱与桡侧腕屈肌腱之间	急性心痛、心悸、心烦、胸痛；咯血、呕血、衄血；疔疮；癫痫。现多用于治疗心绞痛、胸膜炎、精神病等	仰卧位，上臂前外展30°，定点，消毒，右手持针刀，刀口线与掌长肌腱平行，针刀体与前臂皮肤呈90°，针刀沿左手食指指甲快速刺入，缓慢进针刀到达粘连处，弹性纵行切开 2~3 刀后出针，按压刀口片刻	皮肤→皮下组织→桡侧腕屈肌→指浅屈肌→正中神经→指深屈肌→前臂肌间膜
间使	在前臂前区，腕掌侧远端横纹上 3 寸，掌长肌腱与桡侧腕屈肌腱之间	心痛、心悸；胃痛、呕吐；热病、疟疾；癫狂痫。现多用于治疗心肌炎、荨麻疹、精神病、胃炎等	仰卧位，上臂前外展30°，定点，消毒，右手持针刀，刀口线与掌长肌腱平行，针刀体与前臂皮肤呈90°，针刀沿左手食指指甲快速刺入，缓慢进针刀到达粘连处，弹性纵行切开 2~3 刀后出针，按压刀口片刻	皮肤→皮下组织→指浅屈肌→指深屈肌→旋前方肌→前臂骨间隙
内关	在前臂前区，腕掌侧远端横纹上 2 寸，掌长肌腱与桡侧腕屈肌腱之间	心痛、胸闷；胃痛、呕吐、呃逆；失眠、郁证、癫狂痫；眩晕症；肘臂挛痛	仰卧位，上臂前外展30°，定点，消毒，右手持针刀，刀口线与掌长肌腱平行，针刀体与前臂皮肤呈90°，针刀沿左手食指指甲快速刺入，缓慢进针刀到达粘连处，弹性纵行切开 2~3 刀后出针，按压刀口片刻	皮肤→皮下组织→指浅层肌→指深屈肌→旋前方肌→前臂骨间膜

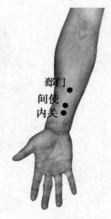

图 2-1-48　手厥阴心包经经穴

（六）前臂后部

1. 手阳明大肠经经穴（图2-1-49）

穴位	定位	主治	操作	解剖
偏历	在前臂,腕背侧远端横纹上3寸,阳溪与曲池连线上	耳鸣、鼻衄;手臂酸痛;腹部胀满、水肿。现多用于治疗扁桃体炎、癫痫、水肿等	仰卧位,两臂掌心向下平放于身体两侧,定点,消毒,右手持针刀,刀口线与肱肌平行,针刀体与前臂皮肤呈90°,针刀沿左手食指指甲快速刺入,缓慢进针刀到达粘连处,弹性纵行切开2~3刀后出针,按压刀口片刻	皮肤→皮下组织→前臂筋膜→拇短伸肌→桡侧腕长伸肌腱→拇长展肌腱
温溜	在前臂,腕横纹上5寸,阳溪与曲池连线上	急性肠鸣、腹痛;疔疮;头痛、面肿、咽喉肿痛;肩背酸痛	仰卧位,两臂掌心向下平放于身体两侧,定点,消毒,右手持针刀,刀口线与肱肌平行,针刀体与前臂皮肤呈90°,针刀沿左手食指指甲快速刺入,缓慢进针刀到达粘连处,弹性纵行切开2~3刀后出针,按压刀口片刻	皮肤→皮下组织→前臂筋膜→桡侧腕长、短伸肌
下廉	在前臂,肘横纹下4寸,阳溪与曲池连线上	肘臂痛;头痛、眩晕、目痛;腹胀、腹痛	仰卧位,两臂掌心向下平放于身体两侧,定点,消毒,右手持针刀,刀口线与肱肌平行,针刀体与前臂皮肤呈90°,针刀沿左手食指指甲快速刺入,缓慢进针刀到达粘连处,弹性纵行切开2~3刀后出针,按压刀口片刻	皮肤→皮下组织→前臂筋膜→肱桡肌→桡侧腕短伸肌→旋后肌
上廉	在前臂,肘横纹下3寸,阳溪与曲池连线上	肘臂痛、半身不遂、手臂麻木;头痛;肠鸣腹痛	仰卧位,两臂掌心向下平放于身体两侧,定点,消毒,右手持针刀,刀口线与肱肌平行,针刀体与前臂皮肤呈90°,针刀沿左手食指指甲快速刺入,缓慢进针刀到达粘连处,弹性纵行切开2~3刀后出针,按压刀口片刻	皮肤→皮下组织→前臂筋膜→桡侧腕短伸肌→旋后肌
手三里	在前臂,肘横纹下2寸,阳溪与曲池连线上	手臂无力、上肢不遂;腹痛、腹泻;齿痛、颊肿。现多用于治疗臂神经痛、腰扭伤、咽喉痛等	仰卧位,两臂掌心向下平放于身体两侧,定点,消毒,右手持针刀,刀口线与肱肌平行,针刀体与前臂皮肤呈90°,针刀沿左手食指指甲快速刺入,缓慢进针刀到达粘连处,弹性纵行切开2~3刀后出针,按压刀口片刻	皮肤→皮下组织→前臂筋膜→桡侧腕长、短伸肌→旋后肌

笔记

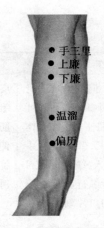

图 2-1-49　手阳明大肠经经穴

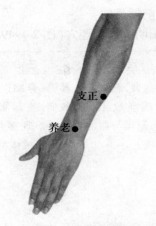

图 2-1-50　手太阳小肠经经穴

2. 手太阳小肠经经穴（图 2-1-50）

穴位	定位	主治	操作	解剖
养老	在前臂后区，腕背横纹上 1 寸，尺骨头桡侧凹陷中	目视不明；肩、背、肘、臂酸痛	仰卧位，两臂掌心向下平放于身体两侧，定点，消毒，右手持针刀，刀口线与尺骨平行，针刀体与腕背部皮肤呈 90°，针刀沿左手食指指甲快速刺入，缓慢进针刀到达粘连处，弹性纵行切开 2～3 刀后出针，按压刀口片刻	皮肤→皮下组织→前臂骨间膜
支正	在前臂后区，腕背侧远端横纹上 5 寸，尺骨尺侧与尺侧腕屈肌之间	头痛、项强、肘臂酸痛；热病；癫狂	仰卧位，两臂掌心向下平放于身体两侧，定点，消毒，右手持针刀，刀口线与尺骨平行，针刀体与腕背部皮肤呈 90°，针刀沿左手食指指甲快速刺入，缓慢进针刀到达粘连处，弹性纵行切开 2～3 刀后出针，按压刀口片刻	皮肤→皮下组织→尺侧腕屈肌→指深屈肌→前臂骨间膜

3. 手少阳三焦经经穴（图 2-1-51）

穴位	定位	主治	操作	解剖
外关	在前臂后区，腕背侧远端横纹上 2 寸，尺骨与桡骨间隙中点	热病；头痛、目赤肿痛、耳鸣、耳聋；胁肋痛；上肢痿痹不遂。现多用于治疗高血压、偏头痛、偏瘫等	仰卧位，掌心向下，两臂平放于身体两侧，定点，消毒，右手持针刀，刀口线与尺骨平行，针刀体与前臂皮肤呈 90°，针刀沿左手食指指甲快速刺入，缓慢进针刀到达粘连处，弹性纵行切开 2～3 刀后出针，按压刀口片刻	皮肤→皮下组织→小指伸肌→指伸肌→食指伸肌

笔记

续表

穴位	定位	主治	操作	解剖
支沟	在前臂后区,腕背侧远端横纹上3寸,尺骨与桡骨间隙中点	便秘;耳鸣、耳聋;瘰疬;胁肋疼痛;热病。现多用于治疗肋间神经痛、习惯性便秘、舌骨肌麻痹等	仰卧位,掌心向下,两臂平放于身体两侧,定点,消毒,右手持针刀,刀口线与尺骨平行,针刀体与前臂皮肤呈90°,针刀沿左手食指指甲快速刺入,缓慢进针刀到达粘连处,弹性纵行切开2~3刀后出针,按压刀口片刻	皮肤→皮下组织→小指伸肌→拇长伸肌→前臂骨内膜
会宗	在前臂后区,腕背侧远端横纹上3寸,尺骨的桡侧缘	耳聋;痫症;上肢瘴痛;偏头痛;咳喘胸满	仰卧位,掌心向下,两臂平放于身体两侧,定点,消毒,右手持针刀,刀口线与尺骨平行,针刀体与前臂皮肤呈90°,针刀沿左手食指指甲快速刺入,缓慢进针刀到达粘连处,弹性纵行切开2~3刀后出针,按压刀口片刻	皮肤→皮下组织→尺侧腕伸肌→食指伸肌→前臂肌间膜
三阳络	在前臂后区,腕背侧远端横纹上4寸,尺骨与桡骨间隙中点	耳聋、暴喑、齿痛、咽喉肿痛;手臂痛	仰卧位,掌心向下,两臂平放于身体两侧,定点,消毒,右手持针刀,刀口线与尺骨平行,针刀体与前臂皮肤呈90°,针刀沿左手食指指甲快速刺入,缓慢进针刀到达粘连处,弹性纵行切开2~3刀后出针,按压刀口片刻	皮肤→皮下组织→指伸肌→拇长展肌→拇短伸肌
四渎	在前臂后区,肘尖下5寸,尺骨与桡骨间隙中点	耳聋、暴喑、齿痛;手臂痛	仰卧位,掌心向下,两臂平放于身体两侧,定点,消毒,右手持针刀,刀口线与尺骨平行,针刀体与前臂皮肤呈90°,针刀沿左手食指指甲快速刺入,缓慢进针刀到达粘连处,弹性纵行切开2~3刀后出针,按压刀口片刻	皮肤→皮下组织→尺侧腕伸肌→骨间后血管神经束→拇长伸肌

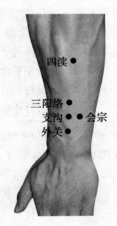

图 2-1-51 手少阳三焦经经穴

笔记

（七）手部

1. 手太阴肺经经穴（图 2-1-52）

穴位	定位	主治	操作	解剖
鱼际	在手外侧,第一掌骨桡侧中点赤白肉际处	咳嗽、咯血、咽干、咽喉肿痛、失音;小儿疳积。现多用于治疗支气管炎、扁桃体炎、咽炎、小儿消化不良等	仰卧位,掌心向上,两臂平放于身体两侧,定点,消毒,右手持针刀,针刀体与掌部皮肤呈90°,针刀沿左手食指指甲快速刺入,缓慢进针刀到达粘连处,弹性纵行切开 2~3 刀后出针,按压刀口片刻	皮肤→皮下组织→拇短展肌→拇对掌肌→拇短屈肌

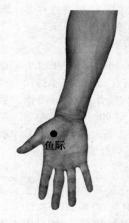

图 2-1-52　手太阴肺经经穴

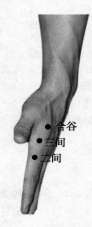

图 2-1-53　手阳明大肠经经穴

2. 手阳明大肠经经穴（图 2-1-53）

穴位	定位	主治	操作	解剖
二间	在手指,第2掌指关节桡侧远端赤白肉际处	鼻衄、齿痛等五官病;热病	坐位,立掌向内,屈肘90°平放于桌面,定点,消毒,右手持针刀,针刀体与手指部皮肤呈90°,针刀沿左手食指指甲快速刺入,缓慢纵行切开 1~2 刀后出针,按压刀口片刻	皮肤→皮下组织→指背腱膜→食指近节指骨骨膜
三间	在手指,第2掌指关节桡侧近端凹陷中	齿痛、咽喉肿痛、腹胀、肠鸣;嗜睡	坐位,立掌向内,屈肘90°平放于桌面,定点,消毒,右手持针刀,针刀体与手指部皮肤呈90°,针刀沿左手食指指甲快速刺入,缓慢纵行切开 1~2 刀后出针,按压刀口片刻	皮肤→皮下组织→第一骨间背侧肌→指浅、深层肌腱的背侧

穴位	定位	主治	操作	解剖
合谷	在手背,第2掌骨桡侧的中点处	头痛、齿痛、鼻衄、口眼歪斜、耳聋;发热恶寒、热病无汗或多汗;经闭、滞产。现多用于治疗面神经麻痹、面肌痉挛、三叉神经痛、扁桃体炎、牙痛、感冒、高血压等	坐位,掌心向下,双手平放于桌面,定点,消毒,右手持针刀,针刀体与手背部皮肤呈90°,针刀沿左手食指指甲快速刺入,缓慢纵行切开1~2刀后出针,按压刀口片刻	皮肤→皮下组织→第一骨间背侧肌→拇收肌

3. 手太阳小肠经经穴(图2-1-54)

穴位	定位	主治	操作	解剖
后溪	在手内侧,第5掌指关节尺侧近端赤白肉际凹陷中	头项强痛、腰背痛、手指及肘臂挛痛;耳聋、目赤;癫狂痫;疟疾	坐位,屈肘90°,掌心向下,定点,消毒,右手持针刀,刀口线与小指屈肌腱平行,针刀体与手背部皮肤呈90°,针刀沿左手食指指甲快速刺入,缓慢纵行切开1~2刀后出针,按压刀口片刻	皮肤→皮下组织→小指展肌→小指短屈肌
腕骨	在腕区,第5掌骨基底与三角骨之间的赤白肉际凹陷处中	指挛腕痛、头项强痛;目翳;黄疸;热病、疟疾	坐位,屈肘90°,立掌向外,定点,消毒,右手持针刀,刀口线与小指屈肌腱平行,针刀体与手背部皮肤呈90°,针刀沿左手食指指甲快速刺入,缓慢纵行切开1~2刀后出针,按压刀口片刻	皮肤→皮下组织→小指展肌→豆掌韧带

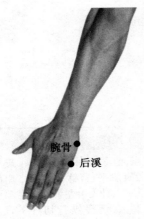

图2-1-54　手太阳小肠经经穴

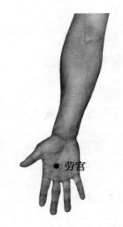

图2-1-55　手厥阴心包经经穴

4. 手厥阴心包经经穴（图 2-1-55）

穴位	定位	主治	操作	解剖
劳宫	在掌区,横平第3掌指关节近端,第2、3掌骨之间偏于第3掌骨	中风昏迷、中暑;心痛、烦闷、癫狂痫;口疮、口臭;鹅掌风。现多用于治疗心绞痛、口腔炎、手掌多汗、手指麻木等	坐位,屈肘90°,掌心向上,定点,消毒,右手持针刀,刀口线与掌长肌腱平行,针刀体与掌部皮肤呈90°,针刀沿左手食指指甲快速刺入,缓慢纵行切开1~2刀后出针,按压刀口片刻	皮肤→皮下组织→第二蚓状肌→拇收肌（横头）→骨间肌

5. 手少阳三焦经经穴（图 2-1-56）

穴位	定位	主治	操作	解剖
阳池	在腕后区,腕背侧远端横纹上,指伸肌腱的尺侧缘凹陷中	目赤肿痛、耳聋、喉痹;消渴、口干;腕痛、肩臂痛。现多用于治疗腕关节炎、糖尿病等	坐位,屈肘90°,掌心向下,定点,消毒,右手持针刀,刀口线与指伸肌腱平行,针刀体与手背部皮肤呈90°,针刀沿左手食指指甲快速刺入,缓慢纵行切开1~2刀后出针,按压刀口片刻	皮肤→皮下组织→腕背侧韧带→三角骨（膜）

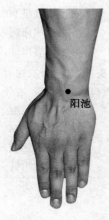

图 2-1-56 手少阳三焦经经穴

三、髋和下肢部

（一）股前部

1. 足阳明胃经经穴（图 2-1-57）

穴位	定位	主治	操作	解剖
髀关	在股前区,股直肌近端、缝匠肌与阔筋膜张肌3条肌肉之间凹陷中	下肢痿痹、腰痛、膝冷等腰及下肢病证	仰卧位,定点,消毒,右手持针刀,刀口线与股直肌平行,针刀体与股部皮肤呈90°,针刀沿左手食指指甲快速刺入,缓慢纵行切开1~2刀后出针,按压刀口片刻	皮肤→皮下组织→阔筋膜张肌→股直肌→股外侧肌

笔记

续表

穴位	定位	主治	操作	解剖
伏兔	在股前区,髌底上 6 寸,髂前上棘与髌底外侧端的连线上	下肢痿痹、腰痛、膝冷;疝气;脚气	仰卧位,定点,消毒,右手持针刀,刀口线与股外侧肌平行,针刀体与股部皮肤呈 90°,针刀沿左手食指指甲快速刺入,缓慢纵行切开 1 ~ 2 刀后出针,按压刀口片刻	皮肤→皮下组织→股直肌→股中间肌
阴市	在股前区,髌底上 3 寸,股直肌肌腱外侧缘	下肢痿痹、膝关节屈伸不利;疝气	仰卧位,定点,消毒,右手持针刀,刀口线与股直肌平行,针刀体与股部皮肤呈 90°,针刀沿左手食指指甲快速刺入,缓慢纵行切开 1 ~ 2 刀后出针,按压刀口片刻	皮肤→皮下组织→股外侧肌
梁丘	在股前区,髌底上 2 寸,股外侧肌与股直肌肌腱之间	急性胃病;膝肿痛、下肢不遂;乳痈、乳痛	仰卧位,定点,消毒,右手持针刀,刀口线与股四头肌平行,针刀体与膝部皮肤呈 90°,针刀沿左手食指指甲快速刺入,到达硬结后纵行切开数刀,松软后出针,按压刀口片刻	皮肤→皮下组织→股外侧肌

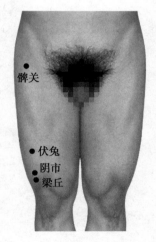

图 2-1-57　足阳明胃经经穴

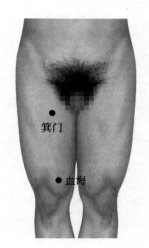

图 2-1-58　足太阴脾经经穴

2. 足太阴脾经经穴(图 2-1-58)

穴位	定位	主治	操作	解剖
血海	在股前区,髌底内侧端上 2 寸,股内侧肌隆起处	月经不调、痛经、经闭;瘾疹、湿疹、丹毒	仰卧位,膝关节屈曲 135°,定点,消毒,右手持针刀,刀口线与股四头肌平行,针刀体与膝部皮肤呈 90°,针刀沿左手食指指甲快速刺入,到达硬结后纵行切开数刀,松软后出针,按压刀口片刻	皮肤→皮下组织→股四头肌内侧肌(股内侧肌)

续表

穴位	定位	主治	操作	解剖
箕门	在股前区,髌底内侧端与冲门的连线上1/3与下2/3交点,长收肌和缝匠肌交角的动脉搏动处	小便不利、遗尿;腹股沟肿痛	仰卧位,定点,消毒,右手持针刀,刀口线与股四头肌平行,针刀体与股部皮肤呈90°,针刀沿左手食指指甲快速刺入,缓慢纵行切开1~2刀后出针,按压刀口片刻。避开动脉	皮肤→皮下组织→大收肌

3. 足厥阴肝经经穴(图2-1-59)

穴位	定位	主治	操作	解剖
阴包	在股前区,髌底上4寸,股薄肌与缝匠肌之间	月经不调;小便不利、遗尿;腰骶痛引少腹	仰卧位,定点,消毒,右手持针刀,刀口线缝匠肌与平行,针刀体与股部皮肤呈90°,针刀沿左手食指指甲快速刺入,缓慢纵行切开1~2刀后出针,按压刀口片刻	皮肤→皮下组织→大收肌

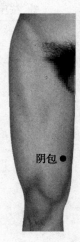

阴包●

图2-1-59 足厥阴肝经经穴

(二)股后部
足太阳膀胱经经穴(图2-1-60)

穴位	定位	主治	操作	解剖
承扶	在股后区,臀沟的中点	腰、骶、臀、股部疼痛;痔疾	俯卧位,定点,消毒,右手持针刀,刀口线于坐骨神经平行,针刀体与臀部皮肤呈90°,针刀沿左手食指指甲快速刺入,缓慢进针到达硬结后纵行切开数刀,松软后出针,按压刀口片刻	皮肤→皮下组织→阔筋膜→坐骨神经→内收大肌

续表

穴位	定位	主治	操作	解剖
殷门	在股后区,臀沟下6寸,股二头肌与半腱肌之间	腰痛、下肢痿痹	俯卧位,定点,消毒,右手持针刀,刀口线与股二头肌腱平行,针刀体与股部皮肤呈90°,针刀沿左手食指指甲快速刺入,缓慢到达硬结后纵行切开2~3刀,松软后出针	皮肤→皮下组织→阔筋膜→坐骨神经→内收大肌
浮郄	在膝后区,腘横纹上1寸,股二头肌腱的内侧缘	股腘部疼痛、麻木、挛急、下肢挛急;便秘	俯卧位,定点,消毒,右手持针刀,刀口线与股二头肌腱平行,针刀体与膝部皮肤呈90°,针刀沿左手食指指甲快速刺入,缓慢到达硬结后纵行切开2~3刀,松软后出针,按压刀口片刻	皮肤→皮下组织→腘筋膜→腓总神经
委阳	在膝部,腘横纹上,当股二头肌腱的内侧缘	腹满、小便不利、遗尿、癃闭;腰脊强痛、腿足挛痛	俯卧位,定点,消毒,右手持针刀,刀口线与股二头肌腱平行,针刀体与膝部皮肤呈90°,针刀沿左手食指指甲快速刺入,缓慢到达硬结后纵行切开2~3刀,松软后出针,按压刀口片刻	皮肤→皮下组织→腘筋膜→腓总神经
委中	在膝后区,腘横纹中点	腰背痛、下肢痿痹;腹痛、急性吐泻;小便不利、遗尿;丹毒、疔疮	俯卧位,定点,消毒,右手持针刀,刀口线与股二头肌腱平行,针刀体与膝部皮肤呈90°,针刀沿左手食指指甲快速刺入,缓慢到达硬结后纵行切开1~2刀,松软后出针,按压刀口片刻	皮肤→皮下组织→腘筋膜→腘窝→腘斜韧带

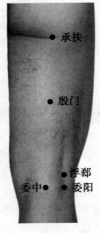

图2-1-60　足太阳膀胱经经穴

笔记

67

（三）股外侧部
足少阳胆经经穴（图2-1-61）

穴位	定位	主治	操作	解剖
风市	在股部，直立垂手，掌心贴于大腿时，中指尖所指凹陷中，髂胫束后缘	下肢痿痹、麻木及半身不遂等下肢疾患；遍身瘙痒	侧卧位，定点，消毒，右手持针刀，刀口线与髂胫束平行，针刀体与股部皮肤呈90°，针刀沿左手食指指甲快速刺入，缓慢纵行切开1~2刀后出针，按压刀口片刻	皮肤→皮下组织→阔筋膜→髂胫束→股外侧肌→股中间肌
中渎	在股部，腘横纹上5寸，髂胫束后缘，股二头肌与股外侧肌之间	下肢痿痹、麻木及半身不遂等下肢疾患	侧卧位，定点，消毒，右手持针刀，刀口线与髂胫束平行，针刀体与股部皮肤呈90°，针刀沿左手食指指甲快速刺入，缓慢纵行切开1~2刀后出针，按压刀口片刻	皮肤→皮下组织→髂胫束→股外侧肌→股中间肌

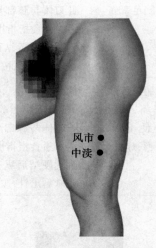

图2-1-61 足少阳胆经经穴

（四）小腿内部
1. 足太阴脾经经穴（图2-1-62）

穴位	定位	主治	操作	解剖
三阴交	在小腿内侧，内踝尖上3寸，胫骨内侧缘后际	肠鸣腹胀、腹泻；月经不调、带下、子宫脱垂、不孕、滞产；遗精、阳痿、遗尿；失眠；下肢痿痹；阴虚诸证	仰卧位，双下肢伸直，定点，消毒，右手持针刀，刀口线与胫骨平行，针刀体与小腿皮肤呈90°，针刀沿左手食指指甲快速刺入，到达硬结后纵行切开数刀，松软后出针，按压刀口片刻	皮肤→皮下组织→趾长屈肌（腱）→踇长屈肌（腱）

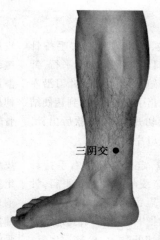

图 2-1-62　足太阴脾经经穴

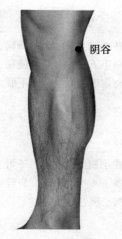

图 2-1-63　足少阴肾经经穴

2. 足少阴肾经经穴（图 2-1-63）

穴位	定位	主治	操作	解剖
阴谷	在膝后区,腘横纹上,半腱肌肌腱外侧缘	癫狂;遗精、阳痿、小便不利、月经不调、崩漏;膝股内侧痛	仰卧位,膝关节屈曲 135°,膝关节下垫双枕,定点,消毒,右手持针刀,刀口线与股骨平行,针刀体与股部皮肤呈 90°,针刀沿左手食指指甲快速刺入,到达硬结后纵行切开数刀,松软后出针,按压刀口片刻	皮肤→皮下组织→腓肠肌内侧头

（五）小腿后外侧

1. 足阳明胃经经穴（图 2-1-64）

穴位	定位	主治	操作	解剖
犊鼻	在膝前区,髌韧带外侧凹陷中	膝痛、屈伸不利、下肢麻痹等下肢、膝骨关节炎	仰卧位,膝关节屈曲 135°,膝关节下垫双枕,定点,消毒,右手持针刀,刀口线与股四头肌平行,针刀体与冠状轴呈 15°,针刀沿左手食指指甲快速刺入,到达硬结后纵行切开数刀,松软后出针,按压刀口片刻	皮肤→皮下组织→膝关节囊
足三里	在小腿外侧,犊鼻下 3 寸,犊鼻与解溪连线上	胃痛、呕吐、噎膈、腹胀、腹泻、痢疾、便秘;下肢痿痹;癫狂;乳痈、肠痈;虚劳诸证	仰卧位,定点,消毒,右手持针刀,刀口线与胫骨前肌平行,针刀体与冠状轴呈 15°,针刀沿左手食指指甲快速刺入,到达硬结后纵行切开数刀,松软后出针,按压刀口片刻	皮肤→皮下组织→胫骨前肌→姆长伸肌→小腿骨间膜

笔记

69

穴位	定位	主治	操作	解剖
上巨虚	在小腿外侧，犊鼻下 6 寸，犊鼻与解溪连线上	肠鸣、腹痛、腹泻、便秘、肠痈、痢疾；下肢无力	仰卧位，定点，消毒，右手持针刀，刀口线与胫骨前肌平行，针刀体与冠状轴呈 15°，针刀沿左手食指指甲快速刺入，到达硬结后纵行切开数刀，松软后出针，按压刀口片刻	皮肤→皮下组织→胫骨前肌→踇长伸肌→小腿骨间膜
条口	在小腿外侧，犊鼻下 8 寸，犊鼻与解溪连线上	下肢无力、转筋；肩臂痛；脘腹疼痛	仰卧位，定点，消毒，右手持针刀，刀口线与胫骨前肌平行，针刀体与冠状轴呈 15°，针刀沿左手食指指甲快速刺入，到达硬结后纵行切开数刀，松软后出针，按压刀口片刻	皮肤→皮下组织→胫骨前肌→踇长伸肌→小腿骨间膜
下巨虚	在小腿外侧，犊鼻下 9 寸，犊鼻与解溪连线上	腹泻、痢疾、小腹痛；下肢无力；乳痈	仰卧位，定点，消毒，右手持针刀，刀口线与胫骨前肌平行，针刀体与冠状轴呈 15°，针刀沿左手食指指甲快速刺入，到达硬结后纵行切开数刀，松软后出针，按压刀口片刻	皮肤→皮下组织→胫骨前肌（腱）→踇长伸肌→小腿骨间膜
丰隆	在小腿外侧，外踝尖上 8 寸，胫骨前嵴外 2 横指（中指）	头痛、眩晕；咳嗽痰多；下肢无力；腹胀、便秘	仰卧位，定点，消毒，右手持针刀，刀口线与胫骨前肌平行，针刀体与冠状轴呈 15°，针刀沿左手食指指甲快速刺入，到达硬结后纵行切开数刀，松软后出针，按压刀口片刻	皮肤→皮下组织→趾长伸肌→腓骨长肌→腓骨短肌

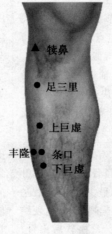

图 2-1-64　足阳明胃经经穴

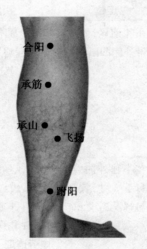

图 2-1-65　足太阳膀胱经经穴

2. 足太阳膀胱经经穴（图 2-1-65）

穴位	定位	主治	操作	解剖
合阳	在小腿后区，腘横纹下 2 寸，腓肠肌内、外侧头之间	腰脊疼痛、下肢无力；疝气；崩漏、带下	俯卧位，定点，消毒，右手持针刀，刀口线与腓肠肌平行，针刀体与小腿皮肤呈 90°，针刀沿左手食指指甲快速刺入，到达硬结后纵行切开数刀，松软后出针，按压刀口片刻	皮肤→皮下组织→小腿三头肌→跖肌→腘肌
承筋	在小腿后区，腘横纹下 5 寸，腓肠肌两肌腹之间	腰腿肌肉痉挛、疼痛；痔疮	俯卧位，定点，消毒，右手持针刀，刀口线与腓肠肌平行，针刀体与小腿皮肤呈 90°，针刀沿左手食指指甲快速刺入，到达硬结后纵行切开数刀，松软后出针，按压刀口片刻	皮肤→皮下组织→小腿三头肌→胫骨后肌
承山	在小腿后区，腓肠肌两肌腹与肌腱交角处	腰腿拘急、疼痛；痔疾、便秘	不宜做过强的刺激，以免引起腓肠肌痉挛。俯卧位，定点，消毒，右手持针刀，刀口线与腓肠肌平行，针刀体与小腿皮肤呈 90°，针刀沿左手食指指甲快速刺入，到达硬结后纵行切开数刀，松软后出针，按压刀口片刻	皮肤→皮下组织→小腿三头肌→跛长屈肌→胫骨后肌
飞扬	在小腿后区，昆仑直上 7 寸，腓肠肌外下缘与跟腱移行处	头痛、目眩；腰腿疼痛、胫膝无力、小腿酸痛；痔疮	俯卧位，定点，消毒，右手持针刀，刀口线与腓肠肌平行，针刀体与小腿皮肤呈 90°，针刀沿左手食指指甲快速刺入，到达硬结后纵行切开数刀，松软后出针，按压刀口片刻	皮肤→皮下组织→小腿三头肌→胫骨后肌
跗阳	在小腿后区，昆仑直上 3 寸，腓骨与跟腱之间	腰骶痛、下肢无力、外踝肿痛；头痛	俯卧位，定点，消毒，右手持针刀，刀口线与腓骨平行，针刀体与小腿皮肤呈 90°，针刀沿左手食指指甲快速刺入，到达硬结后纵行切开数刀，松软后出针，按压刀口片刻	皮肤→皮下组织→腓骨短肌→跛长屈肌

3. 足少阳胆经经穴（图 2-1-66）

穴位	定位	主治	操作	解剖
阳陵泉	在小腿外侧，腓骨头前下方凹陷中	黄疸、胁痛、口苦、呕吐、吞酸等肝胆犯胃证；膝肿痛、下肢痿痹及麻木等下肢、膝关节疾患；小儿惊风；耳聋、头痛	仰卧位，定点，消毒，右手持针刀，刀口线与腓骨平行，针刀体与小腿部皮肤呈 90°，针刀沿左手食指指甲快速刺入，到达硬结后纵行切开数刀，松软后出针，按压刀口片刻	皮肤→皮下组织→小腿深筋膜→腓骨长肌→腓骨短肌

续表

穴位	定位	主治	操作	解剖
阳交	在小腿外侧,外踝尖上7寸,腓骨后缘	惊狂、癫痫等神志病;瘈疭;胸胁满痛;下肢痿痹	仰卧位,定点,消毒,右手持针刀,刀口线与腓骨平行,针刀体与小腿部皮肤呈90°,针刀沿左手食指指甲快速刺入,到达硬结后纵行切开数刀,松软后出针,按压刀口片刻	皮肤→皮下组织→小腿深筋膜→腓骨长肌(腱)→腓骨短肌→小腿三头肌→踇长屈肌
外丘	在小腿外侧,外踝尖上7寸,腓骨前缘	癫狂;胸胁胀满;下肢痿痹	仰卧位,定点,消毒,右手持针刀,刀口线与腓骨平行,针刀体与小腿部皮肤呈90°,针刀沿左手食指指甲快速刺入,到达硬结后纵行切开数刀,松软后出针,按压刀口片刻	皮肤→皮下组织→小腿深筋膜→腓骨长、短肌→趾长伸肌→踇长伸肌
光明	在小腿外侧,外踝尖上5寸,腓骨前缘	目痛、夜盲、近视、目花、目赤肿痛、视物不明;胸乳胀痛;下肢痿痹	仰卧位,定点,消毒,右手持针刀,刀口线与腓骨平行,针刀体与小腿部皮肤呈90°,针刀沿左手食指指甲快速刺入,到达硬结后纵行切开数刀,松软后出针,按压刀口片刻	皮肤→皮下组织→小腿筋膜→腓骨长、短肌→趾长伸肌→踇长伸肌
阳辅	在小腿外侧,外踝尖上4寸,腓骨前缘	偏头痛、目外眦痛、咽喉肿痛、腋下肿痛、胸胁满痛;瘰疬;下肢痿痹	仰卧位,定点,消毒,右手持针刀,刀口线与腓骨平行,针刀体与小腿部皮肤呈90°,针刀沿左手食指指甲快速刺入,到达硬结后纵行切开数刀,松软后出针,按压刀口片刻	皮肤→皮下组织→小腿深筋膜→腓骨长、短肌腱→趾长伸肌→踇长伸肌
悬钟	在小腿外侧,外踝尖上3寸,腓骨前缘	痴呆、中风;颈项强痛、胸胁满痛、下肢痿痹、四肢关节酸痛、半身不遂;耳鸣;高血压	仰卧位,定点,消毒,右手持针刀,刀口线与腓骨平行,针刀体与小腿部皮肤呈90°,针刀沿左手食指指甲快速刺入,到达硬结后纵行切开数刀,松软后出针,按压刀口片刻	皮肤→皮下组织→小腿深筋膜→腓骨长、短肌腱→趾长伸肌→踇长伸肌

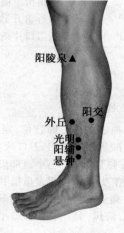

图2-1-66 足少阳胆经经穴

（六）踝部

1. 足太阴脾经经穴（图 2-1-67）

穴位	定位	主治	操作	解剖
商丘	在踝区,内踝前下方,舟骨粗隆与内踝尖连线中点凹陷中	腹胀、腹泻、便秘;黄疸;足踝痛	仰卧位,定点,消毒,右手持针刀,针刀体与足背部皮肤呈90°,针刀沿左手食指指甲快速刺入,缓慢纵行切开1～2刀,松软后出针,按压刀口片刻	皮肤→皮下组织→屈肌支持带

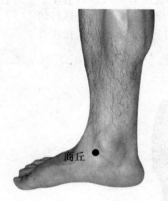

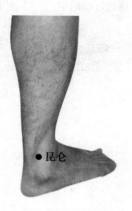

图 2-1-67　足太阴脾经经穴　　　　图 2-1-68　足太阳膀胱经经穴

2. 足太阳膀胱经经穴（图 2-1-68）

穴位	定位	主治	操作	解剖
昆仑	在踝区,外踝尖与跟腱之间的凹陷中	后头痛、项强、腰骶疼痛、足踝肿痛;癫痫;滞产	仰卧位,定点,消毒,右手持针刀,刀口线与跟腱平行,针刀体与足背部皮肤呈90°,针刀沿左手食指指甲快速刺入,缓慢纵行切开1～2刀,松软后出针,按压刀口片刻。孕妇禁用,经期慎用	皮肤→皮下组织→腓骨长、短肌

3. 足少阴肾经经穴（图 2-1-69）

穴位	定位	主治	操作	解剖
大钟	在跟区,内踝后下方,跟骨上缘,跟腱附着部前缘凹陷中	痴呆;癃闭、遗尿、便秘;月经不调;咯血、气喘;腰脊强痛、足跟痛	仰卧位,定点,消毒,右手持针刀,刀口线与跟腱平行,针刀体与足部皮肤呈90°,针刀沿左手食指指甲快速刺入,缓慢纵行切开1～2刀,松软后出针,按压刀口片刻	皮肤→皮下组织→跖肌腱和跟腱的前方→跟骨

续表

穴位	定位	主治	操作	解剖
水泉	在跟区,太溪直下1寸,跟骨结节内侧凹陷中	月经不调、痛经、经闭、阴挺;小便不利;足跟痛	仰卧位,定点,消毒,右手持针刀,刀口线与跟腱平行,针刀体与足部皮肤呈90°,针刀沿左手食指指甲快速刺入,缓慢纵行切开1~2刀,松软后出针,按压刀口片刻	皮肤→皮下组织→屈肌支持带→踝管及其内容
照海	在踝区,内踝尖下1寸,内踝下缘边际凹陷中	失眠、癫痫;咽喉干痛、目赤肿痛;月经不调、带下、阴挺;小便频数、癃闭、遗精、遗尿	仰卧位,定点,消毒,右手持针刀,刀口线与跟腱平行,针刀体与足部皮肤呈90°,针刀沿左手食指指甲快速刺入,缓慢纵行切开1~2刀,松软后出针,按压刀口片刻	皮肤→皮下组织→胫骨后肌

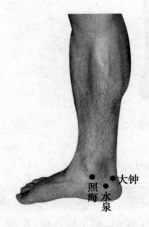

图 2-1-69　足少阴肾经经穴

(七)足部

1. 足太阳膀胱经经穴(图 2-1-70)

穴位	定位	主治	操作	解剖
金门	在足背,外踝前缘直下,第5跖骨粗隆后方,骰骨下缘凹陷中	头痛、腰痛、下肢痿痹、外踝痛;癫痫;小儿惊风	仰卧位,定点,消毒,右手持针刀,针刀体与足背部皮肤呈90°,针刀沿左手食指指甲快速刺入,缓慢纵行切开1~2刀,松软后出针,按压刀口片刻	皮肤→皮下组织→小趾展肌→跟骨膜
足通谷	在足趾,第5跖趾关节的远端,赤白肉际处	头痛、颈肌疼痛;鼻衄;癫狂	仰卧位,定点,消毒,右手持针刀,针刀体与足背部皮肤呈90°,针刀沿左手食指指甲快速刺入,缓慢纵行切开1~2刀,松软后出针,按压刀口片刻	皮肤→皮下组织→小趾展肌→跟骨膜

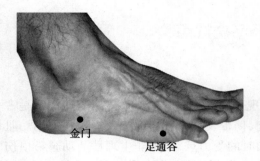

图 2-1-70　足太阳膀胱经经穴

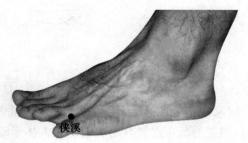

图 2-1-71　足少阳胆经经穴

2. 足少阳胆经经穴（图 2-1-71）

穴位	定位	主治	操作	解剖
侠溪	在足背，第 4、5 趾间，趾蹼缘后方赤白肉际处	惊悸；头痛、眩晕、颊肿、耳鸣、耳聋、目赤肿痛、胁肋疼痛、膝股痛、足跗肿痛；乳痈；热病	仰卧位，定点，消毒，右手持针刀，针刀体与足背部皮肤呈 90°，针刀沿左手食指指甲快速刺入，缓慢纵行切开 1～2 刀，松软后出针，按压刀口片刻	皮肤→皮下组织→足背筋膜→趾短伸肌→骨间背侧肌

3. 足厥阴肝经经穴（图 2-1-72）

穴位	定位	主治	操作	解剖
中封	在足背，胫骨前肌腱与蹞长伸肌腱之间，足舟骨与内侧楔骨之间的凹陷中	疝气；遗精；小便不利；腰痛、少腹痛、内踝肿痛；咽干	仰卧位，定点，消毒，右手持针刀，刀口线与蹞长伸肌腱平行，针刀体与足背部皮肤呈 90°，针刀沿左手食指指甲快速刺入，缓慢纵行切开 1～2 刀，松软后出针，按压刀口片刻	皮肤→皮下组织→胫骨前肌腱与蹞趾伸肌腱之间内侧→第二楔骨

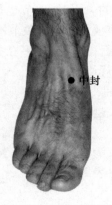

图 2-1-72　足厥阴肝经经穴

第二节 经筋病灶点

一、概述

经筋的功能为"主束骨而利机关"。从现代解剖、生理学分析，十二经筋实际是古代医家从十二条运动力线角度，对人体肌肉、韧带及其附属组织分布规律的总结。肌肉、韧带的起止点及其附属组织是人体活动时的受力点，也是非生理性活动容易损伤的部位，尤其是原本能起保护作用的附属组织，如滑液囊、腱鞘、脂肪垫、滑车、籽骨、副支持带、骨性纤维管及神经出入肌肉或筋膜固有神经孔等，是首先承受非生理性损害的组织。长期顽痛痼痹的重要原因是经筋多次损伤和反复修复过程中所形成的粘连、瘢痕——即"横络"对经络的机械性卡压，造成气血阻滞，形成"筋结点"。其临床主要表现是疼痛和"转筋"，是损伤部位长期气血阻滞的结果。针刀和针灸都是治疗骨骼、肌肉疼痛的重要手段，对于"筋结点"最关键的治疗就是解结松解，分离横络卡压。即"一经上实下虚而不通者，此必有横络盛加于大经，令之不通，视而泄之，此所谓解结也"。

二、经筋体系

经筋理论早期雏形见于《十一脉灸经》及《阴阳十一脉灸经》，而"经筋"一词首见于《灵枢经》。明·张介宾指出："十二经脉之外而复有经筋者，何也？盖经脉营行表里，故出入脏腑，以次相传；经筋联缀百骸，故维络周身，各有定位。虽经筋所行之部，多与经脉相同，然其所结所盛之处，则唯四肢溪谷之间为最，以筋会于节也。筋属木，其华在爪，故十二经筋皆起于四肢指爪之间，而后盛于辅骨，结于肘腕，系于膝关，联于肌肉，上于颈项，终于头面，此人身经筋之大略也。筋有刚柔，刚者所以束骨，柔者所以相维，亦犹经之有络，纲之有纪，故手足项背，直行附骨之筋皆坚大，而胸腹头面支别横络之筋皆柔细也。但手足十二经之筋又各有不同者……"

经筋系统是对人体肌肉与韧带的规律性总结，关节是经筋结聚的地方，关节是由经筋中之韧带、关节囊来约束连接的。同时，关节也是经脉行进于经筋之中的必经之地，是发挥经筋功能，影响经脉的重要部位。诸关节不仅是运动功能的机关，还是伏行经脉的经筋汇聚之地，经脉经气流行、正邪进退多在关节周围表现出来。经筋系统正是对上述筋肉、韧带的分布进行了规律的总结。

（一）经筋系统的内容

经筋是十二经脉的附属部分，是十二经脉之气"结、聚、散、络"于筋肉、关节的体系。

十二经筋起于四末，终于头身，为诸筋的主干。经筋具有联络四肢百骸、主司关节运动的作用。十二经筋分布部位见表2-1。

（二）经筋系统的功能

1. 主束骨　束，约束也。本意是将两根木头捆绑在一起。所谓束骨则是将两块或多块骨约束成一体之意。骨与骨的连接就是关节。《素问·痿论》称："宗筋主束骨而利机关。"经筋强盛，人的关节牢固，关节运动灵活而富有弹性；反之，经筋失养，关节周围经筋懈堕松弛,则出现关节异常活动,导致关节的进一步创伤或劳损,终将引起关节痹痛。

表2-1 十二经筋分布部位简表

经筋	四肢	躯干	头部
足太阳之筋	小趾上,外踝,踵,膝	臀,夹脊,肩髃,缺盆	项,舌本,枕骨,头,鼻,目上,鼻旁,完骨
足少阳之筋	第四趾上,外踝,膝外侧,外辅骨,髀,伏兔	尻,季胁,腋,膺乳,缺盆	耳后,额角,巅上,颔,鼻旁,外眦
足阳明之筋	中三趾,跗上,膝外侧,胫,膝外辅骨,伏兔,髀	髀枢,胁,脊,阴器,腹,缺盆	颈,口,鼻旁,鼻上,目下,耳前
足太阴之筋	大趾内侧,内踝,膝内辅骨,阴股,髀	阴器,腹,脐,腹里,胁,胸中,脊	
足厥阴之筋	大趾,内踝前,胫,内辅下,阴股	阴器	
足少阴之筋	小趾下,内踝下,内辅下,阴股	阴器,脊内,夹膂	项,枕骨
手太阳之筋	小指上,腕,肘内锐骨,腋下	肩胛	颈,耳后完骨,耳中,耳上,颔,外眦,耳前,额,角
手少阳之筋	无名指,腕,肘	肩	颈,曲颊,舌本,耳前,外眦,角
手阳明之筋	次指,腕,肘外,肩髃	肩胛,夹脊	颈,颊,鼻旁,角,颔
手太阴之筋	大指上,鱼后,寸口外侧,肘中,腋下	缺盆,肩前髃,胸里,膈,季胁	
手少阴之筋	小指内侧,锐骨,肘内侧,腋	乳里,胸中,膈,脐	
手厥阴之筋	中指,肘内侧,臂阴,腋下	前后夹胁,胸中,膈	

2. 利机关 机关,即关节。关节是人体屈折旋转之处,但其运转,要依靠经筋的肌肉牵拉才能实现,所以肌肉的收缩是关节活动的动力。经筋调柔,舒缩自如,则关节活动有序而流利,故称为"利机关"。反之,经筋之肌肉失养,则肌肉痿软,甚至神气不使,关节活动无力或不能自主,最终表现为肢体运动失灵,功能丧失,出现不自主抽动、震颤、无力、瘫痪等。

3. 为刚为墙 《灵枢·经脉》指出:"筋为刚,肉为墙。"总结了肌肉对人体的保护作用。经筋纵行肢体前、后、左、右,且横行支别,纵横交织,形成人体支节身形,成为脏腑的外卫,保护着人体内脏,故云:"身形支节者,脏腑之盖也。"经筋强健者,趋利避害,免受外来伤害。反之,经筋柔弱不利,肢体动作迟钝,则容易受到外伤。

4. 反映病候 经筋系统虽然是对全身肌肉与韧带学内容的概括,但是经筋功能的强弱,经筋易罹患病位的损伤,经筋肌腹的保护性痉挛所引起的病痛,常常不仅反映了局部的损害,而且会反映内脏的病损。

外力的打击、自身动力、静力性劳损,均可造成肌肉附着点骨端的应力点处的损伤。气血溢于脉外，留滞而不通，不通则引起痹痛，由此反映出相关部位受损的信息。

四肢、躯干的劳作损伤在脏腑功能健全的情况下，气血即可趋向病区，清除瘀血，修复损伤。但当人体衰老，体质下降，这种修复功能将会大大减弱，并且以病痛的形式表现出来，造成经筋损伤，长期积累，形成粘连、瘢块，甚至骨刺。

5. 调节经脉　经筋在关节处的疾病常常会影响循行其间经脉的功能，引发相应经脉甚至相关内脏发生疾病。如足少阴经筋在阴部结聚点的病理性损伤，常可引起足少阴肾经功能失调，出现少腹疼痛和性功能障碍，妇女月经失调等。

经筋"中无有孔"，不能运行气血，但是，由于附着于关节周围的经筋损伤，影响了其周围经脉的正常运行，也就必然会出现经脉的阻滞。松解这些经筋的结筋病灶点时，就会出现"酸、麻、重、胀"的"得气"感，得气感会向远端传导，甚至进入内脏部位，调节相关脏腑的功能。

三、十二经筋循行分布和常见结筋病灶点

（一）足太阳经筋（图2-2-1）

【原文】起于足小趾，上结于踝，斜上结于膝。其下循足外踝，结于踵；上循跟，结

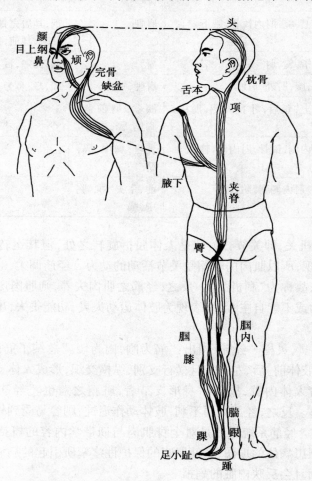

图2-2-1　足太阳经筋

于腘。其别者,结于腨外,上腘中内廉,与腘中并,上结于臀。上挟脊上项。其支者,别入结于舌本。其直者,结于枕骨,上头下颜,结于鼻。其支者,为目上纲,下结于頄。其支者,从腋后外廉,结于肩髃。其支者,入腋下,上出缺盆,上结于完骨。其支者,出缺盆,斜上出于頄。——《灵枢·经筋》

【翻译】起于足小趾,向上结于外踝,斜上结于膝部,在下者沿外踝结于足跟,向上沿跟腱结于腘部,其分支结于小腿肚(腨外),上向腘内侧,与腘部另支合并上行结于臀部,向上夹脊到达项部;分支结于舌根;直行者结于枕骨,上行至头顶,从额部下,结于鼻;分支形成"目上网"(即上睑),向下结于鼻旁,背部的分支从腋行外侧结于肩髃;一支进入腋下,向上出缺盆,上方结于乳突。又有分支从缺盆出,斜上结于鼻旁。

【结筋病灶点】

1. 第 5 趾骨滑液囊　位于趾间关节背侧,足跣部位过度摩擦,可挤压该滑液囊,出现结筋病灶点。

病症:跖趾关节炎、类风湿关节炎等。

2. 跟骨结节皮下滑液囊　位于跟骨结节部位皮下,常过度摩擦、挤压该滑液囊,出现结筋病灶点。

病症:跟腱变性、跟腱炎、跟腱钙化等。

3. 腓骨长肌　位于腓骨长肌绕踝后的受力点,常因劳损卡压等原因出现结筋病灶点。

病症:腓骨肌肌腱脱位、膝关节骨性关节炎等。

4. 腓骨短肌　位于踝后与腓骨长肌肌腱交错处,通过腓骨肌支持带深处并与第五跖骨粗隆发生摩擦劳损而出现结筋点。

病症:腓骨肌肌腱脱位、膝关节骨性关节炎等。

5. 腓骨肌上、下支持带　位于腓骨长、短肌滑液鞘,在腓骨肌上下支持带与腓骨长、短肌肌腱的摩擦下常出现结筋点。

病症:踝关节损伤、积液、类风湿关节炎、踝关节病变等。

6. 腓肠肌　腓肠肌由于长期的足跣屈曲,易在起止点部位各滑囊处、神经穿入点受损而出现结筋点。

病症:膝关节骨性关节炎、创伤后膝关节强直、下肢肌无力等。

7. 腘肌　腘肌起点、滑囊为常见的结筋病灶点。

病症:膝关节骨性关节炎、创伤后膝关节强直、半月板损伤等。

8. 股二头肌　股二头肌起止点、滑液囊及神经入肌点可出现结筋病灶点。

病症:膝关节骨性关节炎、下肢无力、腰椎间盘突出症等。

9. 半腱肌　半腱肌起止点、胫骨内上方肌腱沟转折处可出现结筋病灶点。

病症:膝关节骨性关节炎、创伤后膝关节强直、半月板损伤等。

10. 臀大肌　臀大肌起止点及肌腹处均可出现结筋病灶点。

病症:腰椎间盘突出症、臀肌筋膜炎、臀肌挛缩症、臀肌滑囊炎等。

11. 胸腰筋膜　背部皮神经均通过固有神经孔穿过胸腰筋膜,这些神经孔成为薄弱区,若筋膜下组织从此处膨出挤压,可出现结筋病灶点。

病症:腰椎间盘突出症、强直性脊柱炎、背肌筋膜炎、胸胁痛等。

12. 棘上韧带　棘上韧带因其力矩较长,所以受力也较大,易于损伤。加之多块背肌附着于棘突,故胸段、腰段棘突常出现结筋病灶点。

病症:强直性脊柱炎、颈椎病、腰椎间盘突出症、头痛、颈肩综合征等。

13. 背阔肌　背阔肌起止点及大圆肌肌间滑囊处可出现结筋病灶点。

病症:颈肩综合征、肩关节周围炎、强直性脊柱炎等。

14. 斜方肌　斜方肌起止点及肌腹均可出现结筋病灶点。

病症:颈椎病、肩关节周围炎、颈肩综合征等。

15. 椎枕肌　椎枕肌的起止点,即颈椎横突、枕骨下项线等处常出现结筋病灶点。

病症:颈椎病、头痛、偏头痛、三叉神经痛、脑供血不足等。

（二）足少阳经筋（图2-2-2）

【原文】足少阳之筋,起于小趾次趾,上结外踝,上循胫外廉,结于膝外廉。其支者别起外辅骨,上走髀,前者结于伏兔之上,后者结于尻。其直者上胁,乘季肋,上走腋前廉,系于膺乳,结于缺盆。直者上出腋,贯缺盆,出太阳之前,循耳后,上额角,交巅上,下走颔,上结于頄。支者结于目眦,为外维。——《灵枢·经筋》

【翻译】足少阳经筋,起于第四趾,向上结于外踝,上行沿胫外侧缘,结于膝外侧;

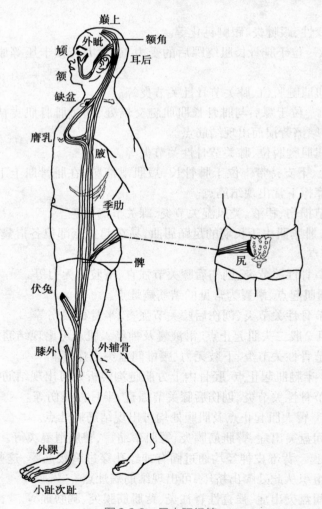

图2-2-2　足少阳经筋

其分支起于腓骨部，上走大腿外侧，前边结于"伏兔"，后边结于骶部。直行者，经季胁，上走腋前缘，系于胸侧和乳部，结于缺盆。直行者，上出腋部，通过缺盆，行于太阳经筋的前方，沿耳后，上额角，交会于头顶，向下走向下颌，上结于鼻旁。分支结于目外眦，成"外维"。

【结筋病灶点】

1. 足第四趾背侧滑液囊　位于第四趾间关节背侧，当被磨损时，可在跖趾关节间出现结筋病灶点。

病症：跖趾关节炎、类风湿关节炎等。

2. 跗跖背侧面韧带　位于跗骨窦内，韧带损伤常形成顽固性结筋病灶，引起长期的慢性踝部疼痛。

病症：跗骨窦综合征、踝关节扭伤等。

3. 趾长伸肌　该肌肉肌腱起点与肌腱穿过小腿横韧带、十字韧带处的滑液鞘及第五跖骨基底部常出现结筋病灶点。

病症：膝关节骨性关节炎、踝关节损伤等。

4. 腓浅神经　腓浅神经在小腿中下 1/3 处穿出深筋膜，在此处常形成结筋病灶点。

病症：膝关节骨性关节炎。

5. 外侧副韧带　膝部过度外展和内收均可导致相应的韧带和滑液囊受损。外侧副韧带中段及其起止点常形成结筋病灶点。

病症：腰椎间盘突出症、膝关节骨性关节病、膝外侧副韧带损伤、膝半月板损伤、膝关节创伤性滑膜炎、髌骨软化症。

6. 股外侧肌　该肌起点股骨大转子根部，止点髌骨外缘及神经入肌点可出现结筋病灶点。

病症：腰椎间盘突出症、腰肌劳损、强直性脊柱炎、股骨头坏死、股骨大转子滑囊炎、髋关节扭伤等。

7. 臀中肌、臀小肌　臀中肌、臀小肌起点、肌腹中央及止点滑囊处常出现结筋病灶点。

病症：腰椎间盘突出症、臀肌筋膜炎、臀肌挛缩症、臀肌滑囊炎等。

8. 胸锁乳突肌　该肌起点（胸骨柄前外侧），锁骨胸骨端及止点乳突部位、肌腹中央常出现结筋病灶点。

病症：落枕、颈椎病等。

（三）足阳明经筋（图 2-2-3）

【原文】足阳明之筋，起于中三趾，结于跗上，邪外上加于辅骨，上结于膝外廉，直上结于髀枢，上循胁属脊。其直者，上循骭，结于膝；其支者，结于外辅骨，合少阳。其直者，上循伏兔，上结于髀，聚于阴器，上腹而布，至缺盆而结，上颈，上挟口，合于頄，下结于鼻，上合于太阳。太阳为目上网，阳明为目下网。其支者，从颊结于耳前。——《灵枢·经筋》

【翻译】足阳明经筋，起于第二、三、四趾，结于足背；斜向外上盖于腓骨，上结于膝外侧，直上结于髀枢（大转子部），向上沿胁肋，连属脊椎。直行者，上沿胫骨，结于膝部。分支结于腓骨部，并合足少阳的经筋。直行者，沿伏兔向上，结于股骨前，聚集

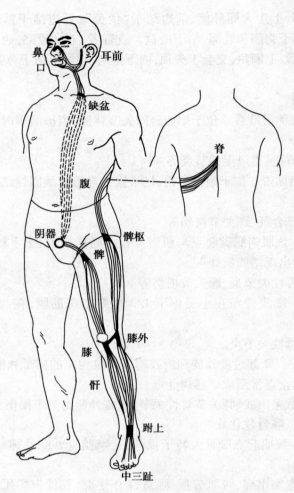

鼻
口　　耳前

缺盆

脊

腹

阴器　　髀枢

髀

膝外

膝

骭

跗上

中三趾

图 2-2-3　足阳明经筋

于阴部,向上分布于腹部,结于缺盆,上颈部,夹口旁,会合于鼻旁,上方合于足太阳经筋——太阳为"目上网"(下睑)。其中分支从面颊结于耳前。

【结筋病灶点】

1. 足第二、三、四趾间关节滑液囊　足第 2~4 趾间关节囊,其表面有皮下滑液囊,经长期磨损可出现结筋病灶点。

病症:跖趾关节炎、类风湿关节炎等。

2. 趾长伸肌　趾长伸肌可使足背屈,具有伸趾功能,该肌起点劳损可出现结筋病灶点。

病症:踝关节损伤、踝管综合征等。

3. 胫骨前肌　胫骨前肌起点、踝前横韧带穿行段、跖骨滑液囊处可出现结筋病灶点。

病症:膝关节骨性关节炎、踝管综合征等。

4. 髌前各韧带　髌韧带起止点、髌上、髌前、髌韧带下膝脂体与滑液囊都是常见的结筋病灶点。

病症:膝关节骨性关节炎、股骨头坏死等。

5. 股四头肌　股四头肌各起止点,髌骨上缘、侧缘,股四头肌肌纤维于腱板上抵止点、神经入肌点常出现结筋病灶点。

病症:膝关节骨性关节炎、股骨头坏死、髋关节扭伤、股四头肌萎缩、创伤性膝关节强直等。

（四）足太阴经筋（图2-2-4）

【原文】足太阴之筋,起于大趾之端内侧,上结于内踝。其直者,络于膝内辅骨,上循阴股,结于髀,聚于阴器,上腹结于脐,循腹里,结于肋,散于胸中。其内者,著于脊。——《灵枢·经筋》

【翻译】足太阴经筋,起于足大趾内侧端,向上结于内踝;直行者,络于膝内辅骨(胫骨内踝部),向上沿大腿内侧,结于股骨前,聚集于阴部,上向腹部,结于脐,沿腹内,结于肋骨,散布于胸中;其在里的,附着于脊椎。

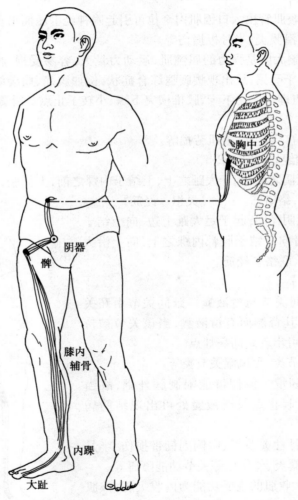

图2-2-4　足太阴经筋

【结筋病灶点】

1. 踇趾展肌、踇短屈肌　以上两肌起止点,籽骨分布处,跖趾关节内侧面常有结筋病灶点。

病症:蹰外翻、蹰内翻等。

2. 踝前、内群腱滑液鞘　各滑液鞘在踝分裂韧带、上下支持带、踝横韧带等处可因卡压出现结筋病灶点。

病症:踝管综合征、踝关节损伤、类风湿关节炎等。

3. 鹅趾滑囊　鹅趾滑囊长期受膝关节运动影响而受损,成为常见的结筋病灶点。

病症:腰椎间盘突出症、膝关节骨性关节炎、创伤性膝关节强直等。

4. 缝匠肌　股外侧皮神经在髂前上棘内下1cm处,由内向外穿越缝匠肌;再者,隐神经在髌尖平面,穿行于缝匠肌、骨薄肌之间。上述两者与该肌起止点可出现结筋病灶点。

病症:腰椎间盘突出症、膝关节骨性关节炎、股骨头坏死、髋关节扭伤、缝匠肌损伤等。

5. 收肌管　收肌管出入口因肌肉牵拉可引起隐神经卡压而出现结筋病灶点。

病症:膝关节滑膜炎、半月板损伤等。

6. 腰大肌　腰大肌是强力的屈髋肌,运动力量大,容易受损,腰大肌痉挛可引起附近神经丛、神经干受累,故出现腰腹腿综合症状,例如腹痛、肌萎缩、下肢发凉、瘫痪等。在腰大肌止点即十二肋下缘、腰椎横突下缘、小转子止点及滑囊处,可出现结筋病灶点。

病症:腰椎间盘突出症、腰肌劳损等。

（五）足厥阴经筋（图2-2-5）

【原文】足厥阴之筋,起于大趾之上,上结于内踝之前,上循胫,上结内辅之下,上循阴股,结于阴器,络诸筋。——《灵枢·经筋》

【翻译】足厥阴经筋,起于足大趾上边,向上结于内踝之前。沿胫骨向上结于胫骨内踝之上,向上沿大腿内侧,结于阴部,联络各经筋。

【结筋病灶点】

1. 足第一趾间关节与滑液囊　趾间关节由跖关节囊与韧带连接,其背侧面有滑液囊,当该关节被持久磨损或卡压时,可出现结筋病灶点。

病症:跖趾关节炎、类风湿关节炎等。

2. 膝内侧副韧带　该韧带能限制膝外翻,故当膝过度外翻时,其起止点及滑液囊处可出现结筋病灶点。

病症:膝关节骨性关节炎、内侧副韧带损伤、半月板损伤、膝关节滑囊炎、外伤性膝关节功能障碍等。

3. 大收肌　大收肌的主要功能为内收大腿,该肌起止点,即耻骨下支、坐骨上支及收肌管上下口,可出现结筋病灶点。

病症:膝关节骨性关节炎、膝关节滑囊炎、外伤性膝关节功能障碍等。

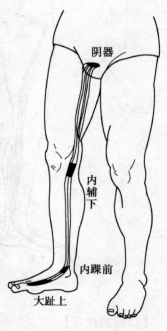

图2-2-5　足厥阴经筋

（六）足少阴经筋（图2-2-6）

【原文】足少阴之筋，起于小趾之下，并足太阴之筋，邪走内踝之下，结于踵，与太阳之筋合而上结于内辅骨之下，并太阴之筋而上，循阴股，结于阴器，循脊内，挟膂，上至项，结于枕骨，与足太阳之筋合。——《灵枢·经筋》

【翻译】足少阴经筋，起于足小趾的下边，同足太阴经筋一并斜行内踝下方，结于足跟，与足太阳经筋会合，向上结于胫骨内踝下，同足太阴经筋一起向上，沿大腿内侧，结于阴部，沿脊里，夹膂，向上至项，结于枕骨，与足太阳经会合。

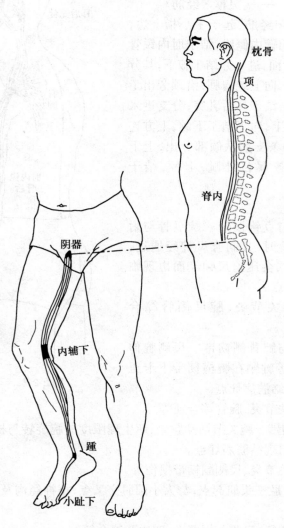

图2-2-6　足少阴经筋

【结筋病灶点】

1. 足底筋膜　跖腱膜在保持足弓时，受到极大的牵拉。其三个支点，即跟骨结节前、第1和第5跖趾关节因受跖腱纵行牵拉和负重，较常出现结筋病灶点。

病症：扁平足、跖底筋膜炎、跟痛症、跟骨下脂肪垫炎等。

2. 踝管　各种原因导致的踝管内容积减小，将产生一系列卡压症状，因此，踝管也容易出现结筋病灶点。

病症：踝管综合征、踝关节损伤等。

（七）手太阳经筋（图2-2-7）

【原文】手太阳之筋，起于小指之上，结于腕，上循臂内廉，结于肘内锐骨之后，弹之应小指之上，入结于腋下。其支者，后走腋后廉，上绕肩胛，循颈；出足太阳之前，结于耳后完骨。其支者，入耳中。直者出耳上，下结于颔，上属目外眦。——《灵枢·经筋》

【翻译】手太阳经筋，起于手小指上边，结于腕背，向上沿前臂内侧缘，结于肘内锐骨（肱骨内上髁）的后面，进入并结于腋下，其分支向后走腋后侧缘，向上绕肩胛，沿颈旁出走足太阳经筋的前方，结于耳后乳突；分支进入耳中；直行者，出耳上，向下结于下颔，上方连属目外眦。还有一条支筋从颔部分出，上下颔角部，沿耳前，连属目外眦，上额，结于额角。

【结筋病灶点】

1. 豆掌韧带与豆钩韧带　豌豆骨与附近肌肉构成腕尺管时，其间有尺神经通过。当诸肌劳损肥厚时，会压迫尺神经而出现临床症状和结筋病灶点。

病症：类风湿关节炎、腕尺侧管综合征等。

2. 前臂筋膜与腕背侧韧带　尺侧腕伸肌、小指固有伸肌等腱鞘在腕横韧带下卡压处及尺侧管处可见结筋病灶点。

病症：类风湿关节炎、腕管综合征等。

3. 腕尺侧副韧带　腕关节活动频繁，超生理限度的腕旋转与桡展活动，常致尺侧副韧带劳损，从而出现结筋病灶点。

病症：类风湿关节炎、尺侧副韧带损伤等。

4. 肱三头肌　肱三头肌起点，与大小圆肌交叉点、桡神经沟及止点滑囊等处常出现结筋病灶点。

病症：颈肩综合征、肩关节周围炎、四边孔综合征等。

5. 大、小圆肌　大、小圆肌在肩胛骨腋缘起点及其止点滑囊处，其与肱三头肌交错处常出现结筋病灶点。

病症：颈肩综合征、肩关节周围炎、肩袖损伤等。

（八）手少阳经筋（图2-2-8）

【原文】手少阳之筋，起于小指次指之端，结于腕，中循臂，结于肘，上绕臑外廉、上肩、走颈，合手太阳；其支者，当曲颊入系舌本；其支者，上曲牙，循耳前，属目外眦，上

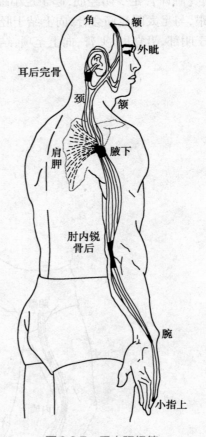

图2-2-7　手太阳经筋

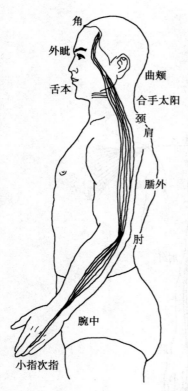

图 2-2-8　手少阳经筋

乘颔,结于角。——《灵枢·经筋》

【翻译】手少阳经筋,起于小指和无名指末端,结于腕背,向上沿前臂结于肘部,上绕上臂外侧缘,上肩,走向颈部,合于手太阳经筋。其分支当下颌角处进入,联系舌根;另一支从下颌角上行,沿耳前,连属目外眦,上额,结于额角。

【结筋病灶点】

1. 三角肌　三角肌在肩峰下及肌束间因摩擦或牵拉方向不一致而出现结筋病灶点。

病症:肩关节周围炎、颈肩综合征、三角肌下滑囊炎、三角肌劳损、四边孔综合征等。

2. 冈上肌、冈下肌　该肌是肩峰下区及其重要的内容之一,也是肩部容易出现问题的常见部位,且最终发生肩关节紊乱,出现结筋病灶点。冈下肌几乎参与上肢的任何活动,是上肢各种运动力线的交会点,故冈下肌的劳损十分多见。

病症:颈肩综合征、肩关节周围炎、肩袖损伤等。

3. 肩胛提肌　该肌因颈部频繁活动而容易造成劳损,常在其起点、止点及与斜方肌交叉处出现结筋病灶。

病症:颈椎病、肩胛提肌劳损等。

4. 斜角肌　斜角肌出现劳损时,可在其起止点,即颈椎横突,第一肋斜角肌附着点出现结筋病灶点。斜角肌间隙还有臂丛神经通过,当斜角肌损伤痉挛时,常卡压臂丛神经出现颈臂麻木、无力、发凉,肌萎缩或颈肩手指疼痛。

病症:颈椎病、前斜角肌综合征等。

（九）手阳明经筋（图 2-2-9）

【原文】手阳明之筋,起于大指次指之端,结于腕,上循臂,上结于肘外,上臑,结于髃。其支者,绕肩胛,挟脊。直者,从肩髃上颈。其支者,上颊,结于頄;直者,上出手太阳之前,上左角,络头,下右颔。——《灵枢·经筋》

【翻译】手阳明经筋,起于食指末端,结于腕背,向上沿前臂外侧,结于肩髃;其分支,绕肩胛,夹脊旁;直行者,从肩髃部上颈;分支上面颊,结于鼻旁;直行的上出手太阳经筋的前方,上额角,络头部,下向对侧下颌。

【结筋病灶点】

1. 腕部伸肌、展肌　腕部的伸肌、展肌在肱骨外上髁、腕背侧横韧带下处常出现结筋病灶点。

病症:桡骨茎突狭窄性腱鞘炎、腕管综合征、肱骨外上髁炎、类风湿关节炎等。

2. 桡腕背侧韧带　腕关节非生理性过度活动时,可损伤诸韧带,从而在相应处出现结筋病灶点。

病症:腕关节损伤、类风湿关节炎等。

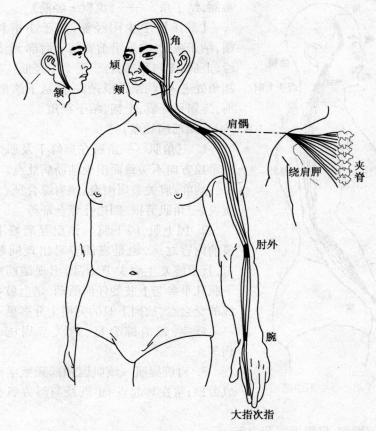

图 2-2-9　手阳明经筋

（十）手太阴经筋（图 2-2-10）

【原文】手太阴之筋，起于大指之上，循指上行，结于鱼后，行寸口外侧，上循臂，结肘中，上臑内廉，入腋下，出缺盆，结肩前髃，上结缺盆，下结胸里，散贯贲，合贲下抵季胁。——《灵枢·经筋》

【翻译】手太阴经筋，起于手大拇指之上，结于鱼际后，行于寸口动脉外侧，上沿前臂，结于肘中；再向上，沿上臂内侧，进入腋下，出缺盆，结于肩髃前方，上面结于缺盆，下面结于胸里，分散通过膈部，到达季胁。

【结筋病灶点】

1. 拇收肌、拇对掌肌　两收肌在掌骨侧止点及抵止点籽骨处常出现结筋病灶点。

病症：拇长屈肌腱鞘炎、弹响指等。

2. 桡腕掌侧韧带　该韧带过度劳损可出现结筋病灶点。

病症：类风湿关节炎、腕关节损伤等。

3. 肱桡肌　该肌起点，即肱骨外上髁上及外侧肌间隔和桡骨茎突止点可出现结筋病灶点。

病症：肱骨外上髁炎、肘关节强直等。

4. 拇长屈肌腱鞘　拇长屈肌腱鞘在腕管卡压时可出现结筋病灶点。

治疗：拇长屈肌腱鞘炎、弹响指等。

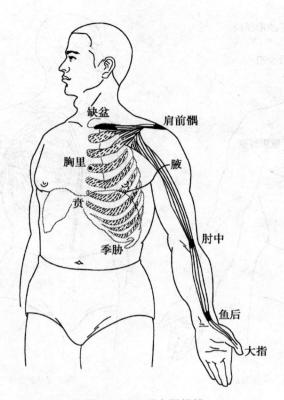

图 2-2-10 手太阴经筋

5. 肱二头肌 该肌在喙突的起点和肱骨内侧、肱骨结节、桡肌粗隆滑囊处止点，常出现结筋病灶点。肱二头肌长头肌腱沟处更易出现结筋病灶点。

病症：颈椎病、肩关节周围炎、肱二头肌肌腱炎等。

（十一）手厥阴经筋（图 2-2-11）

【原文】手心主之筋，起于中指，与太阴之筋并行，结于肘内廉，上臂阴，结腋下，下散前后挟胁。其支者，入腋，散胸中，结于臂。——《灵枢·经筋》

【翻译】起于手中指，与手太阴经筋并行，结于肘内侧，上经上臂内侧，结于腋下，向下散布于胁的前后；其分支进入腋内，散布于胸中，结于膈。

【结筋病灶点】

1. 旋前圆肌 前臂诸肌肌腱与腱鞘在通过腕横韧带（腕管）时，可因摩擦而出现结筋病灶。各肌腹间因缺乏腱鞘相隔，又因与旋前圆肌肌纤维运动方向不同，相互摩擦，也可产生结筋病灶。

病症：肘关节强直、类风湿关节炎等。

2. 肱肌、喙肱肌 两肌起点相邻，其收缩方向相反，相互摩擦易出现结筋病灶点。同时，喙肱肌肌腹与肩胛下肌交错，亦容易形成结筋病灶点。

病症：颈肩综合征、肩关节周围炎等。

（十二）手少阴经筋（图 2-2-12）

【原文】手少阴之筋，起于小指之内侧，结于锐骨，上结肘内廉，上入腋，交太阴，挟乳里，结于胸中，循臂下系于脐。——《灵枢·经筋》

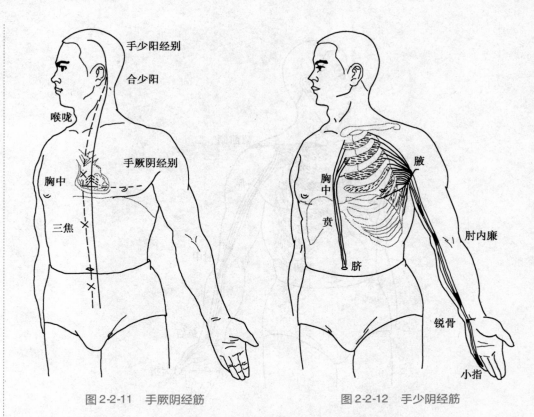

图 2-2-11　手厥阴经筋　　　　　　　　　图 2-2-12　手少阴经筋

【翻译】起于手小指内侧,结于腕后锐骨(豌豆骨),向上结于肘内侧,再向上进入腋内,交手太阴经筋,行于乳里,结于胸中,沿膈向下,系于脐部。

【结筋病灶点】

小指屈肌腱鞘　在腕管内的各手指腱鞘,在各掌指关节处长期承受挤压和摩擦,故容易出现结筋病灶点。

病症:腕管综合征、类风湿关节炎等。

第三节　常见治疗点定位

一、头颈和躯干部

（一）枕项部

1. 枕外隆凸压痛点　枕外隆凸下前方枕骨的骨面,为项韧带在枕骨后下方的附着处。枕外隆凸压痛点位于两侧项平面之间,其外缘各有一斜方肌上端的腱性组织附着,与项韧带紧密相连接(图 2-3-1)。

2. 枕骨上项线和项平面压痛点　枕骨后下方在上项线的内 1/3 段,系斜方肌附着处;此肌的深层为头半棘肌,附着于上项线和下项线之间的项平面;上项线外 1/2 段直到颞骨乳突附着的是胸锁乳突肌上端;其下方为自上项线直到乳突附着的头夹肌。该部位为密集的肌附着点,常因劳损出现压痛点,与颈肩痛、颈源性头痛、颈源性眩晕有密切关系(图 2-3-1)。

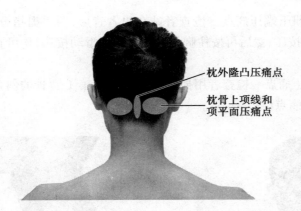

图 2-3-1 枕外隆凸压痛点、枕骨上项线和项平面压痛点

3. 颞骨乳突压痛点 乳突前缘和外侧一直到上项线外 1/2 段附着的是胸锁乳突肌上端,此肌深层是头夹肌,其附着于乳突前缘和外侧直到上项线外 1/3 段。头夹肌的深层是头最长肌,附着于乳突后下缘(图 2-3-2)。

这三个肌附着处的疼痛部位均在头颅骨后下方和侧下方的上项线和乳突之间的连接线上。

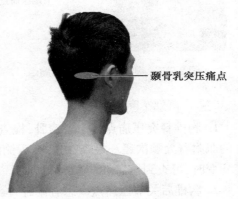

图 2-3-2 颞骨乳突压痛点

(二)颈项部

1. 颈椎棘突压痛点 压痛点位于颈椎棘突,多以第 2~5 颈椎压痛明显。检查者站在患者左侧,左手按住患者的前额或下颌,以保持患者颈椎适度前凸,右手拇指按住患者左侧颈椎棘突端侧面软组织附着处,自第 2~7 颈椎逐一顺次滑动按压(图 2-3-3)。

2. 项部肌肉压痛点 在上述检查颈椎棘突压痛点位置上,检查者的拇指向外移,位于颈椎棘突和横突之间的部位,按住项部伸肌群的肌腹做滑动按压,可查到压痛点。

3. 颈椎横突压痛点 用两手食指分别按在颈旁两侧所属的横突尖上,逐一顺次滑动按压,可查到压痛点(图 2-3-4)。

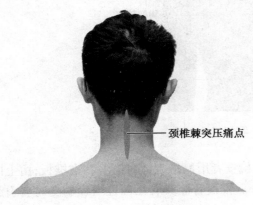

图 2-3-3 颈椎棘突压痛点

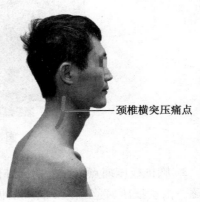

图 2-3-4 颈椎横突压痛点

91

4. 胸锁乳突肌下端压痛点　检查者站在患者背后,两手拇指分别按住两侧胸骨柄上前方,做滑动按压;然后再按住胸骨内段上缘做滑动按压,均可查到压痛点(图2-3-5)。

5. 前斜角肌压痛点　检查者用拇指在锁骨上窝第1肋骨的斜角肌结节上,做滑动按压,可查到压痛点(图2-3-6)。

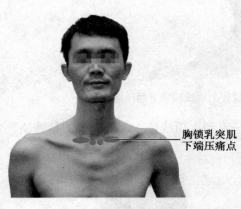

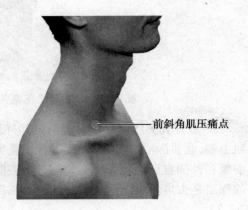

图2-3-5　胸锁乳突肌下端压痛点　　　　　　图2-3-6　前斜角肌压痛点

（三）背部（图2-3-7）

1. 胸椎棘突压痛点　患者俯卧,检查者拇指尖自第1～12胸椎的每一棘突端侧方的肌附着处顺次逐一检查,由棘突旁侧向前内方进行滑动按压,该处出现无菌性炎症病变时,可查到压痛点。

2. 胸椎后关节压痛点　患者俯卧,检查者拇指尖自第1胸椎后关节开始,顺次垂直深压每一个后关节,直至第12胸椎后关节为止。若该处附着的肌腱组织出现无菌性炎症病变时,则滑动按压可查到压痛点(图2-3-7)。

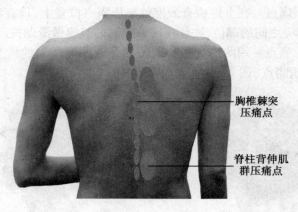

图2-3-7　背部压痛点

3. 胸椎板压痛点　在上述俯卧位上,检查者用拇指尖针对第1胸椎椎板,由上向下逐一滑动按压,直至第12胸椎椎板为止。椎板骨膜具有无菌性炎症病变时会引起局限痛,可查到压痛点。

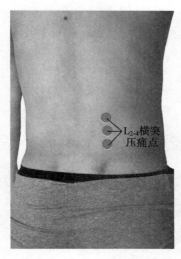

图 2-3-8 L$_{2-4}$横突压痛点

4. 脊柱背伸肌群压痛点 检查者用拇指沿椎板做逐一深压,横行滑动按压时可查到压痛点。一般在第 5～6 胸椎、第 8～9 胸椎、第 11～12 胸椎椎板处压痛最为敏感。

(四)腰骶部压痛点

1. 第 2～4 腰椎横突压痛点 患者取俯卧位,检查者两拇指分别按放在两侧腰际,紧靠在第 12 肋骨下缘,位于第 2 腰椎横突部位,向内上方按压这一横突尖做滑动按压,可查到压痛点。上述方法两拇指按放在第 3、4 腰椎横突部位,向内顺次滑动按压两个横突尖,可查到压痛点(图 2-3-8)。

2. 第 12 肋骨下缘压痛点 患者俯卧位,检查者站于患者右侧,在检查第 2 腰椎横突压痛点位置上,检查者拇指稍向上移,针对第 12 肋下缘,做滑动按压,可查到压痛点(图 2-3-9)。

3. 腰椎棘突与骶中嵴压痛点 患者俯卧位,检查者用拇指自第 12 胸椎～第 5 骶椎沿每一棘突端与骶中嵴的两旁,向前向内方向滑动按压。可查到压痛点,一般以第 4 腰椎棘突～第 1 骶椎骶中嵴的压痛多见(图 2-3-10)。

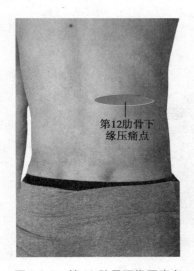

图 2-3-9 第 12 肋骨下缘压痛点

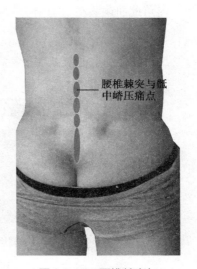

图 2-3-10 腰椎棘突与骶中嵴压痛点

4. 骶棘肌下外端附着处压痛点 患者俯卧,检查者拇指沿髂嵴的腰三角区开始,向内至髂后上嵴内缘,再向下至骶髂关节内缘,针对此肌附着处,做滑动按压,可查到压痛点(图 2-3-11)。

5. 腰椎椎板与骶骨背面压痛点 患者俯卧,拇指自第 11 胸椎板～第 1 骶椎背面的每一节上,顺次逐一深压腰部深肌层,可查到压痛点(图 2-3-12)。

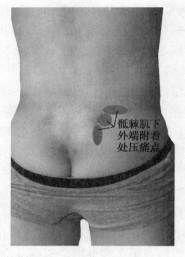

图 2-3-11 骶棘肌下外端附着处压痛点

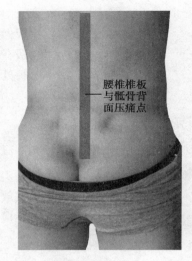

图 2-3-12 腰椎椎板与骶骨背面压痛点

二、肩和上肢部

（一）肩部

1. 肩胛提肌肩胛骨附着处压痛点 位于肩胛骨内角。检查者用双手拇指分别按住肩胛骨内角此肌附着处,由内向外滑动按压,可查到压痛点（图 2-3-13）。

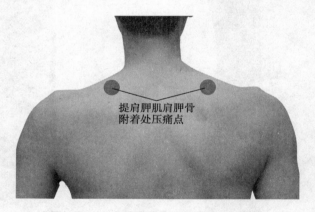

图 2-3-13 肩胛提肌肩胛骨附着处压痛点

2. 肩胛骨脊柱缘压痛点 位于肩胛骨的脊柱缘。检查者站在患者左侧,用左手按住患者右肩关节使其固定制动,第 2～5 右手指放置在腋缘部位,拇指按住脊柱缘滑动按压,可查到压痛点（图 2-3-14）。

3. 冈上肌肩胛骨附着处压痛点 位于冈上窝。以右侧为例,检查者站在患者右侧,用右手拇指按住患者右侧冈上窝,垂直骨面做滑动按压,可查到压痛点（图 2-3-15）。

4. 斜方肌肩胛骨附着处压痛点 位于肩胛冈上缘。在上述压痛点检查位置上,检查者拇指移向肩胛冈上缘,自内向外做滑动按压,可查到压痛点（图 2-3-16）。

5. 冈下肌肩胛骨附着处压痛点 位于冈下窝。检查者站在患者右侧,右手按住

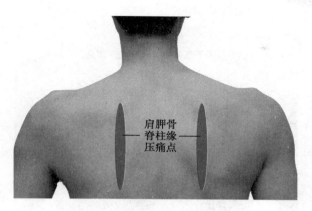

图 2-3-14　肩胛骨脊柱缘压痛点

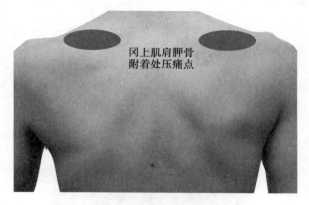

图 2-3-15　冈上肌肩胛骨附着处压痛点

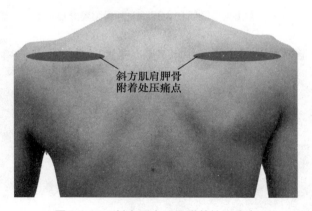

图 2-3-16　斜方肌肩胛骨附着处压痛点

患者右肩制动,左手 2～5 指扣住肩胛骨脊柱缘,拇指按在冈下窝部,当拇指针对冈下肌附着处做滑动按压,可查到压痛点(图 2-3-17)。

　　6. 小圆肌肩胛骨附着处压痛点　位于肩胛骨脊柱缘。检查者右手握住患者前臂近端,使肩关节为垂直位,左手 2～5 指扣住肩胛骨脊柱缘,拇指按住腋缘,并沿腋缘背面滑动按压时可查到压痛点(图 2-3-18)。

　　7. 大圆肌肩胛骨附着处压痛点　位于肩胛骨下 1/3 段。在冈下肌压痛点的位置

笔记

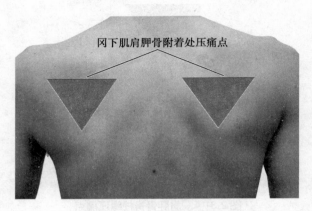

图 2-3-17　冈下肌肩胛骨附着处压痛点

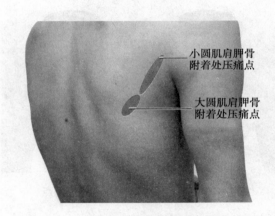

图 2-3-18　小圆肌和大圆肌肩胛骨附着处压痛点

上,检查者将手下移至肩胛骨下 1/3 段的背面,在大圆肌附着处滑动按压可查到压痛点(图 2-3-18)。

　　8. 肩胛骨喙突压痛点　位于喙突部。检查者滑动按压喙突处可查到压痛点(图2-3-19)。

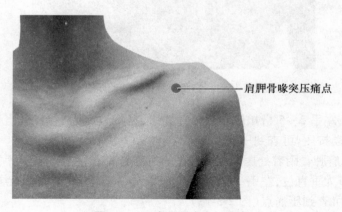

图 2-3-19　肩胛骨喙突压痛点

（二）上肢部

1. 肱骨外上髁压痛点　检查者拇指分别在肱骨外上髁、桡骨小头的环韧带与肱骨外缘肘关节囊屈侧附着处滑动按压，可查到压痛点（图 2-3-20）。

2. 肱骨内上髁与尺神经沟压痛点　检查者拇指在肱骨内上髁，针对肌附着处骨面做滑动按压，或在尺神经沟处按压，可查到压痛点（图 2-3-21）。

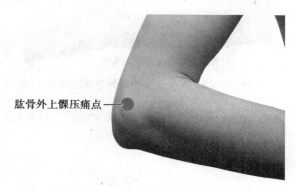

图 2-3-20　肱骨外上髁压痛点

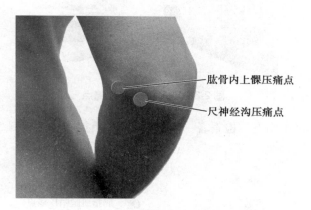

图 2-3-21　肱骨内上髁与尺神经沟压痛点

3. 桡骨茎突压痛点　检查者一手握住患者的前臂中段，另一手掌托住患者的掌背面，用拇指滑动按压患者的桡骨茎突，可引出桡骨茎突压痛点。芬克斯坦征阳性：患者腕关节呈轻度掌屈桡屈位，拇指内收置于掌心，另四指紧握，检查者将患者的拳头向尺侧做被动屈曲，可引起患者桡骨茎突处剧痛（图 2-3-22）。

4. 尺骨小头背侧压痛点　检查者一手握住患者的前臂中段，另一手握住患腕下

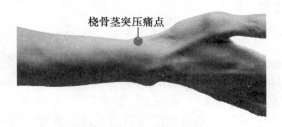

图 2-3-22　桡骨茎突压痛点

方的掌骨部,而拇指按住尺骨小头背侧,滑动按压时可查到压痛点(图 2-3-23)。

5. 尺骨茎突压痛点　检查者用拇指尖嵌插在三角骨与尺骨茎突之间的软组织间隙,滑动按压尺骨茎突的顶端,可查到压痛点(图 2-3-23)。

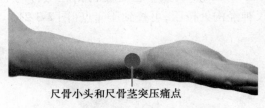

尺骨小头和尺骨茎突压痛点

图 2-3-23　尺骨小头和尺骨茎突压痛点

6. 腕横韧带压痛点　检查者用拇指在大小鱼际肌之间的腕横韧带处滑动按压,可查到压痛点(图 2-3-24)。

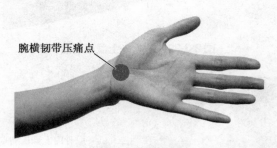

腕横韧带压痛点

图 2-3-24　腕横韧带压痛点

7. 屈指肌腱鞘压痛点　检查者一手握住患指,用拇指在掌骨颈掌侧滑动按压,可查到压痛点(图 2-3-25)。

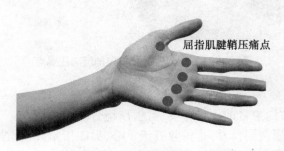

屈指肌腱鞘压痛点

图 2-3-25　屈指肌腱鞘压痛点

三、髋和下肢部

(一)髋部

1. 髂嵴压痛点　位于髂嵴部。患者俯卧,检查者用拇指沿整个髂嵴肌腱附着处做滑动按压,可查到压痛点(图 2-3-26)。

2. 髂胫束压痛点　位于髂前上棘后方。患者俯卧,检查者先用两手第 2~3 指分别按住两侧髂前上棘处,将两拇指分别按在髂前上棘后方臀部约一横掌处加以浅压,可查到压痛点(图 2-3-27)。

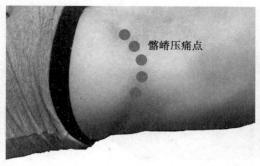

图 2-3-26　髂嵴压痛点

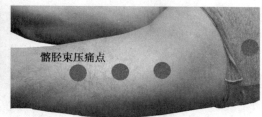

图 2-3-27　髂胫束压痛点

3. 臀上皮神经压痛点　位于髂嵴下。在髂胫束检查法的基础上,检查者将拇指移向臀中肌部位,于髂嵴下 2～3 横指处,即臀上皮神经分布区域,由外向内做浅表性的滑动按压,可查到压痛点(图 2-3-28)。

4. 髂后上棘压痛点　位于髂后上棘。患者俯卧,检查者以拇指在髂后上棘部位做表浅滑动按压,可出现两种不同情况:如系臀大肌附着处病变,压痛点在髂后上棘的臀后线处;如系臀上皮神经内支支配区域,压痛点在靠近臀后线偏外部位。一般来说,髂后上棘压痛点比其他臀部压痛点少出现(图 2-3-29)。

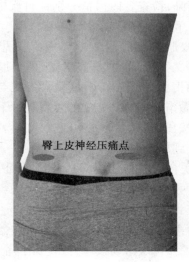

图 2-3-28　臀上皮神经压痛点

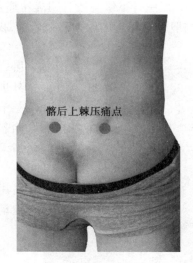

图 2-3-29　髂后上棘压痛点

5. 阔筋膜张肌压痛点　位于髂前上棘。患者侧卧,患侧在上,检查者一手抬患肢使其充分外展位,应放松所有肌肉,另一手的拇指在髂前上棘外缘与外方做表浅滑动按压,可查到压痛点(图 2-3-30)。

6. 臀小肌压痛点　位于股骨大转子上方。在检查阔筋膜张肌压痛点的基础上,患者侧卧,屈髋屈膝,检查者用另一手拇指在齐股骨大转子的上方,向内下方向做深层的滑动按压,可查到压痛点(图 2-3-31)。

7. 臀中肌压痛点　位于髂嵴下方。在检查阔筋膜张肌压痛点的基础上,检查者用另一手的拇指在髋外侧的髂嵴下方臀中肌附着处滑动按压,可查到压痛点。至于臀中肌内方与内下方的压痛点,应在俯卧位上另做检查,方能明确(图 2-3-31)。

笔记

99

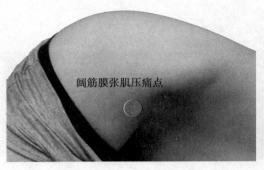

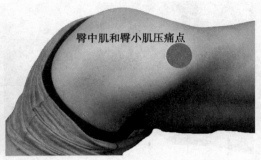

图 2-3-30 阔筋膜张肌压痛点 　　　　　图 2-3-31 臀中肌和臀小肌压痛点

8. 臀下神经压痛点　位于梨状肌下方。检查者用拇指向内、向前横过神经支做表浅的滑动按压,可触及疼痛的细索状物,即为压痛点。

9. 坐骨神经梨状肌下口处压痛点　位于梨状肌下方。患者俯卧,检查者以拇指深压臀部坐骨神经部位,横过神经支做滑动按压可查得压痛点。一般在找到此压痛点后再找臀中肌坐骨大孔上缘、上方、内上缘、内上方等压痛点,比较容易定位。

10. 臀上神经压痛点　位于梨状肌上方。患者俯卧,检查者的拇指深压臀上神经部位,横过神经支滑动按压,可查到压痛点。

11. 骶尾骨下缘与股骨粗隆压痛点　患者俯卧,检查者以拇指分别针对骶尾骨下外缘与股骨臀粗隆的肌附着处骨面,做滑动按压,可查到压痛点(图 2-3-32)。

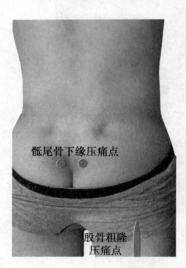

图 2-3-32 骶尾骨下缘与股骨粗隆压痛点

12. 股内收肌群耻骨附着处压痛点　患者仰卧,两下肢髋膝关节屈曲,两足底对紧,两下肢相对外展,检查者两拇指分别先在两侧耻骨上支与耻骨结节肌附着处做滑动按压,然后在两侧耻骨下支肌附着处做滑动按压,最后在股骨内上髁肌附着处做滑动按压,可查到压痛点。

13. 耻骨联合附着处压痛点　患者俯卧,检查者用拇指针对两侧耻骨联合与耻骨结节上缘骨面而滑动按压,可查到压痛点。

14. 髂前下棘压痛点　检查者用拇指在髂前上棘下方一横指处做深层滑动按压,可查到压痛点。

（二）下肢部

1. 股骨臀肌粗隆压痛点　患者仰卧,下肢伸直,检查者的拇指尖针对股骨后方的臀肌粗隆部位做滑动按压,可查到压痛点。

2. 股骨内上髁压痛点　患者仰卧,患肢伸直。检查者一手的拇指尖针对内侧膝关节间隙或其下前方部按压,引出剧痛后保持压力不变;再用另一手拇指尖针对股骨内上髁软组织附着处,特别在内收肌结节上按压,引出剧烈的内上髁痛,可使内侧膝关节间隙或其下方部位的压痛立即消失;如果此时终止股骨内上髁的按压,则内侧膝关节间隙或其下方部位的压痛又会立即重演。通过上述检查,就可查到股骨内上髁的潜性或显性压痛点(图 2-3-33)。

3. 股骨外上髁压痛点　患者仰卧，患肢伸直。检查者一手拇指尖针对外侧膝关节间隙按压，引出剧痛后保持压力不变，再用另一手拇指尖针对股骨外上髁软组织附着处按压引出剧烈的外上髁痛，可使外侧膝关节间隙的压痛立即消失；如果此时终止股骨外上髁的按压，则外侧膝关节间隙的压痛又会立即重演。通过上述检查，就可查到股骨外上髁潜性或显性压痛点(图2-3-34)。

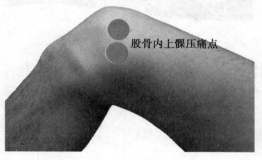

图2-3-33　股骨内上髁压痛点　　　　　　　　图2-3-34　股骨外上髁压痛点

4. 膝关节内侧或外侧间隙压痛点　患者仰卧，检查者一手的拇指尖按压痛侧膝关节的内侧间隙或外侧间隙做上下滑动，同时用另一手握住患者小腿，改换其体位，由伸直变为屈曲，以明确半月板所在的关节间隙之解剖位置，此时引出膝关节内侧或外侧剧痛，就可查到各处的压痛点，但此压痛点不受股骨内上髁或外上髁软组织损害性压痛点的传导影响(图2-3-35)。

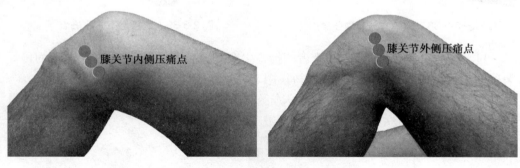

图2-3-35　膝关节内侧及外侧间隙压痛点

5. 髌下脂肪垫压痛点　检查者一手的第1~2指按住髌骨上缘推向下方，使髌骨尖向前突出，另一手的拇指掌侧向上，指尖针对髌骨下端的后方骨面与髌骨的下1/2段边缘，由后向前与由上向下做滑动按压，可查到压痛点(图2-3-36)。

6. 胫骨粗隆压痛点　检查者用拇指尖滑动按压胫骨粗隆的髌韧带附着处，可查到压痛点(图2-3-37)。

7. 胫骨骨干内侧或外侧压痛点　检查者用拇指尖在患者胫骨骨干内侧或外侧骨面的软组织附着处，自上而下地滑动按压较大面积的病变部位，可查到压痛点。

8. 腓骨骨干内侧或外侧压痛点　检查者拇指尖分别针对患者腓骨骨干内侧或外侧骨面的软组织附着处，自上而下地滑动按压这些较大面积的病变部位，可查到压痛点。

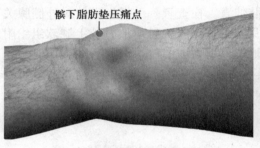

髌下脂肪垫压痛点

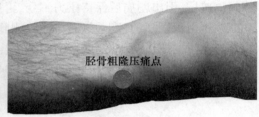

胫骨粗隆压痛点

图 2-3-36 髌下脂肪垫压痛点   图 2-3-37 胫骨粗隆压痛点

9. 踝前方关节囊压痛点   检查者拇指尖针对患者踝关节前方,起自内踝,沿胫骨下关节面上方直至腓骨外踝关节面的关节囊附着处滑动按压,可查到压痛点(图 2-3-38)。

10. 内踝后下方压痛点   检查者用拇指尖嵌入内踝沟,自内踝后方、下方直至前方做滑动按压,可查到压痛点(图 2-3-39)。

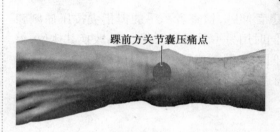

踝前方关节囊压痛点

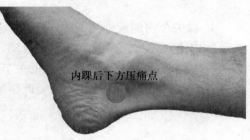

内踝后下方压痛点

图 2-3-38 踝前方关节囊压痛点   图 2-3-39 内踝后下方压痛点

11. 外踝后下方压痛点   检查者用拇指尖在外踝后下方滑动按压时,向下的传导痛可汇集于跟骨底中央部,引起跟底痛(图 2-3-40)。

12. 跗骨窦压痛点   检查者拇指尖针对跗骨窦脂肪垫并向窦壁周围做深入的滑动按压,可查到压痛点(图 2-3-41)。

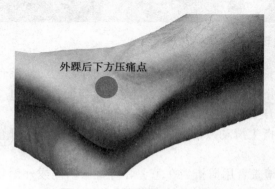

外踝后下方压痛点

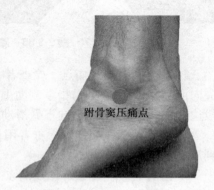

跗骨窦压痛点

图 2-3-40 外踝后下方压痛点   图 2-3-41 跗骨窦压痛点

13. 舟骨粗隆压痛点   检查者用拇指尖针对舟骨粗隆的胫骨后肌附着处做滑动按压,可查到压痛点(图 2-3-42)。

笔记

14. 跟结节压痛点　检查者用拇指尖沿跟腱后方直至其跟结节附着处做滑动按压,可查到跟结节、跟腱滑囊和跟腱鞘的压痛点(图2-3-43)。跟腱前脂肪垫压痛点的检查,患者采取仰卧位或俯卧位,保持患侧下肢伸直,可在踝关节过度跖屈位上放松跟腱后,再用拇指尖由跟腱前外方指向踝后关节囊,深压病变脂肪垫可查到压痛点。

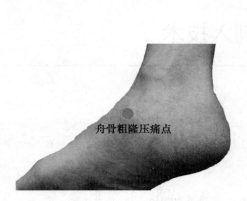

图2-3-42　舟骨粗隆压痛点

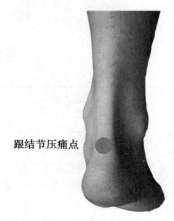

图2-3-43　跟结节、跟腱滑囊和跟腱鞘压痛点

学习小结

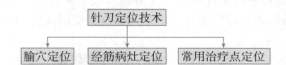

复习思考题

1. 四白、下关、攒竹、玉枕、风池、缺盆、天髎、翳风、肩外俞、肩中俞、大肠俞、腰阳关、次髎、秩边、居髎、环跳、肩髃、肩贞、臑俞、天宗、秉风、曲垣、肩髎、天髎、肩井、臂臑、殷门、犊鼻的主治病症有哪些?

2. 跟骨结节皮下滑液囊、腓骨长肌、腓骨短肌、股二头肌、半腱肌、臀大肌、胸腰筋膜、棘上韧带、斜方肌、椎枕肌、臀中小肌、鹅趾滑囊、膝内侧副韧带、足底筋膜、踝管、肱三头肌、大小圆肌、冈上肌、冈下肌、肩胛提肌、斜角肌等结筋病灶点的主治病症有哪些?

3. 试述髌下脂肪垫压痛点、臀中肌压痛点、髂后上棘压痛点、臀上皮神经压痛点、桡骨茎突压痛点、肩胛骨喙突压痛点、小圆肌肩胛骨附着处压痛点、肩胛提肌肩胛骨附着处压痛点、第2~4腰椎横突压痛点、颈椎棘突压痛点的体表定位。

(郭长青　王海东　李晓峰　董博　张义)

第三章

针刀刺入技术

针刀治疗是在非直视条件下进行的,医生无法直接看到病变部位,但是又要将针刀准确地刺达病灶部位进行治疗操作。针刀刺入技术是将针刀从体表刺入到达病灶部位的过程,是开始针刀治疗的前提。本章内容将系统讲述针刀刺入技术。

第一节　针刀术前准备

针刀术前准备包括患者摆好合适的体位,对进针刀点的揣定,进针刀前的消毒和麻醉。

一、患者的体位

针刀操作时患者应选择适当的体位。患者体位的选择是否适当,对于正确定点和操作都有很重要的影响,而且还关系到治疗效果的好坏。如所选择的体位不适当,可造成医者治疗点确定困难,不便于操作,患者轻则引起疲劳,重则发生晕针。所以针刀操作时体位的选择,一方面要便于医者施术,同时应让患者感到舒适自然为原则。尽量选用一种体位,使所选取治疗点都能操作治疗。临床常用的体位有仰卧位、侧卧位、俯卧位和俯伏坐位。凡体质虚弱、年老、精神过度紧张和初诊的患者,应首先考虑卧位。

（一）一般治疗体位

1. 仰卧位　患者仰卧,头下垫枕,双手放在腹部或者身体两侧,腘窝下方可垫枕,使膝关节适当屈曲。适用于定点位于头、面、颈、胸、腹部和四肢等身体前方部位的患者。比如,针刀治疗点位于肋软骨、喙突、肱骨大小结节、肋弓、腹前壁、腹股沟部、耻骨部、髋关节前面、整个上肢、下肢前侧等部位时,患者都可以仰卧位(图3-1-1)。

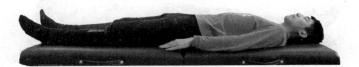

图 3-1-1 仰卧位

2. 侧卧位 患者侧卧,头下垫枕,上肢放在身体前方,髋关节和膝关节微屈。侧卧位适用于定点位于侧头、侧胸、侧腹、臂和下肢外侧等部位的患者。比如,针刀治疗点位于肩部、腋部、胁肋、髂嵴、下肢侧面等部位时,患者可采取侧卧位(图 3-1-2)。

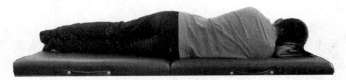

图 3-1-2 侧卧位

3. 俯卧位 患者俯卧,面部可放在治疗床前方的洞里以使颈部放松,上肢放在体侧或者从床的两侧垂下,体型比较瘦的患者腹下可垫薄枕。俯卧位适用于定点位于头、项、肩、背、腰、骶和下肢后面等部位的患者。比如,针刀治疗点位于枕项部、胸椎、腰椎、骶椎、胸廓背侧、臀部、髋关节背侧等部位,患者可采取俯卧位(图 3-1-3)。

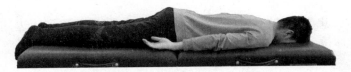

图 3-1-3 俯卧位

4. 俯伏坐位 俯伏坐位一般需要特制的针刀治疗椅或者靠背椅,令患者俯伏坐在特制的针刀治疗椅上,或者令患者倒坐在靠背椅上,双手并列放在扶手上,前额放在自己的手背上。俯伏坐位适用于定点位于头顶、头后、项部、肩后、背部等部位的患者(图 3-1-4)。

(二)特殊治疗体位

1. 屈肘胸前体位 肘关节屈曲 90°放在胸前,适用于肱骨外上髁及肘外侧关节囊松解术,此种体位施术部位暴露充分,患者体位安稳舒适,便于操作(图 3-1-5)。

2. "4"字体位 患者仰卧,健侧腿伸直,患侧屈膝 90°,踝关节放在健侧腿上,双腿呈"4"字形。此体位可使股内收肌紧张,容易找到肌腱的附着部位。同时内收肌起止点充分暴露,便于施术(图 3-1-6)。

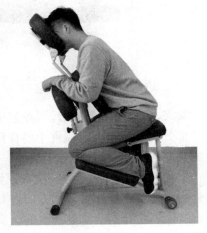

图 3-1-4 俯伏坐位

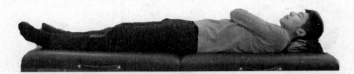

图 3-1-5　屈肘胸前体位

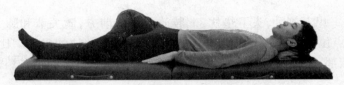

图 3-1-6　"4"字体位

3. 仰卧屈膝体位　患者仰卧,膝下垫枕,使膝关节屈曲适当角度,足平放于治疗床上。此体位适用于针刀治疗点位于膝关节前方的患者(图 3-1-7)。

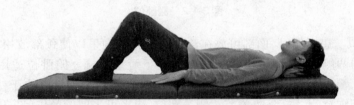

图 3-1-7　仰卧屈膝体位

4. 截石位　患者仰卧,双腿放置于特制腿架上,将臀部移到床边,能最大限度地暴露会阴。此体位一般用于针刀治疗点位于肛周的患者(图 3-1-8)。

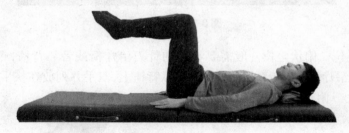

图 3-1-8　截石位

二、进针刀点的揣定

揣穴,也可称之为触诊。《难经·七十八难》:"知为针者信其左,不知为针者信其右。"即知晓针术的人重视押手的作用,不知晓针术的人只信赖刺手的作用,强调了揣穴的重要性。《灵枢·九针十二原》"右主推之,左主持而御之"也强调了揣穴的重要性。"知为针者信其左"这一揣穴原则在针刀治疗中同样具有重要的指导意义,在保证针刀治疗安全性和有效性方面有着不可替代的作用。揣穴主要有两个方面作用:第一,在定点后,开始治疗前再次确认病灶点位置;第二,通过揣按缩短皮肤定点与病灶的距离,并且将神经血管挤开以保证安全。

（一）单指揣定

用左手拇指定位后，用指尖按压。为了保护手指关节，可用食指的中节指骨抵住拇指的指间关节来增加拇指的稳定性，防止拇指指间关节扭伤。拇指指尖朝向疑似病灶位置按压，在按压的同时，在疑似病灶位置小幅度高频率的轻轻滑动以摩擦病灶组织，这样更容易引出压痛。该方法一般用于人体较为平坦的部位，如颈部、背部、腰部等。如果患者体型肥胖或者病变位置层次很深，拇指难以触及病灶位置，可以用特制的点穴棒或者按摩棒代替手指进行触诊，方法与单指揣定方法一致。例如在肋骨面上操作时，左手拇指按压确定肋骨骨面位置并固定，针刀刀口线紧贴左手拇指指甲面刺入，待抵达骨面后行针刀松解操作（图3-1-9）。

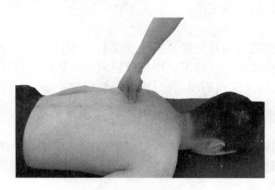

图3-1-9　单指揣定

（二）双指揣定

用左手拇指、食指捏持固定需针刀松解的疑似病理性反应物，如条索、硬结等，适用于危险部位的病理性反应物，或者容易移动的病理反应物。例如斜方肌中的条索结节常位于肺尖上方，且条索结节不容易固定，此时可用左手拇食指捏持固定容易活动的条索结节，右手持针刀准确刺入条索结节（图3-1-10）。

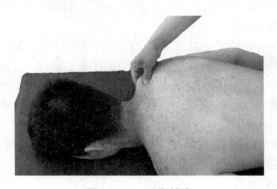

图3-1-10　双指揣定

（三）双指夹持棘突下压法

医者左手无名指与中指紧夹于定位椎体棘突（或棘突间隙）两侧，垂直下压，无名指与中指指尖外侧缘即为定位椎体关节突关节囊定点处，临床操作针刀稍斜向内下，与皮肤呈夹角75°~80°刺入3~5cm，即到关节突关节囊。用于颈椎、胸椎、腰椎关节突关节囊松解时的准确定位。

（四）三指一线等距下压法

医者左手中指与食指紧夹于定位椎体棘突（或棘突间隙）两侧，垂直下压，同时拇指在与中、食指同一水平线上距食指外侧 2.5cm 处下压，食指外侧与拇指之间的中点即为关节突关节囊进针点，临床操作针刀稍斜向内下与皮肤呈夹角 70°～80°刺入 3～5cm，即到关节突关节囊。用于胸椎、腰椎关节突关节囊松解时的准确定位，尤其是体态偏胖，脂肪较厚的患者。

（五）拇食指加持分压法

医者拇指与食指分夹于肋骨、喙突、条索结节处定位软组织两侧，向骨突方向下压，拇食指之间即为进针点，临床操作针刀指向骨突或条索结节中心。用于肋骨、喙突、条索结节处松解时的准确定位。

（六）两指分张法

医者用拇指、食指用力向外分推劳损疏松的软组织使其位置相对固定，操作针刀斜刺指向拇指、食指分张开的软组织。用于疏松的浅层软组织区片状粘连损伤代谢障碍，需浅层松解的，如腘窝区浅筋膜松解，腹壁肌损伤的松解。

三、消毒与无菌操作

针刀治疗是有创操作，并且常在较深的组织中操作，如深部的肌、腱、骨膜上，有时甚至深达关节腔、骨髓腔。因此在施术过程中，必须严格执行无菌操作要求。

（一）治疗室的消毒

针刀治疗比一般外科手术的伤口小、时间短，感染的几率相对较低。因此针刀治疗室的无菌要求一般低于外科手术室。针刀治疗室应当是独立的房间，相当于门诊手术室。治疗室内应保证无尘环境，地面和墙面应当容易清洁，治疗室内应具备紫外线消毒灯、治疗床、治疗椅、器皿柜、操作台、急救设备等器具，应保证空气流动和合适的室温。治疗室内应保持清洁干燥，地面和治疗床可淋洒 0.1% 次氯酸钠溶液。治疗床上的床单要经常换洗、消毒，最好使用一次性床单。每日中午和晚上应用紫外线空气消毒两次，每次不低于 30 分钟，每日工作结束后彻底洗刷地面，每周大扫除 1 次。

（二）治疗器械的消毒

针刀操作时需要用到的手术器械有针刀、手套、洞巾、纱布等，如果可以选择，最好选用一次性器械。如果重复使用器械，必须严格消毒灭菌，最可靠的消毒灭菌方式是高压蒸气消毒法。这种方法可有效杀灭各种微生物，包括芽孢在内，适用于耐热的器械，如金属器械、辅料、棉球、布类等。将针刀等器械用纱布包裹，放在密闭的高压消毒锅内，一般在 1.2kg/cm^2 的压力，120℃高温下保持 30 分钟以上，即可达到消毒的目的。消过毒的器具一般应保存不超过 2 周，对于频繁开关的器械盒应当缩短消毒间隔。有条件的可选用针刀治疗包。

（三）医生和助手消毒

医生和助手治疗前必须洗手，须先用肥皂充分洗刷手掌背面和指甲缝，用清水洗净后，用 75% 乙醇棉球涂擦全手。操作时，医生和助手必须戴无菌橡胶手套，同时应戴上消毒口罩和帽子，穿上隔离衣，助手递消毒巾及针刀时，均应用无菌镊子钳夹，千万勿使器械污染（图 3-1-11）。

（四）患者施术部位消毒

1. 术前皮肤准备　针刀治疗虽然伤口很小，但术前的皮肤准备不可忽视。这些

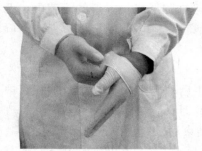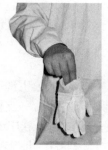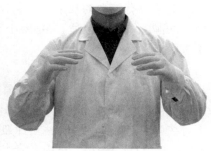

图 3-1-11 戴无菌手套

准备是为了给针刀治疗创造更好的条件,使定点清晰可见,便于操作。术前应当洗澡,清洁全身,因为针刀术后三天内针刀伤口不能沾水,否则容易发生感染。如果皮肤表面有贴敷过膏药的残留物,应在治疗前先清除干净。在长有毛发的部位做针刀治疗时,如枕部、会阴等应将毛发剃短,以不影响针刀治疗为度。

2. 皮肤消毒 一般标记治疗点以后,用碘伏棉球涂擦治疗点局部皮肤。应从中心点向外绕圈擦拭 2 遍,由内向外擦拭,且不留空隙,擦拭范围半径不低于 10cm,不可重复。或者由中心线起平行方式消毒,仍然不可留有空隙。消毒棉球应当特制。棉球要比普通注射用的大,一个棉球应该能够完成整个面积的消毒过程。消毒面积虽然不大,但对某些部位的消毒提出特别要求。在颈枕部,因为有毛发的存在,要求发际部分要消毒彻底,可以多消一遍。在会阴部,尤其是肛门附近,要求面积足够大,消毒要严格,保证消毒彻底,达到无菌的要求。在关节部,一定要照顾到关节前后或左右,因为在做针刀治疗时,有时要用一只手把持关节部。在手指和脚趾部,要求掌面和背面各指、趾全部消毒。在指蹼部、指甲部消毒更要彻底。因为有时在针刀治疗中要屈伸关节,观察确定病变部位、大小以及治疗效果等,如果消毒面积不够将无法检查(图 3-1-12)。

3. 铺无菌巾 铺无菌巾的目的是保证针刀治疗点充分暴露,又要与相邻部位的皮肤严格隔离,以防针刀治疗点区域被污染。由于针刀治疗点的区域可能很小,也可能很大,因此铺无菌巾也应该区别对待。

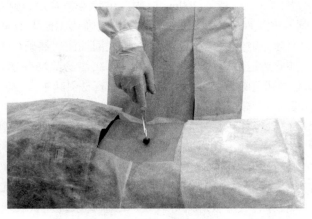

图 3-1-12 皮肤消毒

对于只有较少的几个治疗点,而且相对集中者,可铺圆形或长方形的无菌巾。无菌巾的洞应该大小合适,一定要小于消毒面积,而且铺后的洞巾不得移动,以保证创口不被污染。

（五）术中无菌操作

医生和护士均应严格执行无菌操作原则。医生洗手后不能接触未经消毒的物品,护士不可在治疗医生的背后传递针刀和其他用具。一支针刀只能在一个治疗点使用,一般不可在多个治疗点使用同一支针刀,以防感染。治疗结束后,迅速用无菌敷料覆盖伤口,若同一部位有多个伤口,可用无菌纱布覆盖包扎。嘱患者三天内伤口不可沾水（图3-1-13）。

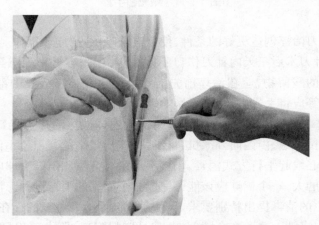

图 3-1-13　术中无菌操作

四、麻醉方法

针刀治疗前实施麻醉的作用是消除或减轻患者疼痛和不适感,以确保针刀治疗操作能够安全顺利的进行。麻醉前必须对患者身体情况做较全面的了解,对患者的重要脏器功能做出判断,还要根据患者的病情需要和施术部位选择合适的麻醉方法。对于大部分针刀治疗,只要局部浸润麻醉即可。

（一）操作方法

针刀操作中以局部浸润麻醉较为常见。一般将2%利多卡因稀释为0.5%~1%。一次治疗总量不超过400mg,一般在200mg以内。治疗点消毒后,选取合适的皮内注射针吸取局麻药液,刺入皮肤直达病灶部位,回抽注射器确认无血无液呈负压状态方可注药,注药1ml。然后上提注射器使针头后退3cm,再次回抽注射器确认无血无液呈负压状态,再次注药1ml。如此边退针边注药直至皮下。每次注药前均要求回抽注射器,确认无血无液呈负压状态方可注射药物,否则局麻药入血容易引起中毒,甚至危及生命。

（二）注意事项

正常用量的局麻药,经体内代谢后不会引起全身反应。如果局麻药用量过大,浓度过高,特别是误入血管后会出现以心血管和中枢神经系统为主的多种不良反应。患者患有低蛋白血症、肝肾功能障碍时,短时间多次给药容易发生中毒反应。中毒反应主要表现为中枢神经症状和心血管症状。中枢神经系统的症状表现为眩晕、烦躁、肌肉震颤,甚至神志错乱、惊厥、呼吸麻痹等表现。心血管系统症状表现为心肌兴奋性降低、心率减慢、血压下降、传导阻滞,甚至心跳停止。局麻药发生中毒的主要原因是血管内注药或者短时间内大量用药使血中局麻药的浓度超过阈剂量所致。因此,在麻醉时确保不注入血管和控制药物总量是预防中毒的根本。合理选择局麻药及其浓度,既可以保证局麻效果,又可以减少局麻药用量,从而降低中毒反应的发生率。

第二节　针刀刺入方法

针刀刺入方法指在进针刀点的消毒和麻醉以后,将针刀由进针刀点的位置刺入目标位置的方法。

一、持针刀方法

正确的针刀握持方法是针刀操作准确的重要保证。针刀在人体内可以根据治疗需求随时转动方向,而且对各种疾病的治疗刺入深度都有不同的规定。因此,针刀的握持方法要求施术者能够掌握针刀方向和控制刺入的深度。

（一）单手持针刀方法

术者的右手食指和拇指捏住针刀柄,因为针刀柄呈扁平状且和针刀刃在同一个平面内,针刀柄的方向即是刀口线的方向,所以拇指和食指可控制刀口线的方向。术者中指等手指托住针刀体,置于针刀体的中上部位,如果把针刀总体作为一个杠杆,中指就是杠杆的支点,便于针刀体根据治疗需要改变进针刀角度。小指等置于施术部位的皮肤上,作为针刀刺入时的一个支撑点,以控制针刀刺入的深度。在针刀刺入皮肤的瞬间,无名指和小指的支撑力和拇、食指的刺入力的方向是相反的,以防止针刀在刺入皮肤的瞬间,因针刀刺入的惯性的作用而刺入过深。具体可分为三指持针刀法和四指持针刀法。三指持针刀法多用于较短的针刀,医生用拇指、食指持针柄,中指抵针身,小指抵于施术区皮肤以控制针刀进入人体内深度。四指持针刀法多用于较长的针刀,医者用拇指、食指持针柄,中指、无名指抵针身,小指抵于施术区皮肤以控制针刀进入人体内的深度(图 3-2-1)。

（二）双手持针刀方法

双手持针刀方法是在刺入较深部位时使用长型号针刀,其基本握持方法和前者相同,只是要用左手拇食指捏紧针刀体下部。一方面起扶持作用,另一方面起控制作用,防止在右手用力刺入时,由于针刀体过长而发生针刀体发生弓形变,引起进针刀方向改变(图 3-2-2)。

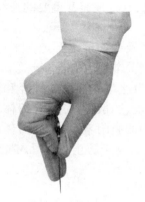

图 3-2-1　单手持针刀方法

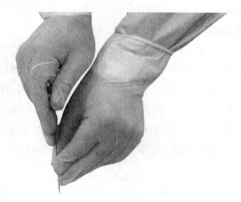

图 3-2-2　双手持针刀方法

以上两种是基本的握持针刀方法,适用于大部分的针刀治疗。治疗特殊部位时,根据具体情况持针方法也应有所变化。

二、进针刀四步规程

(一)定点

定点即确定进针刀点,在进针刀部位用定点笔标记。针刀治疗的时候,针刀要刺穿皮肤到达目标位置,因此要选择最佳的进针刀点。要求进针刀点与目标位置的距离尽可能短,同时进针刀路径要避开神经血管等重要组织。准确定点是基于对病因病理的精确诊断,对进针刀部位解剖结构立体、微观的掌握。定点的正确与否,直接关系到治疗效果(图 3-2-3)。

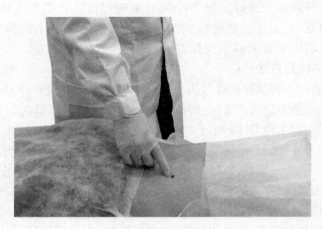

图 3-2-3 定点

一般情况下,定点位于病变部位的体表投影处。例如,针刀治疗肌筋膜触发点病变,可定点在触发点的体表投影处。但也有少数例外,例如针刀治疗第三腰椎横突综合征,即可定点于第三腰椎横突尖在后背的体表投影处,也可以在竖脊肌外侧边缘可触及第三腰椎横突尖处定点。因为在竖脊肌外侧缘可将竖脊肌向内侧推,缩短进针刀深度。

(二)定向

定向是指在定点以后和进针刀以前,确定针刀刀口线和针刀体的方向。定向是在精确掌握进针刀部位结构的前提下,采取适当的手术入路,有效地避开重要的神经、血管和脏器,确保手术安全(图 3-2-4)。

定向一方面是使刀口线尽可能和人体重要血管、神经及肌肉纤维等走向平行,以尽可能减小不必要的损伤。例如,在针刀松解颈椎关节突关节囊时,定点于关节囊在颈后部的体表投影点,刀口线的方向斜向外上方45°,因为这与该部位的神经和血管方向一致。另一方面是使针刀体和人体结构呈一定的角度,一般情况下,针刀体方向与定点部位的皮肤垂直,少数例外。例如针刀松解枕下部的肌附着点时,针刀体的方向并不是与局部皮面垂直而是与枕下部的骨面垂直,这样有利于防止针刀滑入枕骨大孔发生危险。

(三)加压分离

进针刀之前,以左手拇指下压进针刀点皮肤,同时横向微微拨动,使重要血管、神

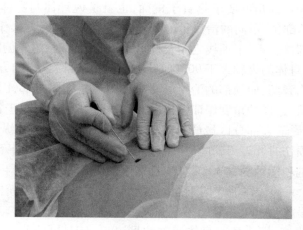

图 3-2-4 定向

经在挤压的作用下尽可能地被分离在指腹一侧,同时尽可能缩短进针刀点与目标之间的距离。此时右手持针刀紧贴左手拇指指甲缘刺入。加压分离是在浅层部位有效避开神经、血管的一种方法(图3-2-5)。

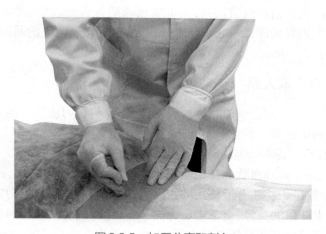

图 3-2-5 加压分离和刺入

（四）刺入

在加压分离的基础上,右手持针刀快速、小幅度地用力下压,使针刀瞬间穿过皮肤。穿透皮肤以后,针刀以缓慢的速度推进至目标位置,在推进的过程中不断轻轻左右抖动针刀,使之尽可能避开神经血管。然后在目标位置根据需要进行治疗。刺入时,应防止针刀刺入过深而损伤深部重要神经、血管和脏器,或超过病灶而损伤到健康组织(图3-2-5)。

三、针刀刺入的角度和深度

针刀操作的角度是针刀治疗过程中保证安全和取得疗效的关键,精准的针刀方向可以直达病所取得明显疗效,而不伤及治疗局部其他脏器及血管神经,针刀方向错了,安全性和疗效便成为一句空话。因此,在进行针刀治疗时一定要注意针刀操作的角度。

大部分针刀操作的角度要求垂直于皮面,也就是说针体与身体的纵轴或横轴呈90°,但对于不同的部位、不同的治疗目的、不同的松解范围,针刀操作的角度亦会发生变化。在治疗枕部枕骨上、下项线之间及枕下三角的区域时,患者俯卧位,术者坐于患者头侧,针体应与身体的纵轴大于90°,使针尖朝向头顶部,这样的方向保证了治疗过程中针体不会损伤脊髓,而项部的治疗可要求针刀刃略朝向足部,因为颈椎的棘突总趋势呈向下排列状,这样的角度保证操作时,有棘突的阻挡,不至于针刀误入脊髓腔。胸腹部、背腰部及臀部大部分区域的针刀治疗一般要求与身体的纵轴或横轴呈90°。在治疗肩胛提肌损伤时针刀刃朝向肩胛骨内侧角,针刀方向朝向外下,在俯卧位时,针刀体与身体的纵轴和横轴约呈30°~60°,在冈上肌处则针刀刃朝向下,即针刀体与身体的纵轴约呈30°~60°,在治疗冈下肌、大圆肌、小圆肌时,针尖朝向对侧,即针刀体与横轴的方向约呈30°~60°。针刀松解喙突治疗肱二头肌短头时,左手按住喙突,针刀刃朝下外不离喙突,即针体与身体横轴约呈30°~60°,肘关节针刀治疗时,针刀刃一般垂直皮面或朝向外侧,膝关节治疗时,针尖一般垂直于皮面。

在针刀治疗过程中,一般要求针刀必须到达治疗部位的骨面,但针刀进针的深度因患者的体型肥瘦、不同部位和治疗需要,治疗深度要求不一,但总的来说,一定要遵守针刀刃必须到达所要治疗的肌肉、肌腱和韧带的原则,否则达不到松解的目的。胸部进针宁浅勿深,而且治疗时,针刀刃一定要顶着肋骨骨面,以免进入胸腔,腰背部肌肉比较丰厚,一般进针稍深,2~4cm即可,臀部由于有比较粗大的肌肉覆盖,故进针刀深度宜深,一般在3~6cm。

四、针刀的手术入路

针刀的入路是指从定点到达目标位置的路径,是将针刀由体外经皮肤、皮下组织、筋膜、肌肉等解剖层次刺入并达到目标位置的方法。

（一）一般针刀入路

一般针刀入路要避开血管和神经。定点、定向、加压分离、刺入,这针刀进针四步规程是治疗慢性软组织疾病普遍使用的入路方法。定好点后,将针刀刃端放置在进针点,刀口线和施术部位的神经、血管走行方向平行,无神经、血管处,和肌肉纤维的走行方向平行,以左手的指端在进针点用力下压,由于神经和血管在活体组织中有一定的活动度,因此当指尖下压时,走行于其下方的神经、血管将向两侧移位,此时再将针刀快速刺入皮肤,进入体内,此时按压手仍保持按压状态,持针手持住针刀柄,边抖动边下压针身,使针刀缓慢深入,做到边探索边进针,切忌鲁莽进针刀。

（二）以骨性标志为依据的针刀入路

骨性标志可以用手在人体体表精确触知或者用针刀在体内精确触知,如喙突、桡骨茎突、关节突、横突、肋骨等。这些骨性标志,除了具有定位意义外,也是针刀入路的重要参考。以骨性标志为依据的针刀入路的原则是针刀刃不离骨面,以保证安全操作。在非直视的情况下,我们无法直接看到体内的神经和血管等重要组织,有时也无法判断针刀刃在体内的确切位置,这就给针刀治疗带来了安全隐患,但是仍然可以通过某些方法规避上述风险,例如以骨性标志为依据进针,移动针刀刃位置时,针刀刃始终不离骨面,以骨面为导航引导针刀刃的移动。这种方法的优点有:①有骨性标志为依据,可以有效地避免损伤神经和血管。骨性标志可以在体表精确触知,或者在体内用针刀精确触知,而一般骨性标志和神经血管的位置是相对固定的,这有利于避开神经和血管。②有骨性标志为依据,可以精确判断针刀刃在体内的位置,不至于造成因为位置不清而引起的意外,例如针刀刃始终不离开肋骨骨面可有效地避免气胸。

1. 按骨突标志的手术入路　骨突一般都是肌肉和韧带的起止点,也是慢性软组织损伤的好发部位。如果是骨突处附着的软组织(肌腱或韧带)病变,则按一般针刀入路,针刀直达骨面,然后再将针刀刃移至肌腱或韧带的附着处进行治疗。如果是腱鞘病变,则按腱鞘炎的手术入路和治疗方法。如果是骨突周围的滑囊病变,则根据滑囊的立体定位,先按一般针刀入路的方法刺入,穿过滑囊,针刀刃到达滑囊对侧的内侧壁,即靠近骨的一侧滑囊的内壁,进行十字形切开(图3-2-6)。

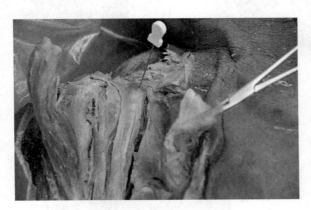

图 3-2-6　按骨突标志的手术入路

腕横韧带的附着点为手舟骨结节、豌豆骨、大多角骨和钩骨钩。针刀松解腕横韧带,治疗腕管综合征时,以上述四个骨性标志为依据,切开腕横韧带的附着点。进针刀时,以辅助手拇指按在进针刀点处,使针刀垂直于进针点皮肤表面,针刀刃与上肢纵轴平行,使针刀刃快速穿过皮肤、掌腱膜等组织,到达腕横韧带在上述四块骨的附着点处。

腕管有九条肌腱以及神经和动静脉通过,掌面有腕横韧带覆盖,且腕横韧带厚而坚韧。要想把腕横韧带松开,消除患者的临床症状,而又不破坏腕横韧带的完整性,保持它对屈肌腱的支持功能,同时还要做到手术安全,这就要采取特殊的手术入路方法。令患者用力握拳屈腕,腕部有三条肌腱隆起,桡侧的一条就是桡侧腕屈肌腱,尺侧的一条是尺侧屈腕肌腱,这两条肌腱的内侧缘和远侧腕横纹的两个交点,正是腕横韧带近侧边缘的两端。沿着桡侧和尺侧腕屈肌腱内侧缘和远侧腕横纹的两个交点,向远端移2.5cm 左右,正是腕横韧带远侧边缘两端的内侧。这四个点即为针刀治疗腕管综合征的四个进针点,分别称为桡侧近心端点和尺侧近心端点,桡侧远心端点和尺侧远心端点,此四点分别为手舟骨结节、豌豆骨体表投影处、大多角骨体表投影处和钩骨钩体表的投影。进针时,以辅助手拇指按在进针点处,使针刀垂直于进针点皮肤表面,针刀刃与上肢纵轴平行,使针尖快速穿过皮肤、掌腱膜等组织到达腕横韧带在上述四块骨的附着点处。因为在豌豆骨桡侧缘有尺神经和尺动脉紧贴尺侧腕屈肌腱走行,而在桡侧的进针点则有桡动脉的掌浅弓分支走行,因此操作时动作要轻柔,先试探后切割,并密切注意患者的反应。另外,操作时应避免使针刀进入腕管(图3-2-7)。

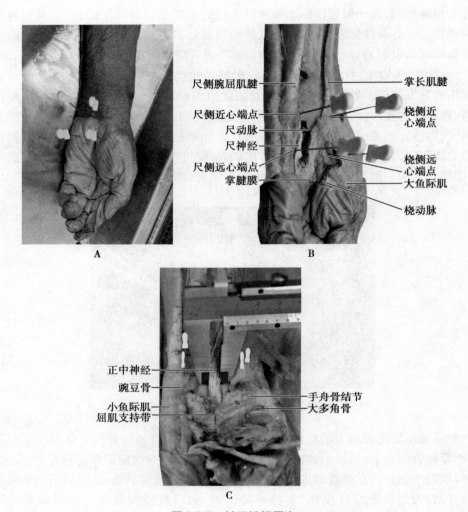

图 3-2-7　针刀松解层次

A. 松解层次一:针刀刺入皮肤层;B. 松解层次二:针刀穿过皮肤进入掌浅横韧带;C. 松解层次三:针刀切割腕横韧带

2. 按肋骨标志手术入路　在治疗胸背部疾病的时候,肋骨虽潜藏于肌肉之内,但在针刀刺入浅层以后即达到肋骨平面,此时以肋骨为依据,当胸部的慢性软组织损伤疾病不在肋骨表面而在肋骨之上下缘时,让针刀刃先刺到病变部位最靠近肋骨上或肋骨边缘,然后再移动针刀刃到病变部位,这样术者心中有数,能很好掌握深度,也不会使针刀刃失控而刺入胸腔。

3. 以横突为依据的手术入路　在治疗脊柱两侧,颈、胸、腰部慢性软组织损伤疾患时,以横突这个骨性组织为依据,针刀刺入后,当针刀刃到达横突,然后再移动针刀刃到病变组织部位进行治疗。这样可以做到心中有数,易掌握深度,而不会使针刀刃刺入胸腔、腹腔,也不会损伤颈椎横突前方的重要组织(图 3-2-8)。

4. 以关节突关节为依据的手术入路　治疗颈腰椎病时,有时需要松解关节囊,这就需要以关节突关节为依据进针。此时必须清楚地了解关节突关节的体表投影。颈椎椎间关节即关节突关节,由上位颈椎的下关节突与下位颈椎的上关节突构成。颈椎

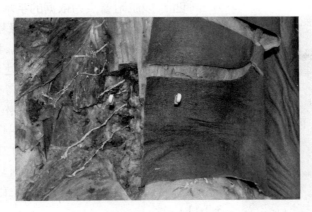

图 3-2-8 以横突为标志的手术入路

关节突的内侧缘距正中线 1.5cm,外侧缘距正中线 2.5cm,宽度约 1cm。腰椎关节突关节位于相应上位椎体棘突水平,呈垂直纵向方向,距正中线距离约为 1.5cm。进针时先按照关节突关节在体表的投影区确定进针点,快速将针刺入皮肤,然后探索、摆动、缓慢进针,边进针刀便寻找骨性组织,到达骨性组织后,边下切边探索寻找关节间隙,颈椎关节突关节的关节间隙为水平位,腰椎关节突关节的关节间隙为垂直位,找到关节间隙后松解关节囊(图 3-2-9)。

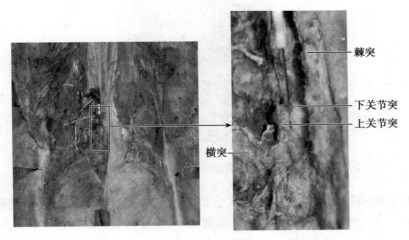

图 3-2-9 以关节突关节为依据的手术入路

（三）以腱性标志为依据的针刀入路

此种进针刀方法用于松解浅表的韧带及肌腱,以直接减低其张力而达到治疗目的。进针时根据治疗目的,术者用手触清目标肌腱或韧带以确定进针点。进针刀时,使针刀刃快速刺入皮肤直达肌腱或韧带表面,此时手下有坚韧的阻力感,然后按照治疗目的进行操作。例如对于尖足畸形的脑瘫患者,松解跟腱可以有效地使其尖足畸形得到矫正。首先,术者用手触摸目标肌腱或韧带,确定进针点。进针时,使针刀刃快速刺入皮肤直达肌腱或韧带表面,此时手下有坚韧的阻力感,然后,对肌腱或韧带进行切开松解(图 3-2-10)。

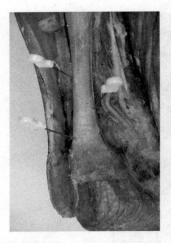

图 3-2-10 以韧带、肌腱结构为依据的手术入路

（四）以肌附着点为依据的手术入路

此种入路方法的原则是在骨缘松解肌附着点，针刀刃不离骨面，术后充分压迫止血，用于肌与骨的连接处的松解。松解肌与骨的连接处可以降低肌肉的张力，有利于与目标肌肉张力过高有关的疾病的康复，如头半棘肌在枕骨上附着处的松解等。松解肌的附着点还可以治疗此处肌止点的损伤。进针时，首先确定肌的附着区域为进针刀点，针刀刃到达骨面后，轻提针刀至肌层表面，切开松解肌起止点。肌与骨骼的附着点经常是劳损点，也是针刀治疗的松解点（图3-2-11）。

（五）以组织层次为依据的针刀入路

人体不同部位组织厚度差异很大，而需要针刀松解的组织层次深浅不一，针刀穿过不同组织时，医生

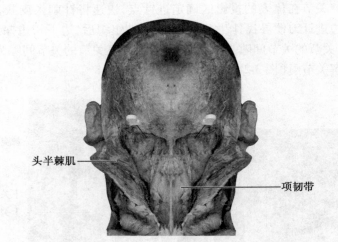

头半棘肌

项韧带

图 3-2-11 以肌附着点为依据的手术入路——头半棘肌的止点松解

手下感觉也不一样，因此对于组织层次应该有清楚的把握。例如屈指肌腱鞘位置表浅，而且需要切开松解的是腱鞘而不是肌腱，针刀治疗该病的原则是有效切开腱鞘，避免损伤肌腱。以该病为例，按一般方法刺入，针刀穿过腱鞘时可有落空感，继续进针达肌腱时，针下可有针刀刃碰触坚韧组织的感觉，此时令患者屈伸患指，术者可感觉到针刀刃与运动的肌腱之间所产生的摩擦感，此时停止进针。在此位置轻提针刀至腱鞘表面，依定点标志行腱鞘切开（图3-2-12）。

对于深层组织，首先要找准深层组织的体表投影，然后找准病变位置，并清楚覆盖于病变组织上的神经、血管、肌肉、韧带等各种组织的解剖层次关系，依浅层组织为依据，按一般方法刺入，到达病变部位以后，根据治疗目的决定是否调转刀口线，原则是保持针刀口线与神经、血管的走向相一致，然后再进行各种治疗操作。

如果松解目标在深层，而浅层组织又比较松弛，则可以用手推开浅层组织，直接选择进入深层的针刀入路方法。如治疗肱桡关节滑囊炎时，因肱桡关节滑囊位于肱桡肌

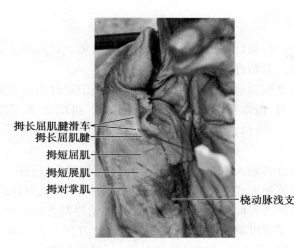

拇长屈肌腱滑车
拇长屈肌腱
拇短屈肌
拇短展肌
拇对掌肌

桡动脉浅支

图 3-2-12　治疗腱鞘疾患手术入路

上端的深面,且深层尚有诸多神经、血管,为了能够安全手术,用手将肱桡肌扳开,用左手拇指下压,将深层的神经、血管分开,推挤到两侧,针刀刃紧贴左手拇指指甲刺入,这样针刀刃可以穿过皮肤到肱二头肌止腱,穿过肱二头肌止腱即达桡肱关节滑囊,再进行治疗。

以上叙述了五种基本的针刀入路,涵盖了大多数疾病的针刀治疗,另外有些特殊疾病还有其特殊的针刀入路。随着针刀临床技术的发展,还会不断地对针刀入路进行补充。

五、对针刀刃位置的微调

针刀经过特定入路刺入组织以后,有时不一定能够准确地到达病变位置,所以需要根据具体情况把针刀刃调整到病变位置。同时为了针刀治疗操作足够准确,需要对针刀有足够的控制能力。

对针刀的调整包括两层含义,第一是对刀口线的调整,第二是对针刀刃位置的调整。

在进针刀过程中,为了减少不必要的损伤,一般要求刀口线的方向与入路上的神经和血管方向一致,没有大的神经和血管时要求与肌、腱纤维方向一致。针刀经过入路到达病变组织后,需要对病变组织进行处理,需要特定的刀口线方向,该方向不一定与进针刀时刀口线方向一致,因此进针刀以后至开始治疗前,可能需要调整刀口线方向。比如针刀治疗颈椎时常需要切开关节突关节囊,该操作进针刀时要求刀口线方向与颈部肌纤维方向一致,针刀到达关节突关节囊时,需要调转刀口线方向90°,使刀口线方向与关节突关节间隙平行,然后再切开关节囊。

经过特定入路进针刀以后,不一定非常准确地到达病变组织,因此需要在进针刀以后,对针刀刃的位置进行微调,使之准确到达病变位置。仍以针刀切开关节突关节囊为例,针刀到达关节突关节骨面以后未必正好在关节间隙,调转刀口线方向90°以后,上下方向微微调整针刀刃的位置,寻找关节间隙的手感,找到以后再行切开。

笔记

六、对针刀的掌控

对针刀的精确控制,是针刀治疗的另一个重要前提。针刀刺入的深度、经过的路径、到达的位置等均需要精确的控制。

首先,针刀的长度要合适。选用针刀的长度取决于进针刀位置的组织厚度,组织较厚,需要较长的针刀,否则针刀无法到达病变组织。组织较薄,需要较短的针刀,否则不易控制针刀操作。所以,要根据患者或者患者病位的具体情况,选择合适长度的针刀器械。

其次,以骨面为针刀刺入体内的依托。针刀刺入和治疗过程中无法直视针刀刃所在的位置,必须通过某种方式准确判断针刀刃的位置。一般认为骨面是相对固定而且安全的位置,在调整针刀刃位置的过程中,让针刀刃始终与骨面接触,这样既可以准确判断针刀刃的位置,又可以避免不必要的损伤。以针刀切开关节突关节囊为例,针刀到达关节突关节骨面以后未必正好在关节间隙,调转刀口线方向 90°以后,上下方向微微调整针刀刃的位置。针刀刺入时的落点就要求在关节突关节的骨面,调整针刀刃位置的时候仍要紧贴着关节突关节的骨面,一毫米一毫米地进行。

再次,控制针刀切开的力度。前文强调针刀技术基本功包括指力训练,通过训练增加持针刀手的力量。比如有时病变的筋膜会变得非常坚硬,不使用比较大的力量很难将其切开,而一旦切开以后又要及时停止,防止针刀无限制的继续深入造成伤害。所以力量增大的同时还要有足够的控制力,既要能够切开硬化的组织,同时又要能够及时控制针刀刺入的深度。

(郭长青　张义)

学习小结

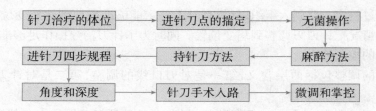

```
针刀治疗的体位 → 进针刀点的揣定 → 无菌操作
进针刀四步规程 ← 持针刀方法 ← 麻醉方法
角度和深度 → 针刀手术入路 → 微调和掌控
```

复习思考题

1. 针刀治疗时患者有哪些体位?
2. 试述针刀治疗前的麻醉方法。
3. 进针刀四步规程有哪些?

笔记

第四章

针刀治疗技术

 学习目的

通过学习,掌握基本治疗技术和原则、异常情况处理,了解与针刀类似的其他方法。

学习要点

基本治疗技术;术后处理;治疗原则;异常情况处理。

针刀治疗技术是在使用针刀刺入技术将针刀刺入到达目标位置以后,对病变组织进行松解或者刺激的技术,是针刀技术的核心部分。

第一节 基本治疗技术与治疗原则

针刀治疗技术是指针刀治疗过程中,针刀刃和针刀体作用于病灶组织,根据不同的治疗目的,采用不同的方法,实施具体治疗的操作方法。因此,它是针刀操作技术的核心部分,也是取得治疗效果的根本手段。目前绝大多数针刀操作都是针对软组织病变进行松解操作。虽有针刀骨减压技术的报道,也有用针刀进行骨折复位的报道,但这只是极少数,而且由此可能引起的骨内感染后果严重,本教材不予介绍。一般来说,针刀技术包括软组织松解术和神经触激术,针刀松解软组织可概括为两大类——锐性松解和钝性松解,即切开法和牵拉法。

一、基本治疗技术

（一）刺入法

针刀在筋膜层点刺 1~3 个点即可。适用于外伤、劳倦或风寒湿邪导致的软组织局部高张力性疾病,长期高应力刺激造成的局部筋膜高张力状态形成的痛点、条索、结节或包块。

（二）切开法

切开法是指通过针刀刃直接将目标组织切开的方法。针刀前端的平刃很窄,具有有限的切开作用,能够对紧张的筋膜、韧带等病变组织进行小范围的切开以减压,或者把挛缩的组织切开以延长,或者把相互粘连的组织切开以分离,这都属于锐性松解。根据刀口线方向与组织纤维方向的关系,切开法可分为一般切开法、纵行切开法和横行切开法。断定纵横的依据不是针刀体的位置,而是针刀刃与病变组织纤维方向的关

121

系,二者一致为纵行切开法,二者垂直为横行切开法。

当切开病变组织无明确方向要求时可采用一般切开法。横行切开法较纵行切开法切断的组织更多,故多在病变严重的病例使用,但同时对组织也有一定的损伤。所以应根据患者病情具体情况选用。

1. 一般切开法　针刀到达病变组织后,直接将病变组织切开,没有特殊的方向要求。可用于急性滑囊炎、筋膜鞘切开减压等。

(1) 切开滑囊法:适用于急性滑囊炎和腱鞘囊肿。针刀治疗急性滑囊炎的原理是刺破囊壁,使囊液流出进入组织间隙。只要求将囊壁切开足够大的开口,保证顺利引流即可,一般没有严格的方向要求。一般针刀接触到滑囊壁后会有阻力感,当针刀继续深入突破阻力感之后会有明显落空感,此时已经将滑囊壁切开了。可根据具体病情选择切开的次数(图4-1)。

(2) 切开筋膜鞘法:适用于筋膜硬化或筋膜鞘内压力慢性增高。可以用针刀在压力增高的筋膜鞘处呈“十”字状切开,达到减张减压的作用(图4-2)。

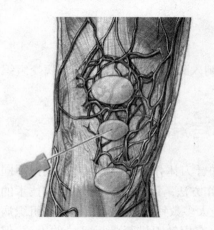

图4-1　切开滑囊法

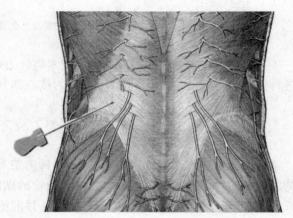

图4-2　切开筋膜鞘法

2. 纵行切开法　针刀到达病变组织后,针刀体垂直于组织纤维方向,刀口线方向与纤维方向一致,切开部分病变软组织的方法为纵行切开法。这种切开法对组织的损伤相对较小,可用于附着点病变。

切开附着点法:用于韧带和肌腱的附着点病变。可将针刀刀口线的方向调整为与附着点腱纤维方向一致,纵行切开附着点的病变组织,达到减压改善循环的目的。纵向切开附着点可以在减压的同时,尽可能小地破坏附着点结构(图4-3)。

3. 横行切开法　针刀刺破皮肤直达病变组织后,刀口线方向垂直于病变组织的纤维方向,横行切开部分病变组织的方法为横行切开法。这种切开法对组织的损伤相对较大,但松解作用较强。可用于

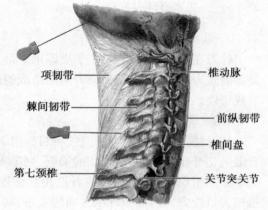

项韧带　　　　　　　椎动脉

棘间韧带　　　　　　前纵韧带

　　　　　　　　　　椎间盘

第七颈椎　　　　　　关节突关节

图4-3　纵行切开法

病变组织需要部分切断或延长等情况。

（1）切开支持带法：适用于切开骨性纤维管纤维带和腱鞘支持带。针刀刀口线的方向与纤维带或者支持带的纤维方向垂直，横行切开纤维带或者支持带，用以降低骨性纤维管内压力或解除腱鞘狭窄。例如针刀松解腕横韧带治疗腕管综合征时，需要将腕横韧带延长，以便使腕管内压力降低，解除正中神经压迫。此时针刀刀口线的方向要与腕横韧带纤维的方向垂直，将韧带切开。针刀治疗狭窄性腱鞘炎的方法与此类似（图4-4）。

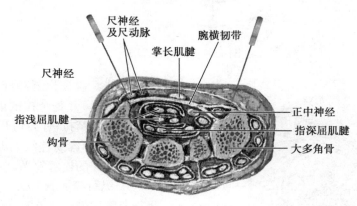

尺神经及尺动脉　腕横韧带
掌长肌腱
尺神经
正中神经
指浅屈肌腱
指深屈肌腱
钩骨
大多角骨

图4-4　切开支持带法

（2）切开浅筋膜法：用于切开浅筋膜中硬化的纤维带。浅筋膜中有连接皮肤和深筋膜的纵行纤维，当浅筋膜硬化时可能对穿行其中的微血管神经束产生卡压。为了解除卡压，针刀穿过皮肤以后，使针刀体与皮肤基本平行，针刀刀口线与纵行纤维垂直，横行将其切断。带状疱疹后遗痛可采取相同的方法治疗（图4-5）。

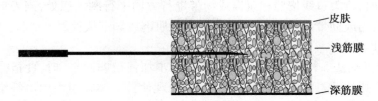

皮肤
浅筋膜
深筋膜

图4-5　切开浅筋膜法

（3）切开深筋膜法：用于切开宽阔的筋膜或腱膜，对于宽阔的筋膜或者腱膜可以适当横行切开。刀口线与筋膜或腱膜纤维方向垂直，切开筋膜或者腱膜。例如，腰背筋膜附着于第三腰椎横突尖端，该位置出现劳损即为第三腰椎横突综合征。针刀可绕着横突尖端位置将腰背筋膜的附着点横行切开。再如，臀肌挛缩时可将针刀刀口线方向垂直于挛缩带方向，横行切开挛缩带表面硬化的筋膜（图4-6）。

（4）切开粘连法：用于切开相邻组织之间的粘连。针刀刃到达相邻组织之间的粘连区域，针刀刀口线与粘连纤维方向垂直，也就是与相邻组织平面平行，将粘连纤维切开（图4-7）。

（三）牵拉法

牵拉法指的是用针刀体通过摆动的方式对病变组织行牵拉，甚至撕裂作用的钝性

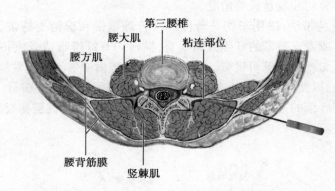

图 4-6 切开深筋膜法

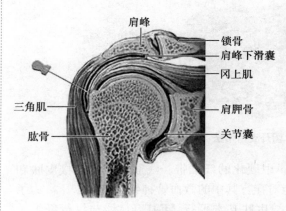

图 4-7 切开粘连法

松解方法。锐性松解和钝性松解可以互相促进,切开是牵拉的前提,不切开则难以有效牵拉;针刀切开的范围非常有限,而且不容易连续切开,牵拉可有效增强切开的松解效果。

1. 纵行疏通剥离法 粘连结疤发生于肌腱韧带附着点时,将刀口线和肌肉韧带走行方向平行刺入患处,当刀口接触骨面时,按刀口线方向疏剥,按附着点的宽窄分几条线疏剥,不可横行剥离。

2. 横行剥离法 当肌肉与韧带和骨发生粘连时,将刀口线按照和肌肉或韧带走行方向平行刺入患处,当刀口线接触骨面时,做和肌肉或韧带走行方向垂直的铲剥,将肌肉或韧带从骨面上铲起,当觉得针下有松动感时即出针。

3. 纵行摆动法 行锐性松解后,为了进一步加强松解效果,拇、食指持针刀柄作为力点,中指托住针刀体作为支点,通过杠杆原理使针刀体在组织内沿纤维走行方向摆动,对针刀刃周围软组织形成强有力的纵向牵拉作用,有拉长挛缩和撕开粘连的作用(图 4-8)。

4. 横行摆动法 行锐性松解后,为了进一步加强松解效果,拇、食指持针刀柄作为力点,中指托住针体作为支点,通过杠杆原理使针刀体在组织内垂直于纤维走行方向摆动,对针刀刃周围组织形成强有力的横向牵拉作用,有拉长挛缩和撕开粘连的作用(图 4-9)。

5. 界面间摆动法(扇形剥离法、通透剥离法) 适用于相邻组织平

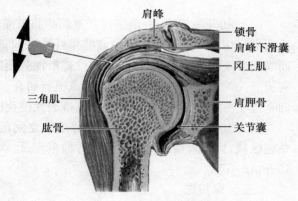

图 4-8 纵行摆动法

面之间发生的粘连。对于相邻组织之间发生粘连,可先行锐性松解法,把部分粘连直接切开,但针刀刃非常窄,难以彻底切开。锐性松解以后,针刀在残留的粘连部位,沿着相邻组织之间的界面摆动针刀,以达到充分分离粘连的目的。该法常用于两个相邻组织平面分离治疗,如肌肉与韧带粘连、韧带与韧带粘连或膝关节髌韧带与脂肪垫大面积粘连处。该法操作幅度大,松解彻底,适用于肌肉肌腱粘连比较严重部位的治疗(图4-10)。

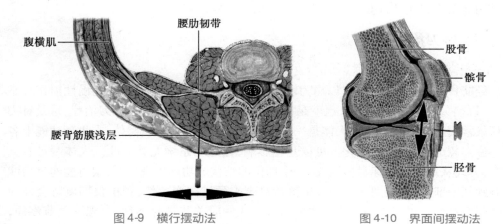

图4-9　横行摆动法　　　　　　　图4-10　界面间摆动法

（四）神经触激术

适用于神经病变。刀口线和神经纵轴平行,针刀刺入直达神经干表面并触激神经,患者出现放电感即止,不可过度触激损伤神经。有条件者,可选用钝头针刀触激(图4-11)。

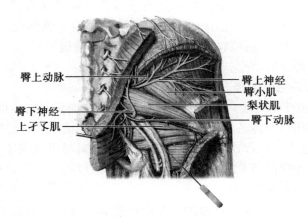

图4-11　神经触激术

有著作对针刀治疗的行针方法描述较多,有的较为复杂,但是总结起来不外乎上述两类松解法,再加上神经触激法。只不过是上述的锐性和钝性松解在不同部位或者不同疾病的灵活运用而已,如病变层次深时可以用直刺的方法进入深层病灶进行治疗,病变层次较浅时可以用平刺的方法在皮下病灶处进行松解。

二、针刀术后处理

出针刀法是治疗完毕后,将针刀拔出并覆盖无菌敷料的操作方法。出针刀时应先以左手持纱布按压住针孔周围皮肤,将针刀轻巧地直接垂直于皮肤向外拔出。其动作当轻巧,随势提出,不能妄用强力,粗心大意,以免发生针刀折断于体内等意外情况。若拔针刀后,针孔有出血,可用消毒纱布或无菌干棉球在针孔处轻轻按压片刻即可。最后用无菌敷料覆盖针孔。

三、针刀治疗原则

(一)整体与局部兼顾

经筋痹证的治疗原则是"以痛为输",与之相似,针刀治疗运动系统慢性损伤经常遵从"以痛为输"的治疗原则,也就是寻找病灶部位的压痛点进行针刀治疗,这是针刀治疗最常用的手段之一。但人体是一个各部位互相联系的有机整体,在生理功能上各个部位互相关联,在病理变化上可以互相影响,在运动系统尤其如此。人体两足直立行走,力线从足一直贯穿身体到头,一个部位的结构或功能出现异常,很可能通过力线影响到其他部位,如长期存在的腰椎侧弯可带来颈椎侧弯代偿,颈椎长期侧弯会使面部两侧不对称。再如股四头肌肌力失衡可造成髌股关节吻合不良,出现膝关节疼痛,此时不应单纯从膝关节本身考虑问题,而需要从股四头肌入手治疗。所以对于常见的针刀治疗适应证来说,出现症状的部位一定是病变部位,但病变部位不一定表现出明显的症状。

因此,"以痛为输"是针刀治疗的一条非常有价值的经验,但针刀治疗需要在"以痛为输"之外,考虑症状出现的部位和人体整体之间的关系。局部和整体建立联系的渠道有全身的神经网络、血管网络,同时还有全身的肌筋膜网络,肌筋膜网络具有传递、调整全身力线的作用。据此有专家提出了网眼理论和弓弦学说。针刀治疗要兼顾整体和局部,既要针对出现症状的部位进行治疗,也要通过神经、血管、肌筋膜网络究其根源,对根源问题进行治疗。

(二)控制针刀治疗量度

1. 控制针刀治疗的次数 针刀治疗运动系统慢性损伤与之类似,虽然与外科手术相比,针刀治疗伤口小得多,但治疗过程中也不可避免地产生一定损伤,因此要求根据具体病情选择适当的治疗次数,达到最佳效果的同时尽可能减小伤害。一般情况下,同一部位针刀治疗每周1次,非同一部位针刀治疗可每日连续治疗,4次为1个疗程,疗程根据病情病种而异。

2. 控制针刀刺入的深度 针刀治疗要求对患者病变情况有足够清晰的认识,对病变的层次要有明确的把握。如果病变的层次在浅筋膜,那么针刀刺入的深度就要限制在浅筋膜;如果病变层次在肌组织,那么针刀刺入的深度就要限制在肌组织层次;如果病变层次紧贴骨面,那么针刀刺入深度一定要到达骨面,避免损伤浅层的组织。控制针刀松解深度的目的也是避免盲目操作,减小不必要的伤害,同时做到定点的准确性。《素问·刺齐论》也表达了相似的观点:"刺骨者无伤筋,刺筋者无伤肉,刺肉者无伤脉者,刺脉者无伤皮,刺皮者无伤肉,刺肉者无伤筋,刺筋者无伤骨。"

3. 控制针刀松解的程度 针刀松解包括对组织的切开和牵拉,这作用于病变组织可以起到松解作用,但是切开和牵拉的程度必须要控制。针刀刺入人体以后本身就是一个微小的损伤,所以针刀治疗过后往往会出现不同程度的针刀伤口附近组织的水肿,一次治疗松解的程度越多,那么带来的水肿也就越严重,水肿持续时间也就越长,所以减少不必要的治疗操作可以有效地减轻术后反应。人体肌肉、肌腱、腱围、筋膜、韧带等组织大多承担一定程度的外力,在体内起稳定关节的作用,当这些组织出现慢性损伤以后本身的功能是下降的,针刀松解不可避免地切断部分组织,切断过多势必影响组织稳定关节的能力,针刀治疗达到减轻病痛的目的即可,不要对这些组织的松解过多。因此对于这些组织能采用牵拉方式松解的就不用切开方式松解,能少切开几次就不多切开几次,能纵向切开就不横向切开。

(三)与手法和康复等相结合

针刀治疗一个非常重要的原则是与必要的其他方法相结合,可以用"针刀为主、手法为辅、药物配合、器械辅助"来概括。

针刀术后手法是在针刀治疗以后,根据患者病情需要,通过手法加强针刀治疗作用的一种辅助方法。针刀刃一般只有1mm左右,形成的切口很小,对于某些患者松解作用有限的,当达不到松解要求时,需要手法牵拉被松解组织来增强松解作用,比如针刀术后针对软组织的牵拉手法和针对关节的助动手法。针刀有切开和牵拉作用,手法也有牵拉作用,切开作用和牵拉作用是相辅相成、互相促进的,对于挛缩严重的软组织,如果只用切开的方法松解效果有限,如果只用牵拉的方法则起效缓慢,或者疗效不持久。当二者结合起来的时候,可以把松解效果发挥到最大,先用针刀切开挛缩组织,然后对被切开的挛缩组织施加牵拉手法,可以起到最佳的松解延长作用。另外,涉及关节微小移位的疾病也必须施以恰当的手法进行辅助治疗,才能去除病理因素。

在针刀手法的施术过程中要达到以下操作标准:第一,手法操作定位准确,使之准确地作用到病变位置。第二,手法操作要以安全为前提,不允许盲目和过度使用手法。某些手法具有一定风险性,而且手法也有一定的禁忌证,比如整脊手法就存在一定的风险性,对于骨病患者不适合接受手法治疗。第三,针刀手法不注重手法外形和种类齐全,而是关注手法对人体组织结构产生的作用,通常根据治疗所需要的作用来选择或设计手法,这就要求对解剖结构和人体力学有充分的了解。

此外,康复训练可最大程度地恢复和发展患者的身体和心理等方面的潜能。对于运动系统慢性损伤而言,很多患者都存在肌肉和神经功能不良的情况,存在运动能力和运动控制方面的问题,比如椎间盘突出患者可能存在核心肌肉力量不足,膝骨关节炎患者可能存在股四头肌力量不足,陈旧性踝关节扭伤患者存在踝关节不稳。在这种情况下,在针刀和手法治疗以后还要配合康复训练,以使神经和肌肉功能恢复到较好状态。

适当应用药物以达到吸收针刀术后的组织渗出和出血,促进微循环恢复和预防感染等目的。具体药物有以下三大类:①非甾体抗炎药,是临床上广泛应用的一类具有解热镇痛的药物,临床上广泛用于骨关节炎、类风湿关节炎、各种疼痛症状的缓解治疗。②活血化瘀药物,即用温热的药物配合活血化瘀药物,以温经通络散寒化瘀,驱散阴寒凝滞之邪,使经脉舒通、血活瘀化。③抗生素,用于针刀术后预防感染。

对于肢体畸形的患者,针刀治疗可以起到矫正畸形的作用,首先用针刀将挛缩的组织松解延长,然后通过特定的支架或石膏将畸形的肢体固定在正常位置上一段时间,就可以达到矫正畸形的目的。比如踇外翻,针刀松解以后需要穿特制的矫正鞋,痉挛性脑瘫针刀松解以后需要石膏固定一段时间,跟腱挛缩针刀松解以后也要使用特制的支架一段时间。

第二节　与针刀治疗类似的疗法

目前有很多与针刀疗法类似的其他带刃针疗法,这类疗法与针刀疗法有类似的显著特点,使用具有针形而且带有明显的刃的工具。带刃可加强其组织切开能力。因此,本节对类针刀器械进行简要介绍。据不完全统计,目前类针刀器械有刃针、铍针、长圆针、水针刀、推割刀、小镰刀,等等。

一、刃针疗法

刃针疗法源于中医学理念中的古九针,是以《灵枢》"解结"理论为基础,以现代医学理论为框架,以现代诊疗理念为指导,结合针刀疗法而发展起来的一种治疗方法。主要强调产生信息调节、解除过大应力及热效应三种功效,是传统与现代相结合,以减压为主要作用的一种疗法。

（一）针具

刃针包括针柄、针杆和针刃三部分,针柄由柄头与圆柱柄杆构成;针杆为圆杆,其直径为 0.35 ~ 0.9mm;针刃为楔形铲;针柄、针杆与针刃依次固为一体(图 4-12)。

（二）操作方法

1. 纵向切割　与针刃方向一致,在皮下软组织间断切割开数个口,达到锐性松解痉挛或减压的目的,适用于长形病灶。在操作过程中,穿过病变软组织层即可,切勿过深以免伤及深层组织,一般3 ~ 5 个口为宜,勿过多。

2. 横向切割　与针刃垂直方向,锐性松解痉挛或减压,在皮下软组织间断切开数个口,适用于较宽病灶。在操作过程中,穿过病变软组织层即可,切勿过深以免伤及深层组织,一般3 ~ 5 个口为宜。

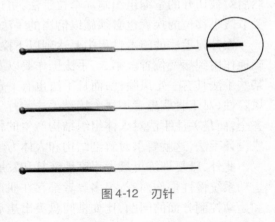

图 4-12　刃针

3. 纵向摆动　以针体与皮肤接触处为支点,与针刃一致方向摆动,锐性地在软组织中切开一个弧形口,锐性解除痉挛、粘连或减压。操作过程中,针杆 1/2 以上位于体表外方可摆动,以免断针,选择安全部位,注意避开神经、动脉、静脉等。

4. 横向摆动　以针杆与皮肤接触处为支点,与针刃垂直方向摆动。钝性地将软组织粘连分开,或将附在骨面上的变性软组织分离。针杆 1/2 以上位于体表外方可摆动,以免断针。操作不是在骨面,而是在附着于骨面的软组织层操作。

5. 纵向斜推　针杆与针刃一致方向倾斜并推动,锐性地在一个层面软组织中切开一切口。锐性解除痉挛、粘连或减压。选择安全部位,注意避开神经、动脉、静脉等,切口勿超过 1cm。

6. 横向斜推 针杆与针刃垂直方向倾斜并推动,锐性地将附在骨面的变性软组织掀起。操作中需选择安全部位,注意避开神经、动脉、静脉等,推距勿超过1cm。

7. 边缘切割 针杆紧贴骨边缘切割,锐性地将附在骨边缘上的变性软组织分离,治疗时针体紧贴骨边缘移动操作,不得离开,切割深度勿超过0.5cm。

8. 扇形铲切 以一点为中心,向3~5个方向呈扇形做横行斜推,锐性地将软组织层面间的粘连分开,或将附在骨面的变性软组织掀起。治疗时需选择安全部位,注意避开神经、动脉、静脉等。铲切勿超过3~5个方向,在附着于骨面的软组织层操作。

9. 一点多向切割 以一点为中心,改变方向切割成类似"十""井"或"米"字形,锐性地将软组织硬结、硬块切开,改善循环促使吸收。一般切过病变软组织层即可,如果需要,可在硬块区域选3~5个点做一点多向切割。

10. 特形针具操作 圆头针具撬拨,镰形针具勾拉等,目的是凿开骨痂、顶撬复位、横拨分离、勾拉切开等。运用此种操作方法,必须严格掌握适应证,严格按规程操作,且需注意避开神经、动脉、静脉等。

（三）临床应用

刃针疗法临床上适用于慢性软组织损伤、陈旧性软组织损伤急性发作以及部分急性软组织损伤;还适用于外伤性滑囊炎、腱鞘炎、肌肉筋膜炎、末端病、增生性关节炎、周围神经卡压征、骨-纤维管卡压综合征、颈椎综合征、腰椎综合征、骨骺炎、疲劳性骨膜炎、软组织损伤性自主神经功能紊乱及脊柱相关疾病等,以及部分内科、骨外科、妇科、皮科、肛肠科及整形美容外科疾患。

二、铍针疗法

铍针疗法是针对皮神经卡压造成的软组织高张力状态进行减张减压的一种治疗方法。具有创口小、痛苦小、无需麻醉、定位准确、松解较为充分的优点。

（一）针具

铍针直径为0.5~0.75mm,全长5~8cm,针头长1cm,针体长4~7cm,末端扁平带刃,刀口为斜口,刀口线(即刃宽)为0.5~0.75mm,与针体直径相等。针柄有两种结构,一种是用细钢丝缠绕的普通针柄,长3~5cm。另一种是将铍针装在一个长10cm,直径0.75cm的手柄上(图4-13)。

（二）操作方法

1. 一点式松解 适用于痛点局限,定位准确的病例。铍针的尖端穿过深筋膜即可,患者的局部疼痛常随即消失。

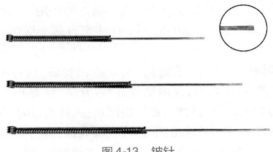

图4-13 铍针

2. 多点式松解 适用于痛点局限但定位较模糊的病例,当铍针的尖端穿过深筋膜后,轻轻上提,将针退出筋膜至皮下,稍微改变进针角度,再穿过深筋膜,可如此重复3~5次。

3. 线式松解 适用于疼痛范围较大,病程较长,筋膜肥厚且肌肉张力较高的病例。线式松解其实就是沿一个方向的反复连续点刺,形成一条0.5~0.7cm的筋膜裂隙。

（三）临床应用

皮神经卡压综合征、各种软组织损伤性疾病、末梢神经高张力性疼痛疾病。

三、长圆针疗法

长圆针疗法是在中医经筋理论指导下,运用《内经》九针之长针与员针相结合(长针之锋利,结合员针的圆钝,制成针末锐而不利、圆而不钝的形状)的针具,以解结法松解结筋病灶治疗经筋顽固痹痛和相关内脏疾病的一种治疗方法。

（一）针具

长圆针包括针柄、针身和针尖,针尖分为三种类型:剑头型,包括剑脊、剑锋和剑刃;平刃型,包括针锋、平刃;斜刃型,包括针锋、斜刃。规格:1.0mm × 2.5cm、1.0mm × 3.5cm、1.0mm×4.5cm 三种型号(图4-14)。

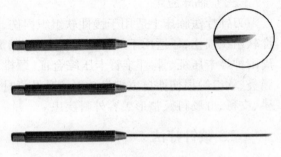

图4-14 长圆针

（二）操作方法

1. 关刺法 《灵枢·官针》:"关刺者,直刺左右,尽筋上,以取筋痹。"是用于治疗关节周围尽筋处表层痹痛的操作方法。"直刺"是由表及里,直接刺至尽筋周围结筋病灶点表层处。"左右"是指在结筋病灶(如肌腱与深筋膜、浅筋膜、韧带、脂膜等组织有粘连并引起疼痛)的表层进行左右横行刮剥,以松解表层粘连,是一种针对浅层粘连的解结针法。

2. 恢刺法 《灵枢·官针》:"恢刺者,直刺傍之,举之前后,恢筋急,以治筋痹也。"是用于治疗关节周围因腱末端有结筋病灶,且并发周围粘连的操作方法。"直刺傍之"是直接刺入,达病损表面。然后向正常肌腱的两旁之一侧滑动,目的是达到其周边的致痛横络部位,而不损伤正常腱组织。"举之前后"是对粘连部位的挑拨操作。举是由下向上用力,将针沿腱旁直刺至深部,然后向前挑拨,再向后挑拨,从而用末端锋刃在粘连结块上挑拨切割,具有分离侧旁横络粘连的作用。当肌腱两侧粘连横络被解结后,肌腱的病理性基础消除,肌肉的保护性痉挛自然会缓解,从而达到"恢筋急"以治疗筋痹的效果。

3. 短刺法与输刺法 《灵枢·官针》:"短刺者治骨痹,稍补而深之,致针骨所,以上下摩骨也","输刺者,直入直出,深内至骨,以取骨痹"。是用于治疗顽固性筋痹和骨痹的操作方法。短刺法是指进针时,要短促渐进,入针渐进时保持针体挺直,逐层深入,不拘层次,凡所触及坚硬如骨样组织时,可在其表面,即行短刺法"上下摩骨"。输刺法是指深刺至骨,对骨面上的硬块病灶,进行剥离和松解减压术。

4. 分刺法,合谷刺法,去爪法　《灵枢·官针》:"分刺者,刺分肉间也。""合谷刺者,左右鸡足,针于分肉之间,可以取肌痹。"《灵枢·刺节真邪》:"刺节言去爪,夫子乃言刺关节肢络。"是用于治疗肌膜损伤、炎症、粘连轻浅者的操作方法。多向透刺结筋病灶,关节肢络。像鸡足多向透刺分肉可导气行血,加速炎症吸收和恢复。

5. 浮刺法　《灵枢·官针》:"浮刺法,傍入而浮之,以治肌急而寒者也。"是用于治疗肌肉拘急而怕冷的肌痹的操作方法。斜向进针,横向肌层透刺,其浮浅而针,故称浮刺法。浮刺法适用于较浅层的肌痹,亦可用于腱鞘炎、骨性纤维管缩窄症等。

6. 经刺法　《灵枢·官针》:"经刺者,刺大经之结络经分也。"是用长圆针解除经脉结络的方法。在大经之结络,即"横络盛加于大经之上"。可沿大经寻找横形的痛性条索,即结络。用关刺法、恢刺法,解除结络,亦可称之为经刺法。其与关刺、恢刺的不同在于:经刺是循经脉检查横行结络的方法;而关刺法、恢刺法是循经筋检查,在尽筋处、筋腱处寻找卡压经脉的横络。其结筋病灶所处位置不同,但解除经脉的横络卡压是一致的。

7. 络刺法　《灵枢·官针》:"络刺者,刺小络之血脉也。"是解除大经被卡压,上实下虚而不通,致使络脉瘀滞的治疗方法。用长圆针决通络脉,减轻盛络对大经的影响,从而达到解结的目的。

（三）临床应用

各类经筋病症、经筋损伤或经筋不舒而致的筋挛节痛的筋痹,骨重节挛的骨痹。

四、水针刀疗法

水针刀疗法是在传统九针疗法与水针疗法的基础上,吸收微创针法特长的一种中医微创治疗方法,具有松解筋结、注射药氧的作用。可用于治疗软组织损伤病、疼痛病及脊柱相关疾病。

（一）针具

水针刀包括套管、针柄、空心水针体和针头,套管有内孔,与注射器端部乳头相应,形成可拆卸的紧固插接,套管的形状与普通注射针头套管相同;针柄呈扁圆形,上端与套管相连,针柄中间有空心水针体穿过;空心水针体为有一定长度的空心圆管,该空心圆管上端连接套管,下端连接针头;针头为有一定形状的刀刃体,由刀背、刀刃组成,空心水针体的空心圆管从刀刃体的一个侧面穿出,且该空心圆管出口靠近刀刃。针柄呈扁圆形,与针头套管相连组成花瓶状。套管的外径方柱上模印有水针刀的编号、文字。该针具分为扁圆刃、锋钩型、勺状型、剑刃型、马蹄型、埋线型、樱枪型等,每种类型分为大中小三号,长度为 3cm、6cm、9cm（图 4-15）。

（二）操作方法

1. 筋膜扇形分离法　传承于传统的太极针法,主要用于治疗软组织损伤疾病。在病变结节处进行扇形分离软组织结节,对于病变点有压痛无结节者,可在疼痛点远端,快速斜行进针达浅筋膜层,进行扇形分离。

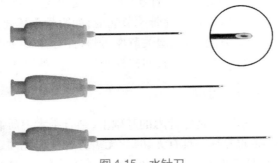

图 4-15　水针刀

2. 筋膜割拉分离法 选取鹰嘴型水针刀,治疗四肢末端病变及胸腹部软组织损伤,如屈指肌腱鞘炎、类风湿关节炎等。应用筋膜割拉松解、摇摆注药的针法。

3. 筋膜弹拨分离法 传承于传统针法的青龙摆尾针法,选用樱枪型或圆刃型水针刀,在筋膜结节点及筋膜间室高压点,快速纵行进针达肌筋膜层,进行快速纵横弹拨分离,若有结节,可轻快纵切 3 次,回抽注药 2 ~ 3ml。

4. 一点三针分离法 选取樱枪型水针刀,采用一点进针入路,进入囊腔后回抽滑液,注射磁化松解液,然后向三维方向通透分离,主要治疗滑囊炎、滑膜炎及滑膜积液。

5. 双手针法 双手动静针法是指水针刀在治疗脊柱病变及脊柱相关疾病时,要求双手同时快速进针、同时松解分离脊柱两侧的病变组织。

6. 刀静患动松解法 刀静患动法是指水针刀不动而使患者动,如腰椎间盘突出症,水针刀进入患者侧隐窝后,左右推动患者,从而起到微创松解功能。

7. 旋转分离法 传承于中医针灸中的白虎摇头针法,选用勺状水针刀或扁圆刃水针刀,在颈椎或腰椎椎间孔外口、骶后孔等神经根出口处,沿神经根周围,进行旋转分离。

8. 骨膜扇形分离法 主要用于治疗增生退变性疾病,取扁圆刃水针刀,沿骨刺增生部位,或肌腱牵张应力点,快速斜行进针,扇形推铲、扇形分离骨刺及肌腱牵拉部位,解除静态牵张力。主要用于增生退变性疾病。

9. 骨膜交叉叩刺法 传承于传统的刺血疗法,主要用于治疗类风湿关节炎或顽固性关节疼痛,选用小号樱枪型水针刀,在病变关节的交叉对应关节部位,左手配右足,右手配左足,快速进针达骨膜层,进行骨膜快速叩刺法,每分钟 80 ~ 100 次。

10. 经筋飞挑法 传承于传统针法的挑法,选用小号樱枪型水针刀,治四肢及躯干部筋膜分布区,或神经线路反射点轻快飞挑。要点:有声响、皮不破、不出血。主要适用于神经根型颈椎病所引起的上肢及手部疼痛、麻木,或腰椎间盘突出症、椎管狭窄症引起的下肢及足部的疼痛、麻木症。

（三）临床应用

1. 脊柱相关性疾病,如颈源性头痛、颈源性眩晕、颈源性心脏病等。

2. 各种慢性软组织损伤疾病,如颈型颈椎病、腰肌劳损等。

3. 外伤后遗症、术后综合征,如颈椎术后综合征、腰椎术后综合征等。

4. 各种肌腱炎、筋膜炎、滑囊炎。

5. 神经卡压综合征。

6. 骨关节增生性疾病、退行性病变,如膝关节骨性关节炎、跟骨骨刺。

7. 缺血缺氧性骨关节病变,如股骨头坏死症等。

8. 风湿、类风湿关节炎、强直性脊柱炎、痛风等。

9. 各种神经痛,如枕神经痛、肋间神经痛、坐骨神经痛等。

五、小镰刀

小镰刀是在针刀的基础上,结合手术刀研制而成的,用于治疗腱鞘炎、腋臭和斜颈等症的刀具。具有无切口、无需缝合及包扎固定,不影响日常工作及生活;手术操作简单、易掌握;创伤小、出血少、活动不受限,无感染、瘢痕形成及肢体挛缩;时间短、费用少、痛苦小，患者易接受；器械简单易操作；操作更方便，更易施力；切割汗腺更彻底等特点。

（一）针具

用 1.5mm 的克氏针，前端加热后锤扁，磨成双刃，刀面长约 1.0cm，刀柄呈正六边形或圆形，便于握持及施力，全长约 10cm（图 4-16）。

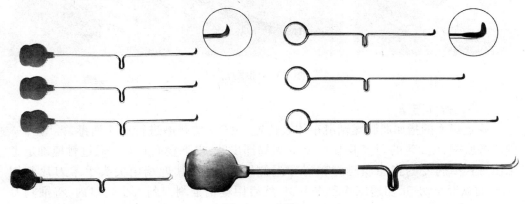

图 4-16　小镰刀

（二）操作方法

1. 腋臭　患者仰卧，术侧上肢取上举外展位，手臂置枕后，使腋部皮肤尽量平展。常规消毒，不必备皮。用 1% 利多卡因 8ml 于腋毛后外侧边缘进针至皮下，行腋窝部扇形麻醉。取双刃小镰刀自麻醉针眼刺入，刀口平面与皮肤平行，于真皮下逆时针进行扇形推拉，推拉时可感汗腺被切割破坏。操作时要顺序进行，充分损毁汗腺。切割完毕后，腋下皮肤与皮下组织大部分分离，然后用纱布卷挤出残血，并将刮下的脂肪腺体组织清出，用纱布垫夹在腋下，自压 20 分钟，"8"字形绷带包扎 2~3 天即可。

2. 狭窄性腱鞘炎　患者手掌平放治疗台，手指自然伸展。腱鞘狭窄部位常规消毒，用 1% 利多卡因 1ml 局部麻醉。取小镰刀自麻醉针眼刺入，刀口平面与皮肤垂直，刺入皮下腱鞘，前后推拉可感腱鞘滑车狭窄部被切开。术后无菌敷料包扎止血。

3. 斜颈　患者仰卧，头偏向健侧，胸锁乳突肌挛缩带部位常规消毒，用 1% 利多卡因局部麻醉。取小镰刀自麻醉针眼刺入，刀口平面与皮肤垂直，刺入挛缩带，垂直方向推拉可感纤维挛缩带被切开。术后无菌敷料包扎止血。

（三）临床应用

跗外翻、狭窄性腱鞘炎、腱鞘囊肿、斜颈、瘢痕、脊柱侧弯、股骨头坏死、去皱美容、腕管-肘管-踝管综合征、脑瘫、臀肌挛缩、消脂减肥、腋臭等。

六、推割刀疗法

推割刀是在借鉴传统小针刀经皮切割疗法与西医腱鞘滑车切开松解手术的基础上，研制的一种治疗指屈肌腱狭窄性腱鞘炎，达到松解肌腱粘连，彻底治愈腱鞘炎，使手指屈伸功能恢复正常的中医特色刀具。推割刀治疗屈指肌腱腱鞘炎具有切口小，出血少，恢复快，见效快，疗效肯定，操作简便安全，远期疗效较好等优点。

（一）针具

包括刀头和刀柄，两者拆卸式固定连接。刀柄为犁头状曲柄，加粗便于术者手握，刀头呈V形，前端靠底部有一个1mm较圆钝的凸起点（图4-17）。

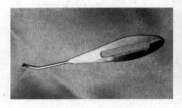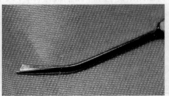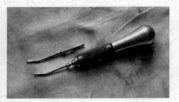

图4-17　推割刀

（二）操作方法

确定病变的指屈肌腱腱鞘滑车体表位置，用2%的碘酒进行皮肤消毒，再用75%的乙醇脱碘，用2%的利多卡因1～2ml做局部皮肤、皮下浸润麻醉。通过触摸确定患指出现狭窄病变的指屈肌腱腱鞘滑车近侧缘位置，在其近端用尖头手术刀片刺切3mm的纵形小切口，切透皮肤和皮下层，然后用腱鞘推割刀刺入小切口内，将推割刀头部转成顺指屈肌腱走行方向，将推割刀头抵住出现狭窄病变的腱鞘滑车，由近端向远端向前用力推割。开始推割时会感到有很大阻力感，并会有"嚓嚓"的组织切割声。当狭窄的腱鞘滑车被切开后，推割刀前方的阻力感会立即减低，出现明显的突破感。此时不要继续向前推割，抽出腱鞘推割刀，让患者做手指主动屈伸活动，检查患指是否还有"扳机指"征，患指活动是否自如。如患指活动已自如，局部触诊原狭窄的腱鞘滑车处在手指活动时无弹跳感，则表明松解成功。局部稍做压迫止血后用无菌纱布块覆盖，胶布条包扎即可。如患指"扳机指"征未完全消除，患指活动尚欠自如，还残留腱鞘滑车弹跳感，可通过仔细触摸找到没有松解的粘连点，再次用腱鞘推割刀纵形推割松解，直至"扳机指"征完全消除，患指自主屈伸活动自如为止。

（三）临床应用

主要适用于腱鞘炎。

七、异形针刀疗法

异形针刀是一种新型的治疗工具，针体为细圆柱形，刀口小而锋利。针柄有圆柱网状花纹和板式网状花纹两种，针柄部有箭头标识刀刃朝向，便于术中操作；针身和针柄有螺丝纹连接，非常坚固，针刀对软组织有切割、剥离、铲削等治疗作用。不同部位的病变采用不同形状的针刀治疗，各种不同类型的针刀起到不同的松解治疗作用；圆钝头针在针刀或探针的帮助下，完成对有瘢痕、硬结、骨纤维化等软组织或穴位的钝性按压、剥离、弹拨等刺激治疗。对各类神经卡压症有良好的钝性推按松解和弹拨治疗功能。常用异形针刀的种类如下。

（一）针具

1. 平刃针刀（图4-18）　针体直径1.0～1.2mm，针身长65mm。主要用于软组织与骨面的切割，钝性分离及铲削。

2. 锯刃针刀（图4-19）　针体直径1.2mm，针身长65mm，刀口线宽1.2mm。主要

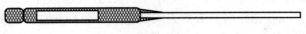

图 4-18 平刃针刀

用于治疗各种骨质增生症,完成对大面积软组织损伤后所形成的骨纤维化或钙化、瘢痕组织的切割松解治疗。

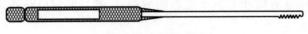

图 4-19 锯刃针刀

3. 斜刃针刀(图 4-20) 针体直径 1.0 ~ 1.2mm,针身长 65mm。刀口线宽 1.0 ~ 1.2mm。主要用于软组织损伤后大面积粘连组织的切割松解治疗,也可在足底治疗时切开较厚的皮肤作探针用。

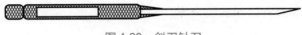

图 4-20 斜刃针刀

4. 弧头刃针刀(图 4-21) 针体直径 1.0 ~ 1.2mm,针身长 65mm,刀口线宽 1.0 ~ 1.2mm。主要用于深层肌肉损伤后所形成的瘢痕与骨质粘连处的切割,由于划切时阻力减小,便于摆动切割开深部硬结及条索状物。

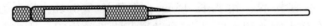

图 4-21 弧头刃针刀

5. 镰刀头针刀(图 4-22) 针体直径 1.0 ~ 1.2mm,针身长 50mm。主要用于治疗手指狭窄性腱鞘炎,镰刀在钩割开狭窄腱鞘时还具有钝性分离的功能。

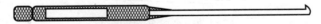

图 4-22 镰刀头针刀

6. 三棱针(图 4-23) 针体直径 1.0 ~ 1.2mm,针身长 50mm。主要用于各种钝头针术前作探针用,也可用于穴位点刺放血。

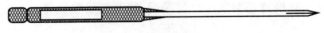

图 4-23 三棱针

7. 圆头针(图 4-24) 针体直径 1.5 ~ 1.8mm,针身长 75mm。主要用于治疗各种神经卡压症,有钝性松解和弹拨治疗作用。

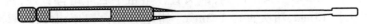

图 4-24 圆头针

笔记

8. 剪针刀(微针剪)(图4-25)　规格与形状:剪头部似针,头部整体呈针形。剪刀头部和剪身长57mm(治疗时只有剪刀头部进入皮下1cm左右),剪针刀尾部有弹力钢片相连接,具有自动弹开剪针刀头部的作用。治疗作用:①当剪口微张时,利用其形成的V字形利刃,推切面积较大的粘连组织和瘢痕、硬结等组织,在推切的同时,利用剪背扩张力,具有钝性扩张松解的功能。②剪针刀同时还具有剪切的治疗作用,如治疗腰背部、臀部筋膜炎时,用剪切的方法将筋膜剪切松解。治疗膝关节韧带损伤时,可以将局部筋膜或韧带剪切开1.5cm左右的剪切口,并且剪切口整齐,松解力度大。

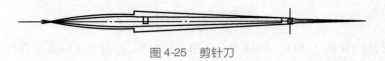

图4-25　剪针刀

9. 套管式微针剪(图4-26)　规格与形状:针剪整体呈套管针形,针芯头部有弹力式剪刀,当套管向前滑动时具有剪切功能。剪刀套管长63mm。主要用于治疗深部囊肿、腰椎骨质增生和腰背部深筋膜炎等。

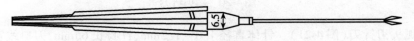

图4-26　套管式微针剪

10. 钳针刀(图4-27)　头部有平刃,便于刺入皮肤和皮组织,钳内面略有细小齿纹,便于钳夹时不宜松脱。钳头长15mm,钳身长360mm,钳头刀口线宽1.0~1.25mm。钳尾有弹力钢片相连接,具有自动弹开钳头的作用。治疗中和针刀联用,用于治疗腰背部、臀部筋膜炎,颈椎病,腰椎间盘突出症,跟腱炎,腱囊病等。通过对筋膜、肌肉、韧带的拉动治疗,达到深部松解的目的。

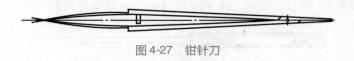

图4-27　钳针刀

11. 镰刀形钳针刀(图4-28)　头部上臂有镰刀刃朝向钳柄,下臂头部紧贴镰刀刃,和上臂咬合后头部呈镰刀形针刀。钳头长15mm、钳身长50mm,钳头直径1.0mm。钳尾有弹力钢片相连接,具有自动弹开钳头的作用。用于治疗狭窄性腱鞘炎,腰背部、臀部筋膜炎等,如治疗桡骨茎突狭窄性腱鞘炎,腰背部筋膜炎等。

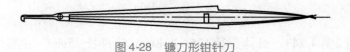

图4-28　镰刀形钳针刀

12. 圆头钳(图4-29)　头部圆钝,圆头直径略粗于后部钳背直径,钳头内面略有细小齿纹。钳头长15mm,钳头直径1.2mm。钳尾有弹力钢片相连接,具有自动弹开钳头的作用。在探针引导下,治疗皮神经卡压症、关节骨质增生、狭窄性腱鞘炎等。如治疗桡骨茎突狭窄性腱鞘炎时,针刀刺入皮下后,刺切开部分狭窄的腱鞘即可,圆头钳顺针孔钝性推进到腱鞘内,扩张钳头回拉钳身,利用圆钝的钳头部钝性扩张狭窄的腱鞘,恢复腱鞘的弹性和韧性,达到治愈本病的目的。

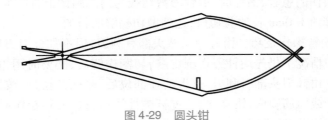

图 4-29　圆头钳

13. 套管圆钝头钳(图 4-30)　针钳整体成针形,针芯头部为弹力式钳,当套管向前滑动时,具有钳夹功能。钳头长 6mm。在探针引导下,主要用于深部神经卡压症的治疗,如治疗腰椎骨质增生症、腰椎间盘突出症、梨状肌损伤等。

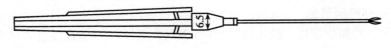

图 4-30　套管圆钝头钳

（二）操作方法

右手拇指、中指握住针剪或针钳,食指固定剪身或钳身,并控制刺入的深浅,防止用力过猛而刺入过深造成事故,当剪针刀、钳针刀、圆头钳进入治疗部位后,利用其剪钳柄部的弹力弹开剪、钳尖部,食指控制剪口或钳口的大小。剪针刀在治疗时一般不用剪切的方法,而常用剪口的 V 形刀口做推切治疗,防止将神经或肌腱等组织剪切断。当然,对于解剖熟悉的医生也可以运用剪切法,但一定要把握好剪切线的方向。钳针刀弹开钳尖后刺入病变软组织,拇指、食指和中指合拢钳柄,轻钳住病变组织拉动治疗时,特别要注意钳夹时,钳口内不能钳住神经和血管,以防造成副损伤(圆头钳钳夹治疗时的方法、注意事项与钳针刀同)。因圆头钳的钳头部张开时具有良好的钝性剥离作用,所以,可对狭窄性腱鞘炎、跟腱炎、腱鞘囊肿进行钝性剥离治疗。

根据不同的病症,选用不同的异形针刀进行治疗。如治疗手指狭窄性腱鞘炎时,最好选用镰刀形针刀治疗,镰刀形针刀割治时,刀口线一定要和腱鞘走行平行,治疗中一定要把握好钩割力度,回拉针体时用力要均衡,不可用力过大,否则容易把皮肤钩切开。

治疗骨刺时选用锯刃或弧刃针刀,锯刃针刀不仅具有切割作用,还可以通过锯刃纵向锯切骨刺尖部,而使锐利的增生部分变平坦,从而减少或消除对周围组织的刺激,当然在治疗过程中,可配合运用平刃针刀进行综合治疗。根据不同病症选用不同的针具、运用不同的持针方法,下面谈谈各种针具的具体操作技巧。

1. 剪切法　松解、剥离不同的软组织,其方法也有所不同,一般情况下:①先纵行剪切,后用剪背横行松解。主要对神经、肌肉、血管在骨面上的粘连,以及对瘢痕组织进行大面积松解。②对因肌筋膜紧张挛缩、钙化等原因引起的病变,需松解筋膜时,剪针刀剪切开病变的筋膜后,用剪背横行扩张,从而达到剪切与钝性松解同时治疗的目的。③对韧带周围的粘连、瘢痕等变性软组织的松解,针剪一般对骨关节间隙周围进行松解,把关节囊肿及阻碍关节活动的瘢痕、硬结或粘连组织推切开,如对强直性脊柱炎的治疗,先行椎旁筋膜剪切松解术,然后被动地活动关节而使松解更加彻底。膝关节内侧副韧带损伤的患者,治疗时,剪针刀剪切线与内侧副韧带肌纤维平行,剪切开病变的内侧副韧带约 1.0cm 长的剪切口,达到剪切松解的目的。

2. 钳针刀松解操作技巧 钳针刀虽然头部有利刃,但不如针刀刃锋利,且针具比较贵,所以,一般情况下仍先用针刀切割皮肤,切割松解后,必要时用钳针刀进行钝性拉动剥离治疗。钳针刀头部有利刃,进入治疗部位后,微张开钳口,按压钳身,使钳头部利刃刺入韧带或肌筋膜内,钳夹住后,进行钝性按压、拉动,回拉钳时利用钳背钝性扩张病变组织,具有钝性松解的治疗目的。

3. 圆头钳的操作技巧 圆头钳治疗时,因其头部圆钝不能直接进入体内治疗,故需在针刀切割的基础上完成治疗。圆头钳主要具有钳夹拉动和钝性扩张松解的治疗作用,因其头部无利刃,所以只对肌肉或浅层筋膜做拉动松解,不能刺入坚韧的肌腱或韧带进行拉动治疗,但可以对腱鞘或腱围组织进行钝性扩张松解,以恢复其弹性和韧性,恢复其固有解剖形态。

4. 圆头针的操作技巧 圆头针治疗时,因其头部圆钝不能直接进入体内,需要带刃针具治疗后,方可进行圆头针治疗,圆头针主要是对于神经干、韧带、肌腱、腱鞘、腱围等进行钝性弹拨、推按、扩张、剥离。如治疗腰椎间盘突出症时,对坐骨神经干进行触及弹拨治疗,按压坐骨神经干时用力要均匀,使其产生瞬时弹性形变,牵拉至椎间孔,达到椎间孔内神经根松解的目的。如治疗膝内侧副韧带损伤时,圆头针在内侧副韧带损伤部位下面进行钝性推按、扫散时,要紧贴骨面,部分伴有骨质增生的老年患者,圆头针在骨面上有推过的"砂纸"样针感,可听到"喳喳"的响声。如治疗跟骨骨刺时,圆头针在跟骨嵴前缘钝性推按、弹拨骨化的跖腱膜,可听到"嚓嚓"的响声,体会到跟骨嵴前缘逐步变得光滑。

5. 弧形刃针刀操作技巧 弧形刃针刀主要用于大面积粘连组织的切割松解,治疗时主要依靠弧形刃进行弧形划切摆动,因为弧形刃划切时无棱角阻挡,减少了划切时的阻力,便于大幅度划切治疗。如弧形刃针刀治疗腰背部筋膜炎,便可大幅度上下摆动划切病变筋膜,达到大面积松解的目的。

6. 锯刃针刀的操作技巧 锯刃针刀主要用于骨纤维化或钙化韧带或其他瘢痕组织的锯切治疗,治疗时主要依靠针刀锯刃进行锯切松解,因为骨纤维化或钙化韧带或瘢痕组织相对比较坚硬,通过上下拉动锯刃而使骨纤维化或钙化韧带或瘢痕组织锯切松解。锯切时只需要轻轻上下提按针柄即可(锯刃锯切时要和韧带、肌腱、大的神经血管平行),上下提拉幅度不宜过大,锯切时只在皮下进行,不可锯切皮肤。

7. 镰刀形针刀的操作技巧 主要用于治疗狭窄性腱鞘炎、腰背部筋膜炎等。治疗时主要依靠镰刀形刀刃钩割开狭窄的腱鞘或筋膜等,当刀尖刺入皮下后,右旋刀头 90° 使刀头平放于皮下,钝性推过压痛点后,左旋刀头 90° 使刀头在皮下站立,刀尖刺入腱鞘或筋膜后,回拉针身至针孔即可,利用镰刀形针刀刃钩割开腱鞘或筋膜等。

总之,针、剪、钳进入皮下后,在寻找病变组织的过程中,单手持针刀、针剪、针钳时要轻松用力,缓慢推进。用力较大时,手下常难清楚地感受到针剪穿透的解剖部位的层次,针剪、针钳不可盲目在组织中穿透病变组织进行松解,这样就失去了治疗意义,而且还容易发生危险和意外事故，所以，右手拇、中指操作剪、钳柄，食指抵住剪、钳体上段，轻轻推进，对有多层次解剖关系的病变组织治疗有着重要意义。如对深筋膜或浅筋膜增厚、紧张，用这种方法能准确迅速地进行治疗。

针、剪、钳在操作过程中，要灵活运用物理学原理，及其体内支点，进行撬动粘连的软组织，根据病变部位和性质的不同，灵活选用不同类型的微针、剪、钳针具。

（三）临床应用

临床多用于慢性软组织损伤。

八、埋线针刀疗法

埋线针刀疗法是融合了针刀和埋线两种操作于一体的疗法。

（一）针具

埋线针刀包括手柄以及连接于所述手柄前端的针体，其中，所述针体前端的斜切部形成为具有扇形刀刃结构的针尖（图4-31）。

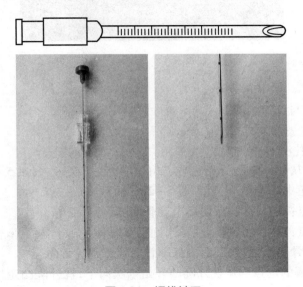

图4-31　埋线针刀

（二）操作方法

术者左手拇指在定点处按压固定皮肤，右手拇食二指持穿有可吸收性外科缝线的埋线针刀，右手中指及无名指指端支于操作点旁，将埋线针刀的开孔斜面及外露线体朝左手拇指，刃口线与身体纵轴平行，使刃口线与重要血管、神经及肌腱走行方向平行，针体与皮面切线位垂直。快速刺入皮肤，缓慢推进到达治疗效果深度。将埋线针刀旋转360°，稍退针身。切开浅、深筋膜及其由该处经过的肌组织，呈线状切开2~4针，然后选择性地行纵横切摆手法，以针下有松动感为度。将抽好药物或者气体（如臭氧等）的注射器去除针头，接至埋线针刀针尾，回抽无血液，注入物质。缓慢退出埋线针刀，用无菌干棉球按压针孔止血。宜用无菌敷料包扎，保护创口3~5天。患者宜卧床30分钟，防止施术部位出血。密切关注患者生命体征，出现异常变化时，应及时对症处理。

（三）临床应用

各种慢性软组织损伤。

九、宫氏脑针

宫氏脑针原名神经调衡理念及原极针疗法，采用的工具是原极针，形态与针刀相似（图4-32）。后来根据该疗法的施术部位主要在头部，理论依据是神经功能失衡的特点而得此名称。脑针的"脑"既代表了施术部位，也有神经的含义。

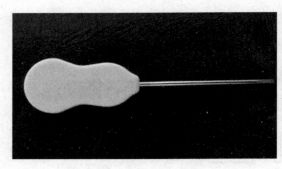

图4-32　原极针

（一）针具

原极针，形态与针刀相似。

（二）操作方法

1. 实像透骨扎法的选点

头部实像点：从枕外隆凸开始，沿头部的正中线至头顶，每1.5~2cm选一点；从头顶至前发际沿正中线选点，也是每1.5~2cm的距离定一点。

躯干部实像点：双肩胛冈、双髂后上棘骨面、骶骨骨面等。

四肢部实像点：双尺骨鹰嘴、双肩峰骨面、双股骨大转子骨面、双髌骨骨面、双股骨内外髁骨面、双胫骨平台下骨面、双内外踝骨面及双跟骨骨面等。

2. 肌筋膜松解的选点　从枕外隆凸开始依次向下，枕外隆凸定位第一点，项韧带的硬化处及钙化点可以选多个点，接着继续向下是各个胸椎棘突的选点及腰椎棘突的选点。

（三）临床应用

在治疗脑瘫、偏瘫、截瘫、婴儿瘫及大脑炎后遗症这"五瘫"，以及疼痛和部分内科疑难病方面有突出疗效。

十、骨内减压针

（一）针具

骨内减压针有针柄、针体、针尖三部分。针尖设在针身的另一端，呈两种类型：三棱针形和钝尖形。2号针身直径为2mm，身长9cm（含针尖0.5cm）；针柄直径0.5cm，长8cm（图4-33）。

（二）操作方法

1. 斜刺锤击实像法

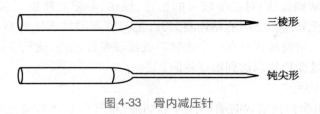

图 4-33　骨内减压针

（1）体位：俯卧位。

（2）定点：选取骶椎嵴的两侧，避开骶孔的骨质处，或腰臀股膝胫骨上的明显骨突处。

（3）消毒：常规碘伏连消 3 遍，范围达 10cm。

（4）麻醉：0.25% 利多卡因 20ml，针尖到达的骶髂骨关节处，进行浸润麻醉。

2. 针法操作

（1）斜刺：针尖刺至关节边缘或缝隙内骨质处，用小骨锤敲击针柄，使针尖渐入髂骨关节边缘的骨质或进入缝隙内敲击震动。

对骶骨有倾斜或旋转者，选择能使复位的方向，敲击震动，进行校正骶骨的复位术。斜刺到位后，有节奏地敲击针柄。

使针尖进入骨质，骨髓腔内，连敲三下为 1 次即停止，左手拇食中指旋转针柄后，再继续进行敲击，约敲击 20 次后，留针骨内对骨质敲击震动，可刺激局部实像，使周围的感受器接受刺激，通过脊髓-丘脑束-丘脑-大脑皮质能降低中枢体像的敏化，使体像的异常放电停止，从而达到周围的疼痛和不愉快感觉消失。

活动肢体：让患者上下肢左右交错，伸上肢向头前，蹬下肢向下方，活动腰骶部各 10 次后，询问患者自我感觉病状是否减轻，若已明显减轻，即可停止，若效果微弱或无变化时，再活动针体，改变方向再重复以上动作，直至见效为止。

术后拔针，无菌火罐拔尽瘀血，创可贴封闭针孔即可。

（2）直刺：针尖直刺进针点入骨质，针体与体表呈 90°，左手拇食中指捏住针柄，右手持锤，按斜刺法的操作，敲击震进入骨的步骤和活动肢体的方式进行。

（3）拨筋法

1）纵行疏通剥离法：肌腱韧带在骨面的附着点处发生粘连，出现瘢痕而引起疼痛，在此处松解时，针头线与肌腱、韧带的纤维方向一致，针体垂直骨面刺入，针头接触骨面后，与针头线方向一致，进行下压撬剥粘连、瘢痕处，或使用针头端上挑并左右摆动，使其病变处感觉松动即可出针，不能在附着点上剥离，以免拨掉附着点肌肉纤维。

2）横行剥离法：当肌肉与韧带损伤后，与相邻的骨面发生粘连时，将破坏局部的动态平衡。肌肉、韧带收缩或拉长时会因与骨面的粘连面受牵拉或刺激引起疼痛。限制肢体的运动，治疗时，针头线与肌肉、韧带的纤维方向一致，针头垂直骨面刺入，当针头接触骨面后，针体左右摆动或针头撬动，将粘连在骨面上的肌肉、韧带从骨面上拨起，针下有松动感时出针。

3）撬开剥离法：当几种软组织粘连在一起，或因血肿机化形成包块，或软组织变性形成条索等时用此法。治疗时针头线与肌肉、韧带方向一致，针体垂直结瘢部位刺入，针头达病变处时，将瘢痕组织钝性分离，缓慢撬拨使其松动为度。

笔记

4）通透松解剥离法：对范围较大的粘连、板结、萎缩的软组织病变,可在病变中选一点进针头,把软组织之间的粘连剥离开,把与骨面的粘连松解剥离开。若是皮肤黏膜层间粘连时,可将减压针在一个进针口处深浅黏膜层间,进行360°的通透剥离松解,使板结粘连处变松软以达到治疗目的。

（三）临床应用

1. 各种软组织损伤造成的顽固性疼痛病症,椎管外手术后遗症等；风湿、类风湿关节炎,各种神经痛：如三叉神经痛、断肢痛、幻肢痛、坐骨神经痛等。

2. 神经系统疾病 五瘫（偏瘫、脑瘫、截瘫、婴儿瘫、大脑炎后遗症）；神经性耳聋等。

3. 股骨头坏死、各型颈椎病、肩周炎、腰椎间盘突出症、膝关节骨性关节炎和滑膜炎等。

4. 脊柱相关性疾病。

5. 皮肤科疾病 神经性皮炎、牛皮癣、带状疱疹后遗神经痛等。

十一、剑形针刀

（一）针具

剑形针刀包括针尖、针身和针柄。针尖设在针身的一端,针身的另一端设有针柄。该针尖呈剑头形,包括剑脊和剑刃（图4-34）。

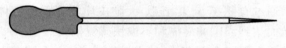

图4-34 剑形针刀

（二）操作方法

1. 纵行横摆法 该法适用于各种软组织所致的肌肉与肌肉、肌肉与骨骼、肌肉与韧带以及肌肉与筋膜之间粘连,或外伤所致的瘢痕挛缩。首先在病变点注入1%利多卡因注射液5ml,从进皮点到病灶处浸润麻醉。然后用剑形针刀纵行刺入皮肤和病灶处,将剑刃旋转90°,使剑刃进入病灶之间或骨与软组织之间横摆针柄,让剑锋在病灶内向两侧扩大,切开组织瘢痕或使骨质与变性组织之间完全彻底剥离开。

2. 纵进纵摆法 该方法用于脊柱两侧的穴位和四肢关节部位的瘢痕挛缩组织之间,顺肌肉纤维方向进针。进入病灶中时,再顺肌肉纤维方向纵摆剑锋,达到锐性松解挛缩瘢痕或减压的目的,适用于长形病灶。在操作过程中,穿过病变软组织层即可,切勿过深,以免伤及深层正常组织,一般每处1刀为宜,每次最多3~5处为宜。

（三）临床应用

剑形针刀疗法在临床上适用于慢性软组织损伤、陈旧性软组织损伤急性发作；外伤性滑膜炎、肌肉筋膜炎、末端病、增生性关节炎、周围性神经卡压、骨纤维管卡压综合征、腰椎综合征、骨骺炎、疲劳性骨膜炎、软组织损伤性自主神经功能紊乱即脊柱相关疾病,以及部分内科、骨伤科、外科疾病。

十二、神经触激术

针刀触激术是使用针刀进入人体特定的脊神经根和神经干、丛的体表定位区域，刺激脊神经根和神经干、丛部位的一种技术。包括脊神经触激术、周围神经触激术、颈交感神经触激术等。

（一）针具

普通针刀。

（二）操作方法

1. 神经触激术　①脊神经触激术：加强神经致敏现象，产生应激反应，致使该神经所支配的肌群受到抑制，从而使肌张力降低，抑制神经对肌肉的传入冲动，消除或减轻肌痉挛。②周围神经触激术：抑制过度痉挛的肌肉和神经，使该肌肉松弛，改善肌张力，矫正肌肉痉挛导致的畸形。③颈交感神经触激术：改善大脑供血。

2. 肌肉刺激术　通过针刀对肌肉的强刺激，增加肌肉收缩和舒张的频率，从而抑制异常姿势反射和运动模式，产生和利用正常的自发性姿势反射、平衡反射、调节肌张力，阻滞异常信号的传入和强化正常信号的传入，以消除或减轻痉挛。

（三）临床应用

适用于颈椎病、腰椎脊神经根源性腰腿疼痛，以及经其他疗法或针刀椎管外治疗无效的腰腿疼痛患者。痉挛性疾病，如脑瘫、偏瘫、截瘫、震颤麻痹、遗传性痉挛性截瘫等。

十三、中医筋骨三针疗法

中医筋骨三针疗法是在传统九针基础上，结合传统太极龙关针法与运动疗法等，进一步创新发明的中医微创针法。该疗法是沿十四经筋肌筋膜区带，按三阳经筋，三阴经筋，三关筋结治疗点定位法，循经诊断，松筋治疗。既具有微型针法松解筋结，分离粘连，也具有传统针灸，疏通经络、调整内脏功能。用于治疗筋伤病、骨伤病、慢性疼痛病及临床疑难病的治疗。

（一）针具

筋骨针针具是在《黄帝内经》所述传统九针（即镵针、员针、锃针、锋针、铍针、圆利针、毫针、长针和大针）基础上创新的中医微创针具。筋骨针具分为微型筋骨针与巨型筋骨针。

1. 微型筋骨针　微型筋骨针源于九针中的铍针、圆利针，针体细如银针，直径在0.3mm、0.5mm、0.6mm之间，长度有1cm、3cm、6cm、9cm，分为三种，已获得国家专利。微型筋骨针具有微创伤、无痛苦、疗效确切、安全可靠等特点，主要用于筋伤病、骨伤病、脊柱相关病、软组织损伤病、小关节病变及年老体弱、疾病较轻者（图4-35）。

2. 巨型筋骨针　巨型筋骨针源于九针中的大针、长针。该针具在太极龙关针法应用较多，针体较粗，属钝性松解，松解力度大，能起到大面积松解的效果（图4-36）。

（二）操作方法

1. 筋膜扇行松筋法　源于"太极龙关针法"中的苍龟探穴与青龙摆尾法，是创新治疗筋伤病变的复合针法。选用微型筋骨针在胸背或胸腹部筋结压痛点处，快速斜行进针达筋膜层，扇行分离软组织结节。主要用于软组织损伤病、胸背部、胸腹部肌筋

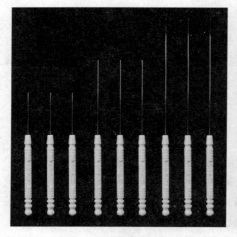

图 4-35　微型筋骨针

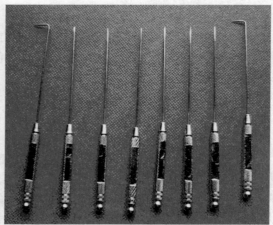

图 4-36　巨型筋骨针

膜炎。

2. 筋膜弹拨松筋法（青龙摆尾）　源于"太极龙关针法"中的青龙摆尾法。选用微型筋骨针在四肢（传统腧穴）筋膜间隙点或神经反射点，快速纵行进针 1cm，透过肌筋膜层，进行上下疏通 3 针，左右弹拨分离 3 针。（该针法禁忌提插切割，避免损伤血管神经）

3. 骨膜交叉叩刺法　源于"太极龙关针法"中的创新针法，根据《内经》中"夫邪客大络者，左注右，右注左。上下左右，与经相干，而布四末，其气无常处，不入于经俞，命曰缪刺"，"巨刺者，左取右，右取左也"的针法原理。选用微型筋骨针，在病变关节的交叉对应关节病变结节点，快速进针达骨膜层，进行骨膜快速叩刺法，每分钟 80～100 次，治疗类风湿关节炎或顽固性骨节疼痛。

4. 经筋飞挑法　属于十二皮部针法，是源于"太极龙关针法"中挑筋法的创新针法。选用微型筋骨针，沿四肢及躯干部经筋区带，按三道线：侧线（少阳经线）、前线（阴经线）、后线（阳经线），三道线间距 3cm 左右，由近端向远端轻快飞挑，针法要点：有响声、皮不破、不出血。适用于中风后遗症、末梢神经炎、神经根型颈椎病、椎管狭窄症所引起的四肢疼痛、麻木。

5. 末端筋膜旋刺法　又称为筋膜旋转叩刺法。该针法选取微型筋骨针，在人体九虚穴、四肢末端筋膜间隙（上八邪、上八风）或指节末端的筋膜点，快速旋转叩刺 3～6 针出针，松解末端筋膜间隙血管神经。对于肢体疼痛麻木的，可以捻转叩刺放血，对于慢性单纯麻木的，可以微叩浅刺不放血，以调整末梢神经。治疗危症、急症、痛症或肢体麻木症，具有快速确切疗效。

6. 筋孔旋转松筋术　源于家传"太极龙关针法"中的"过梁旋针法"，选用勺状巨型筋骨针，在椎间孔筋结孔处与脊柱夹角呈 60° 进针，浅切弹拨松筋 3～6 针，深层达外口，旋转松筋纤维隔、椎间盘的突出物 9～12 针。主治根性颈腰椎病。

（三）临床应用

1. 微型筋骨针适应证　适用于筋伤病、脊柱相关病、肌筋膜结节病变、软组织损伤、轻度颈肩腰腿痛、肌筋膜炎、肩胛提肌损伤、腰三横突综合征、肱骨外上髁炎、小关节病变,以及年老体弱者、风湿痹证、中风后遗症、癫痫、面部美容、减肥、有心脑血管病和畏惧针刺的患者等。

2. 巨型筋骨针适应证　适用于骨伤疑难病,如外伤后遗症、颈腰椎术后综合征、广泛的肌筋膜炎、强直性脊柱炎、股骨头坏死、骨性关节炎、神经卡压综合征、中风偏瘫、风湿痹证等疾病。

第三节　异常情况处理

针刀治疗属于非直视下的操作,医生无法直接看到针刀松解和刺激的部位,如果医生对解剖结构不够熟悉或者不按照规程操作,可能出现以下异常情况。

一、晕针

晕针是指在针刀治疗过程中患者出现晕厥的现象。

（一）表现

患者可突然出现精神疲倦、头晕目眩、面色苍白、恶心欲吐、多汗、心慌、四肢发冷、血压下降等现象,严重者神志不清,甚至晕厥。

（二）原因

1. 有些患者血管神经功能不稳定,多有晕厥史或肌内注射后的类似晕针史,采用针刀治疗时容易出现晕针刀现象。

2. 在饥饿、过度疲劳、大汗、泄泻、大出血后,患者正气明显不足,此时接受针刀治疗亦容易导致晕针。

3. 恐惧、精神过度紧张是不可忽略的原因,特别是对针刀不了解、怕针刀的患者。对针刀治疗过程中出现的正常针感(酸、胀、痛)和发出的响声往往使患者情绪紧张加剧。

4. 正坐位、仰靠坐位、颈椎牵引状态下坐位针刀治疗时,晕针发生率较高。卧位治疗时晕针发生率低。

（三）处理

1. 立即停止治疗,将针刀迅速拔出。

2. 扶患者去枕平卧,抬高双下肢,松开衣带,盖上薄被,打开门窗。

3. 症轻者静卧片刻,或给予温开水送服即可恢复。

4. 症重者,在上述处理的基础上,点按或针刺人中、合谷、内关穴。必要时温灸关元、气海,一般 2~3 分钟即可恢复。

5. 如果上述处理仍不能使患者苏醒,可考虑采取其他急救措施。

（四）预防

1. 初次接受针刀治疗的患者要先行做好解释工作,打消其顾虑。

2. 选择舒适持久的体位,一般都可采取卧位治疗。

3. 治疗前应询问患者病史、过去史,对有晕针史的患者及心脏病、高血压病患者,治疗时应格外注意。

4. 选择治疗点要精、少,操作手法要稳、准、轻、巧。

5. 患者在大饥、大饱、大醉、大渴、疲劳、过度紧张、大病初愈或天气恶劣时,暂不

145

做针刀治疗为宜。

6. 对个别痛觉敏感部位,如手、足部、膝关节部,或操作起来比较复杂、较费时间的部位,可根据情况用利多卡因局麻。必要时也可配合全麻、硬膜外麻醉等。

7. 对体质较弱、术中反应强烈、术后又感疲乏者,应让患者在候诊室休息 15～30 分钟,待恢复正常后再自行离开,以防患者在外面突然晕倒而发生危险。

二、针刀折断

在针刀手术操作过程中,针刀突然折断没入皮下或深部组织里,是针刀治疗意外之一。

(一)表现

针刀折断,残端留在患者体内,或部分针刀体露在皮肤外面,或全部残端陷没在皮肤、肌肉之内。

(二)原因

1. 针具质量不好,韧性较差。

2. 针刀反复多次使用,在应力集中处也易发生疲劳性断裂。针刀操作中借用杠杆原理,以中指或无名指做支点,手指接触针刀处是针刀体受剪切力最大的部位,也是用力过猛容易造成弯针的部位,所以也是断针易发部位,而此处多露在皮肤之外。

3. 长期使用消毒液造成针身有腐蚀锈损,或因长期放置而发生氧化反应,致使针刀体生锈,或术后不及时清洁刀具,针刀体上附有血迹而发生锈蚀,操作前又疏于检查。

4. 患者精神过于紧张,肌肉强烈收缩,或针刀松解时针感过于强烈,患者不能耐受而突然大幅度改变体位。

(三)处理

1. 术者一定要保持冷静,切勿惊慌失措。嘱患者不要紧张,切勿乱动或暂时不要告诉患者针断体内。保持原来体位,以免使针刀体残端向肌肉深层陷入。

2. 若断端尚留在皮肤之外一部分,应迅速用止血钳夹紧慢慢拔出。

3. 若残端与皮肤相平或稍低,但仍能看到残端时,可用左手拇、食指下压针孔两侧皮肤,使断端突出皮外,然后用止血钳夹持断端拔出体外。

4. 针刀断端完全没入皮肤下面,若断端下面是坚硬的骨面,可从针孔两侧用力下压,借骨面做底将断端顶出皮肤。或断端下面是软组织,可用手指将该部捏住将断端向上托出。

5. 若针刀断在腰部,因肌肉较丰厚,深部又是肾脏,加压易造成断端移位而损伤内脏。若能确定断针位置,应迅速用左手绷紧皮肤,用 2% 利多卡因在断端体表投影点注射 0.5cm 左右大小的皮丘及深部局麻。手术刀切开 0.5cm 小口,用刀尖轻拨断端,断针多可自切口露出。若断针依然不外露,可用小镊子探入皮肤内夹出。

6. 若断针部分很短,埋入人体深部,在体表无法触及和感知,必须采用外科手术探查取出。手术宜就地进行,患者不宜搬动移位。必要时,可借助 X 线照射定位。

(四)预防

1. 术前要认真检查针具有无锈蚀、裂纹,左手垫小纱布捋一下针刀体,并捏住针刀体摆动一下,试验其钢性和韧性。不合格的针刀坚决不用。

笔记

2. 针前应叮嘱患者,针刀操作时绝不可随意改变体位,尽量采取舒适耐久的姿势。

3. 针刀刺入深部或骨关节内治疗,应避免用力过猛,操作时阻力过大时,绝不可强力摆动。

4. 医者应熟练手法,常练指力,掌握用针技巧,做到操作手法稳、准、轻、巧。

5. 术后应立即仔细清洁针刀,洗去血污等,除去不合格针刀。一般情况下多次性针刀使用两年应报废。

三、出血

针刀刺入体内寻找病变部位,切开、剥离病变组织,因细小的毛细血管无处不在,出血是不可避免的。但刺破大血管或较大血管引起大出血或造成深部血肿的现象在基层临床中屡见不鲜,不能不引起临床工作者的高度重视。

（一）临床表现

1. 表浅血管　针刀拔出,针孔迅速涌出色泽鲜红的血液,多是因刺中浅部较小动脉血管。若是刺中浅部小静脉血管,针孔溢出的血多是暗红色。有的血液不流出针孔而瘀积在皮下形成青色瘀斑,或局部肿胀,活动时疼痛。

2. 肌层血管　针刀治疗刺伤四肢深层的血管后多造成血肿。损伤较严重,血管较大者,出血量也会较大,血肿非常明显,致局部神经受压而引起症状,可表现局部疼痛、麻木,活动受限。

3. 胸腹部血管　如刺破胸腹部血管,血液可流入胸腹腔,引起胸闷、咳嗽、腹痛等,失血过多可引起休克。

4. 椎管内出血　针刀松解黄韧带时,如果用力过猛或刺入过深可刺破椎管内动脉,易在椎管内形成血肿压迫脊髓。因压迫部位不同而表现不同的脊髓节段压迫症状。严重者可致截瘫。若是颈椎上段损伤,可影响脑干血供,出现生命危险。

（二）原因

1. 对施术部位血管分布情况了解不够,或对血管分布情况的个体差异估计不足。

2. 在血管比较丰富的地方施术,不按四步进针规程操作,也不问患者感受,强行操作,一味追求快。

3. 血管本身病变,如动脉硬化使血管壁弹性下降,壁内因附着粥样硬化物而致肌层受到破坏,管壁变脆,受到意外突然的刺激容易破裂。

4. 血液本身病变,如有些患者血小板减少,出凝血时间延长,血管破裂后,出血不易停止。凝血功能障碍的患者,一旦出血,常规止血方法难以遏制。

5. 某些肌肉丰厚处,深部血管刺破后不易发现,针刀术后又行手法治疗或在针孔处再行拔罐,造成血肿或较大量出血。

（三）处理

1. 表浅血管出血　用消毒干棉球压迫止血。手足、头面、后枕部等小血管丰富处,针刀松解后,无论出血与否,都应常规按压针孔 1 分钟。若少量出血导致皮下青紫瘀斑者,可不必特殊处理,一般可自行消退。

2. 较深部位血肿　局部肿胀疼痛明显或仍继续加重,可先做局部冷敷止血或肌注酚磺乙胺(止血敏)。24 小时后,局部热敷,理疗,按摩,外用活血化瘀药物等以加速

147

瘀血的消退和吸收。

3. 有重要脏器的部位出血 椎管内、胸腹内出血较多或不易止血者,需立即进行外科手术。若出现休克,则先做抗休克治疗。若出现急腹症则对症处理。

（四）预防

1. 熟练掌握治疗局部精细、立体的解剖知识。弄清楚周围血管运行的确切位置及体表投影。

2. 严格按照四步进针规程操作,施术过程中密切观察患者反应。认真体会针下的感觉,若针下有弹性阻力感,患者有身体抖动、避让反应,并诉针下刺痛,应将针刀稍提起、略改变进针方向再行刺入。

3. 术前应耐心询问病情,了解患者出、凝血情况,有无血小板减少症、血友病等,必要时,先做出凝血时间检验。若是女性,应询问是否在月经期,平素月经量是否较多等。

4. 术中操作切忌粗暴,应中病则止。若手术部位在骨面,松解时针刀刃应避免离开骨面,更不可大幅度提插。值得说明的是,针刀松解部位少量的渗血是有利于病变组织修复的,它既可以营养被松解的病变组织,又可以调节治疗部位生理化学的平衡,同时又可改善局部的血液循环状态等,是有利而无害的。

四、周围神经损伤

临床上治疗时,针刀多在神经、血管周围进行操作,如对各种神经卡压综合征的治疗。临床医生对神经的分布、走向等情况一般都掌握较好,所以针刀损伤周围神经的案例并不多。只有少数因医者针刀操作不规范,术后手法过于粗暴而出现神经损伤的,大多数也只引起强烈的刺激反应,遗留后遗症者极少。

（一）临床表现

1. 在针刀治疗过程中,突然有触电感或出现沿外周神经末梢或逆行向上放散的一种麻木感。若有损伤,多在术后 1 日左右出现异常反应。

2. 轻者可无其他症状,较重者可同时伴有该神经支配区内的麻木、疼痛、温度觉改变或运动功能障碍。

（二）发生原因

1. 解剖知识不全面,立体概念差,没有充分考虑人体生理变异。

2. 麻醉（局麻、神经阻滞麻醉、全身麻醉）后实施针刀手术,特别是在肌肉丰厚处,如腰、臀部的治疗时针刀刺中神经干,患者没有避让反应或避让反应不明显而被忽视。

3. 盲目追求快针,强刺激,采用重手法操作而致损伤。

4. 针刀术后,用手法矫形时过于粗暴,夹板固定太紧、时间太久。

（三）处理

1. 出现神经刺激损伤现象,应立即停止针刀操作。若患者疼痛、麻木明显,可局部先行以麻药、类固醇类药、维生素 B 族药配伍封闭。

2. 24 小时后,给予热敷、理疗、口服中药,按照神经分布区行针灸治疗。

3. 局部轻柔按摩,在医生指导下加强功能锻炼。

（四）预防

1. 严格按照四步进针规程操作。病变部位较深者,治疗时宜摸索进针,若刺中条索状坚韧组织,患者有触电感沿神经分布路线放射时,应迅速提起针刀,稍移动针刀位置后进针。

2. 在神经干或其主要分支循行路线上治疗时,不宜局麻后进行针刀治疗,也不宜针刀手术后向手术部位注射药物,如普鲁卡因、氢化可的松、酒精等,否则可能导致周围神经损害。

3. 术前要检查针具是否带钩、毛糙、卷刃,如发现有上述情况应立即更换。

4. 术后手法治疗一定不要粗鲁,特别是在腰麻或全麻下手法矫形,患者没有应有的避让反应,最易造成损伤。

针刀操作时忌大幅度提插。但需注意的是,刺伤神经出现的反应与刺中经络引起的循经感传现象有着明显的区别,不可混淆。刺伤神经出现的反应是沿神经分布线路放射,有触电感,其传导速度异常迅速,并伴有麻木感。刺中经络或松解神经周围变性软组织时,患者的感觉是酸胀,沉重感,偶尔也有麻酥感,其传导线路是沿经络线路,其传导速度缓慢,术后有舒适感。

五、创伤性气胸

针刀引起创伤性气胸是指针具刺穿了胸腔且伤及肺组织,气体积聚于胸腔,从而造成气胸,出现呼吸困难等现象。

（一）临床表现

患者突然胸闷、胸痛、气短、心悸,严重者呼吸困难、发绀、冷汗、烦躁、恐惧,到一定程度会发生血压下降、休克等危急现象。患侧肋间隙变宽,胸廓饱满,叩诊鼓音,听诊肺呼吸音减弱或消失,气管可向健侧移位。如气窜至皮下,患侧胸部、颈部可出现握雪音,X 线胸部透视可见肺组织被压缩现象。

（二）原因

主要是针刀刺入胸部、背部和锁骨附近部位过深,针具刺穿了胸腔且伤及肺组织,气体积聚于胸膜腔而造成气胸。

（三）处理

一旦发生气胸,应立即出针刀,采取半卧位休息,要求患者心情平静,切勿恐惧而反转体位。一般漏气量少者,可自然吸收。同时要密切观察,随时对症处理,如给予镇咳消炎药物,以防止肺组织因咳嗽扩大伤口,加重漏气和感染。对严重病例,如发现呼吸困难、发绀、休克等现象需组织抢救,如胸腔排气、少量慢速输氧、抗休克等。

（四）预防

针刀治疗时,术者必须思想集中,选好适当体位,根据患者体型肥瘦,掌握进针深度,施行手法的幅度不宜过大。对于胸部、背部等施术部位,不宜过深,以免造成气胸。

六、内脏损伤

针刀引起内脏损伤是指针刀刺入内脏周围过深,针具刺入内脏引起损伤,从而出现各种内脏损伤的症状。

（一）临床表现

刺伤肝、脾时,可引起内出血,患者可感到肝区或脾区疼痛,有的可向背部放射;如出血不止,腹腔内聚血过多,会出现腹痛、腹肌紧张,并有压痛及反跳痛等急腹症症状。

刺伤心脏时,轻者可出现强烈的刺痛;重者有剧烈的撕裂痛,引起心外射血,立即导致休克、死亡。刺伤肾脏时,可出现腰痛,肾区叩击痛,呈血尿,严重时血压下降、休克。刺伤胆囊、膀胱、胃、肠等空腔脏器时,可引起局部疼痛、腹膜刺激征或急腹症症状。

（二）原因

主要是术者缺乏解剖学知识,对施术部位和其周围脏器的解剖关系不熟悉,加之针刀刺入过深而引起的后果。

（三）处理

损伤严重或出血明显者,应密切观察,注意病情变化,特别是要定时检测血压。对于休克、腹膜刺激征,应立即采取相应措施进行抢救。

（四）预防

掌握重要脏器部位的解剖结构,明了躯干部施术部位的脏器组织。操作时,注意凡有脏器组织、大的血管神经处都应避免深刺。肝、脾、胆囊肿大及心脏扩大的患者,胸、背、胁、腋的部位不宜深刺。

七、感染

在针刀治疗过程中,针刀闭合性手术都需深入肌腱、关节间隙、软组织深部进行切开、剥离,一旦感染就会造成表皮及深层组织脓肿,所以无菌操作非常重要。

（一）临床表现

1. 术后 3～4 天后,切口疼痛不减轻反而增重,或者切口疼痛一度减轻后又加重。

2. 体温升高,术后有微热已经下降,而后体温又有上升者。

3. 切口组织发硬、水肿紧胀感、有压痛、且逐渐增重,或切口部皮肤持续红肿。组织深部反应:筋膜以下的感染有特殊性,即切口表面只有轻度发红,或根本无发红,但局部肿胀压痛和自觉痛则明显;如果体温持续不降或温度再度升高,切口肿胀表现有增无减,而体温却不再升高,甚至反有下降者,可能脓肿已经形成。

（二）原因

1. 适应证选择不当,患者全身状态不佳,对疾病抵抗力及抗感染能力低下,如体质衰弱,患有糖尿病、贫血等疾病,切口有污染时则可酿成感染。

2. 患者已有深部或浅部感染灶,如深部原有炎症,或浅部有毛囊炎、窦道等未被发现或未予重视。

3. 在治疗过程中,无菌操作不严格,有污染的可能。手术器械、手套、敷料、棉球、泡镊桶、镊子等物灭菌未达到要求。戴手套时有菌区与无菌区区分不严格,穿戴过程中被污染。又如在刀具、敷料传递过程中被污染。皮肤消毒不严格,消毒面积较小,消毒次数不够。碘酊、酒精、器械浸泡液等浓度不够。

（三）处理

1. 全身处理,给予抗生素,用量要足够,时间也要足够。

2. 外敷用碘伏、消炎药、罗红霉素软膏,定时换药。

3. 必要时做脓肿试穿,有脓者予以及时切开引流。凡切开引流者,引流口一定要足够大,而且要"底小口大"才能引流充分。如果只切小口,则引流不畅,不仅拖延病程,而且对组织的破坏会更大。

4. 如对感染的处理经验不足,应请专业医师来处理。

（四）预防

对待切口感染的态度，最根本的是预防，而不是治疗。要从杜绝污染着手，术前消毒，术后用无菌敷料，嘱其三日内切口不可沾水，若切口有红肿者，应口服或外敷消炎药。针刀手术切口小，几乎不见裂痕，本不易感染，所以感染的事不易发生。但是，针刀术后确有感染者，所以对感染问题必须认真对待。

1. 室内定期用紫外线消毒灭菌，治疗台上的床单要经常换洗、消毒。

2. 针刀术中使用的所有器械均需高压蒸汽消毒灭菌。一支针刀只能在一个患者身上使用，不可用一支针刀给多个患者进行治疗，以防不同患者交叉感染。一次性针刀只能一个患者应用，用后应马上废弃。

3. 术时医生、护士应穿干净的工作服，戴帽子和口罩，医生要戴无菌手套。连续给不同患者做针刀治疗时，应更换无菌手套。术野皮肤充分消毒，选好治疗点，以定点为中心开始逐渐向周围至少 10cm 以上涂擦，不可由四周再返回中心。术中护士递送针刀等手术用具时，均应严格按照无菌操作规程进行。不可在手术人员的背后传递针刀及其他用具。术毕迅速用无菌敷料覆盖针刀口，若同一部位有多个针刀口，可用无菌纱布覆盖、包扎。嘱患者 3 日内不可在施术部位洗擦。3 日后，可除去包扎。

（郭长青　张正　刘福水　张义）

学习小结

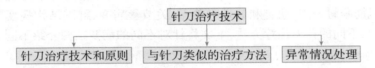

复习思考题

1. 基本针刀治疗方法有哪些？

2. 针刀治疗原则有哪些？

3. 针刀治疗引起的出血、周围神经损伤、感染的处理方法有哪些？

第五章

针刀技术临床应用

学习目的

通过学习,掌握触发点、附着点病变、腱围结构病变点、关节囊病变点、高张力点针刀治疗方法。熟悉周围神经卡压点、神经触激点针刀治疗方法。

学习要点

触发点、附着点病变、腱围结构病变点、关节囊病变点、高张力点针刀治疗方法。

前文提到了十二经筋循行分布及其结筋病灶点,其中包括了多种不完全相同的病理变化,如肌筋膜触发点、肌腱和韧带附着点、关节囊病变、腱围结构病变等。不同的病变结构需要不同的针刀治疗方法,下文将针对不同的病变结构介绍不同的针刀治疗技术。

第一节　肌筋膜触发点

肌肉与筋膜是人体重要的组成部分,是维持人体结构、保持姿势和人体运动功能的基础,也是在日常生活中易于损伤的部位。它们的损伤不仅会引起疼痛和关节功能障碍,影响人体的运动功能,有些损伤还会影响人体内脏的功能活动。肌筋膜损伤引起的疼痛和功能障碍也是患者临床最常见的就诊原因。然而一直以来,我们对肌筋膜疼痛的原因和机制的研究比较少,治疗的方法和疗效有限。美国学者 Janet Travell 关于"肌筋膜触发点"概念的提出,以及对临床表现、诊断和治疗方面的一系列研究,使我们对肌肉骨骼疼痛从基础到临床有了一个全新的认识。

触发点引起的肌筋膜性疼痛是最常见的引起全身各部位疼痛的原因,某些慢性疼痛的患者中,80%的人都是肌筋膜触发点引起的疼痛。在触发点引起的肌筋膜痛中,患者主诉通常是正常肌肉或非肌肉结构内部或周围的某种传导性症状。例如,在头颈部,患者会主诉头痛、牙痛、鼻窦痛、下颌关节痛等,但对这些部位的临床检查并不会发现任何局部病理性改变。实际上,大多数不明原因引起的疼痛,特别是隐隐的深部酸痛,都可能源于肌筋膜触发点。

紧绷肌带上可触摸到的结节,并有高度局限化的压痛及特征性的引传痛、局部抽搐反应、自主神经现象,以及肌肉运动功能障碍(牵拉受限或收缩无力)。

由激痛点所引起的疼痛即引传痛,但感觉常常在远处。据统计,只有不到30%的肌筋膜激痛点产生的疼痛在局部区域,大部分的疼痛在激痛点的远处。每条肌肉的激痛点都有其特定的引传痛形式。引传痛区域通常出现在肌腱(肌肉起止点)或邻近区域,这些部位所发现的卫星激痛点是由肌腹的中央激痛点继发而来。而一个区域的引传痛往往不是一块肌肉的激痛点引起,而是多块肌肉的激痛点叠加所致。

在激痛点上施压,患者有指认的熟悉感的剧烈疼痛时称为活动性激痛点;反之为潜伏性激痛点。二者均会引起显著的运动功能障碍,只是程度不同而已。潜伏性激痛点可以由急慢性损伤和神经根病变而被激活,活动性激痛点也可以在休息或缺乏诱因的情况下自动回复到潜伏状态。依其引起疼痛的原因可分为主要激痛点、卫星激痛点和关联激痛点:①主要激痛点(中央性激痛点)是引起疼痛最根本的原因。②卫星激痛点大多出现在主要激痛点的引传区内,也可发生在主要激痛点肌肉的协同肌、拮抗肌上,或与主要激痛点有相同神经源的肌肉上。主要激痛点解决后,卫星激痛点大部分可以消失,但仍有部分因长期代偿、拮抗主要激痛点的肌肉,组织损伤无法自我修复而继续成为致痛原因。③一条肌肉上激痛点发生的同时,与它有关的另外的肌肉也产生了激痛点,称为关联激痛点,原因可能是前块肌肉继发的,也有可能是它们受到了同一伤害源所致。

目前治疗触发点病变的手段有很多,包括牵张和冷喷雾、肌肉能量技术、干针、针刺等手段。所有触发点病变都可以采用针刀治疗,特别是同时伴有肌肉内筋膜硬化的触发点病变特别适合针刀治疗。

先采用平滑式触诊或钳捏式触诊确定触发点所在的紧张带,拇指与食指或者食指与中指固定紧张带位置。在触发点处定位,刀口线与肌纤维方向一致,针刀体与皮肤垂直,针刀刺入皮肤,针刀尽可能准确地达到触发点表面筋膜时可出现阻力感,调转针刀体使之与紧张带平行,刀口线与紧张带垂直,在紧张带表面沿垂直于紧张带方向将其表面筋膜横行切开。

一、斜方肌

(一)简介

斜方肌覆盖于颈肩后部,分为上、中、下三部分,各部分纤维走向和功能都不同。上斜方肌与身体其他肌肉一样,经常有触发点引发引传痛,沿颈后外侧耳后向颞区传导的疼痛和压痛,也是颞区头痛或颈源性头痛的主要原因。下斜方肌内触发点主要向颈后和相邻乳突、肩胛骨上部以及肩胛骨之间传导疼痛和压痛。中斜方肌触发点较少见,向脊柱和肩胛骨之间投射疼痛。

(二)体表定位(图5-1-1)

1. 触发点1　上斜方肌内触发点是人体内最常见的触发点。其位于上斜方肌前缘中部及向前附着于锁骨的垂直肌纤维上。患者坐位或仰卧位,耳朵轻微靠近肩膀,使肌肉处于松弛的位置,采用钳捏式触诊,把上斜方肌游离缘的整

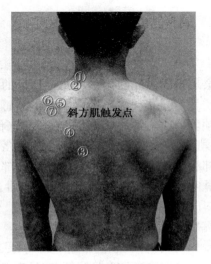

图5-1-1　斜方肌触发点

153

块肌肉从下方的冈上肌和肺尖上捏起。使肌肉在其他手指和拇指之间滚动，沿肌纤维走行方向触诊是否存在紧绷肌带和结节部位，通常在结节处和紧绷肌带处定为触发点。

2. 触发点 2　位于触发点 1 尾端稍外、走向较水平的上斜方肌纤维中间。在触发点 1 下方较深部的纤维内，用上述钳捏法寻找以定位触发点 2。

3. 触发点 3　是下斜方肌内一个非常常见的重要触发点，通常位于肌肉外缘，靠近肌纤维与肩胛骨内缘相交的地方，有时也可能在肩胛骨下角的高度或略低的位置。在上述区域内用手指滑动触摸紧绷的肌带，通常会在紧绷肌带内摸到纽扣大小的结节。

4. 触发点 4　位于下斜方肌外侧肌纤维走行区域，手指触摸到紧绷肌带后，在紧绷肌带的端点处可能存在压痛性硬结。

5. 触发点 5　中斜方肌的触发点可出现在中斜方肌的肌纤维中部。采用平滑式触诊的方法在走向几乎平行的纤维中部寻找压痛点，通常在肩胛内上角内侧 1cm 处。

6. 触发点 6　位于中斜方肌纤维内靠近肩峰的肌肉肌腱联合部位，在此肌纤维走行区域内采用平滑式触诊以寻找压痛点。

7. 触发点 7　通常出现在中斜方肌上部的肌纤维走行区域内，这个触发点通常位置比较表浅，在皮肤下方肌筋膜上，透过皮肤的掐捏可刺激该触发点产生局部的疼痛。

（三）针刀治疗

按照上述各触发点的定位方法，标记各触发点后，进针刀时左手拇指固定进针刀点，右手持针刀，将针刀体与皮肤面垂直，刀口线与斜方肌肌纤维方向一致，按进针刀四步规程，将针刀迅速刺入皮下，针刀到达紧张肌带时可出现阻力感，在紧张带表面纵行切开，针刀下有松动感后出针刀。如遇结节、条索状物和酸胀感时，针刀先触及结节筋膜表面，由浅层向深层依次切开，但勿穿透下层肌腹，针刀下有松动感后出针刀。术毕，局部压迫止血 1 分钟后，创可贴覆盖针眼。

松解触发点 1 时，患者仰卧，从前方进针刀，避免刺穿肺尖。松解触发点 2 时，患者侧卧位，把肌肉从肺尖上方提起，从后方进针刀。松解触发点 3 时，针刀应指向前方直对的肋骨，应避免刺入肋间隙。

二、胸锁乳突肌

（一）简介

胸锁乳突肌通常有多个触发点，其传导痛也会表现出不同的模式。每一部分的触发点均能诱发不同的自主神经现象或本体感受紊乱。胸锁乳突肌胸骨部触发点通常将疼痛传导至头顶、枕区、颊区、眼睛上方、喉部和胸骨等部位。锁骨部触发点通常将疼痛向前额和耳部传导。胸锁乳突肌尾部由两条肌肉组成：胸骨部（靠内侧、斜向、位置较浅），锁骨部（靠外侧、位置较深）。头端两部分肌肉汇合在乳突上。

（二）体表定位（图 5-1-2）

定位胸锁乳突肌触发点时，患者坐位或仰卧

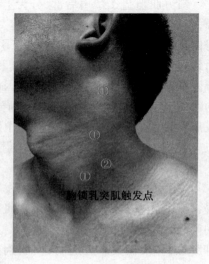

图 5-1-2　胸锁乳突肌触发点

笔记

位,头偏向检查侧,耳朵贴向肩膀,使检查一侧肌肉略微松弛。医生用拇指和其他手指把肌肉与颈部下方的组织结构分开,先用手指在中部肌腹附近固定整块肌肉,然后分别触诊浅层和深层肌肉,检查紧绷肌带和深部压痛。

1. 触发点1　通常位于胸骨端肌肉的肌腹压痛部位,可能在靠近肌腹肌纤维走行的上、下端,或者见于肌腹中部。

2. 触发点2　通常位于锁骨端肌肉肌腹的压痛部位,位置较触发点1更深。

（三）针刀治疗

按照上述各触发点的定位方法,标记各触发点后,进针刀时左手拇指固定进针刀点,右手持针刀,将针刀体与皮肤面垂直,刀口线与肌纤维方向一致,按进针刀四步规程,将针刀迅速刺入皮下,针刀到达紧张肌带时可出现阻力感,在紧张带表面纵行切开,针刀下有松动感后出针刀。如遇结节、条索状物和酸胀感时,针刀先触及结节筋膜表面,由浅层向深层依次切开,但勿穿透下层肌腹,针刀下有松动感后出针刀。术毕,局部压迫止血1分钟后,创可贴覆盖针眼。

另外,肌腱在锁骨附着处的压痛可通过松解该肌腹其他部位的触发点使其得到缓解,一般情况下不需要单独松解,如果确实需要松解,需注意防止刺穿肺尖、造成气胸。

三、夹肌

（一）简介

夹肌包括头夹肌和颈夹肌。头颈夹肌向下附着于下颈椎和上胸椎的棘突;向上,颈夹肌附着于上颈椎横突,头夹肌附着于颅骨的乳突。颈夹肌和头夹肌均位于头半棘肌和其他椎体旁肌肉的浅处、斜方肌深处、肩胛提肌内侧。头夹肌的触发点传导痛常出现在头顶。颈夹肌的触发点放射痛常传导至枕区,并穿过颅区,蔓延到眶后,形成“脑仁痛”。颈夹肌的疼痛有时还向下传导到上肢和颈根部。

（二）体表定位（图5-1-3）

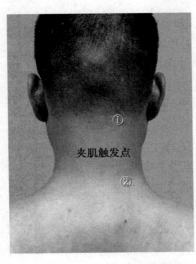

图5-1-3　夹肌触发点

1. 触发点1　位于头夹肌上段肌腹中央,在肌肉与上斜方肌上缘相交处,约与C_2等高,靠近椎动脉尾端。定点时可使用平滑式触诊定位,通常在由前方胸锁乳突肌、后方上斜方肌和尾侧肩胛提肌构成的小三角形区域内进行皮下触诊。医生把一根手指放在胸锁乳突肌的后内侧、枕骨下方,让患者把脸转向同侧,头对抗医生施加的轻微阻力伸展,即可触诊到头夹肌斜向纤维的收缩,在此肌纤维上触诊其紧绷肌带和触发点。

2. 触发点2　位于颈夹肌中部,可将触诊手指在约与C_7棘突等高的位置（颈角稍上方外侧约2cm处）向前滑动到上斜方肌游离缘,到达或超过肩胛提肌,给予一个向内、朝向脊柱的压迫,如果引起疼痛,则可能是颈夹肌的一个触发点。

（三）针刀治疗

按照上述各触发点的定位方法,标记各触发点后,进针刀时左手拇指固定进针刀点,右手持针刀,将针刀体与皮肤面垂直,刀口线与肌纤维方向一致,按进针刀四步规程,将针刀迅速刺入皮下,针刀到达紧张肌带时可出现阻力感,在紧张带表面纵行切开,针刀下有松动感后出针刀。如遇结节、条索状物和酸胀感时,针刀先触及结节筋膜表面,由浅层向深层依次切开,但勿穿透下层肌腹,针刀下有松动感后出针刀。术毕,局部压迫止血1分钟后,创可贴覆盖针眼。

头夹肌进针刀时,患者采取健侧卧位,枕头放在颈和肩之间支撑头部,使头颈不发生弯曲和转动。将针刀从颈后三角区(椎动脉穿过此区)下外侧刺入。因椎动脉暴露于 C_1 头侧,因此,进针刀时不应选取 C_{1-2} 间隙进针刀。颈夹肌松解过程中,少数患者会伴随相应触发点的放松而发生强烈的自主神经刺激而发生晕厥,应注意避免。

四、枕下肌群

(一)简介

枕下肌群包括头后大直肌、头后小直肌、头下斜肌、头上斜肌。枕下肌群的传导痛通常是一种头部深处难以定位的疼痛,从枕区向前放射到眶区。它们都是引起头痛常见的根源。四块肌肉中,有三块附着于枕区,另一块连接枢椎棘突和寰椎横突,只影响头部转动。四块肌肉均为双侧肌,位于枕下区内,位置较深,其功能都是参与并控制头上下摇动、点头、旋转和侧屈等动作。

(二)体表定位(图5-1-4)

运用平滑式触诊检查,患者俯卧位或坐位,放松,医生站在患者头后,触诊枕下部位的肌肉张力和压痛。

(三)针刀治疗

按照上述触发点的定位方法,标记触发点后,进针刀时左手拇指固定进针刀点,右手持针刀,刀口线与颈椎纵轴平行,针刀体与项下部皮肤约呈30°、与枕骨下项线骨面垂直,快速刺入皮肤,直达骨面,纵向切开,如遇结节、条索状物和酸胀感时,针刀先触及结节筋膜表面,由浅层向深层依次切开,针刀下有松动感后出针刀。术毕,局部压迫止血1分钟后,创可贴覆盖针眼。进针刀时应避开枕下正中三角区域,其内同行椎动脉和脊髓硬膜,注意避免损伤。

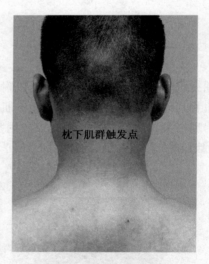

图5-1-4 枕下肌群触发点

五、斜角肌

(一)简介

斜角肌分为前斜角肌、中斜角肌、后斜角肌、小斜角肌。斜角肌的放射性疼痛可向前、外和后侧放射——向前传导至胸部;向后传导至肩胛骨上脊椎缘及其内侧;向外沿上臂前侧和后侧向下传导,跨越肘关节重新出现在前臂桡侧,并可延伸至拇指和食指。

(二)体表定位(图5-1-5)

1. 触发点1 前斜角肌的触发点位于胸锁乳突肌锁骨部后缘,前斜角肌的肌腹压

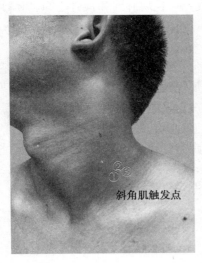

图 5-1-5 斜角肌触发点

痛点处,有颈外静脉穿过。前斜角肌触发点的位置大致与颈外静脉跨越前斜角肌处的高度相当。

2. 触发点 2 中斜角肌的触发点位于臂丛神经纤维束的沟(在锁骨后方摸到锁骨下动脉搏动处)的后侧,上斜方肌游离缘前方,中斜角肌肌纤维比前斜角肌更大,其压痛处通常会有结节点。

3. 触发点 3 后斜角肌的触发点位于中斜角肌后方,后斜角肌很难触及,它位于中斜角肌背侧,走向比中斜角肌更水平,从肩胛提肌前方经过,必须在肩胛提肌与上斜方肌相交处将肩胛提肌推向一侧,才能触及。后斜角肌的触发点通常为肌腹的压痛点或结节处。

（三）针刀治疗

松解前、中斜角肌时,患者应仰卧,头略转向对侧,另外,用枕头将头和肩稍垫高可以帮助胸锁乳突肌和斜方肌变松弛。进针刀时左手拇指固定进针刀点,并将胸锁乳突肌锁骨部和颈外静脉推向一侧,触诊该斜角肌的紧绷肌带,寻找压痛点,标记后,针刀应在肺尖上方较远处刺入(至少在锁骨上方 4cm 处),刀口线与肌纤维方向一致,按进针刀四步规程,针刀快速刺入皮下,针刀到达紧绷肌带时可出现阻力感,对紧张的肌筋膜以点刺 3～5 次为主,针刀下有松动感后出针刀。如遇结节、条索状物和酸胀感时可切开,但此部位操作切记要轻浅准确,针刀下有松动感后出针刀。术毕,局部压迫止血 1 分钟后,创可贴覆盖针眼。

后斜角肌进针刀时,患者健侧卧位,头向患侧微倾,使上斜方肌松弛,医生站于背侧,先用左手将上斜方肌推向一边。在颈根处定位从斜方肌下行出的肩胛提肌,再在其前方定位后斜角肌,针刀应从后方刺入后斜角肌的触发点进行松解。

六、冈上肌

（一）简介

冈上肌内侧附着于冈上窝,外侧附着于肱骨头大结节。冈上肌触发点的传导痛表现为肩部三角肌中部的酸痛,部分沿手臂向下延伸,疼痛还可能集中在肱骨外上髁,极少数情况下会传导至手腕部。

（二）体表定位（图 5-1-6）

冈上肌触发点位于冈上肌外侧肌肉肌腱联合部位的区域。另外,也会在冈上肌肌腱盂肱关节囊上的附着处。患者采取俯卧位或坐位,医生在肩胛冈稍上方、肩胛骨脊椎缘外侧几厘米处平滑式触诊肌纤维中部,寻

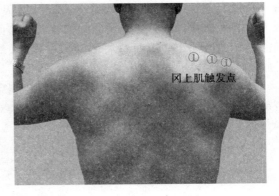

图 5-1-6 冈上肌触发点

找紧绷肌带或结节点定位内侧的触发点。外侧触发点可在肩胛冈和锁骨之间、肩峰内侧触诊。

（三）针刀治疗

患者俯卧位，先触诊定位内侧中心触发点，针刀向下朝向肩胛窝，在上斜方肌边缘后下方进入，刀口线与肌纤维走行一致，按进针刀四步规程，经皮肤、皮下组织，直达冈上窝骨面，纵向切开，如遇结节、条索状物和酸胀感时，针刀先触及结节筋膜表面，由浅层向深层依次切开，针刀下有松动感后出针刀。术毕，局部压迫止血1分钟后，创可贴覆盖针眼。

松解冈上肌外侧触发点区时，刀口线与肌纤维走行一致，针刀体与皮肤呈90°，按进针刀四步规程，直达骨面，纵向切割，针刀下有松动感后出针刀。另外，还需注意针刀如果从锁骨后触发点内侧进入，极少数情况下会进入肋廓，应注意避免此情况。

七、冈下肌

（一）简介

冈下肌向内附着于肩胛骨冈下窝，向外附着于肱骨大结节。其常见触发点的传导痛集中在前三角肌深处和肩关节，并沿上臂和前臂的前后侧向下延伸，有时还会放射至手掌尺侧。疼痛偶尔向枕下区和颈后区传导。

（二）体表定位（图5-1-7）

触发点最常位于肩胛冈最内侧四分之一中点处。也可能在肩胛冈中点的内侧、远端及肩胛骨外缘。有时候在肩胛骨脊椎缘处也可发现点状压痛区域。触诊时，患者采取俯卧位或坐位，医生采用平滑式触诊常可发现肌肉内存在多个压痛点或紧绷肌带结节。

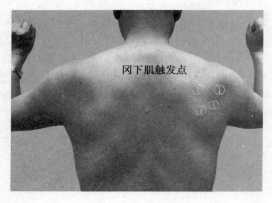

图5-1-7 冈下肌触发点

（三）针刀治疗

患者采取俯卧位，双手交叠，额头置于手上，标记相应区域触发点后，仔细触摸并确定触发点处条索、硬结或张力增高的不同，左手拇指固定进针刀点，右手持针刀，刀口线与肌纤维走行一致，与皮肤呈90°进针刀，按进针刀四步规程，将张力增高处切开，如遇结节、条索状物和酸胀感时，针刀先触及结节筋膜表面，由浅层向深层依次切开，有松动感后出针刀。术毕，局部压迫止血1分钟后，创可贴覆盖针眼。

针刀到达肩胛骨后，不可过度用力，以免刺穿肩胛骨，引起气胸。冈下窝的某些部位可能像纸一样薄，医生必须意识到这种情况，对于针刀在此区域内遇到的阻力应保持警惕。

八、大圆肌

（一）简介

大圆肌附着于肩胛骨，而背阔肌附着于胸壁。大圆肌触发点的传导痛可向上深入三角肌后部。其肌腱与背阔肌肌腱汇合成一小段距离后,附着于肱骨结节间沟内缘。这两块肌肉一起构成腋后褶(腋窝的后侧壁)。

（二）体表定位（图5-1-8）

大圆肌最常见的触发点位于靠近外侧肌肉的肌腱联合处。触诊时,医生用拇指在肩胛骨边缘运用平滑式触诊,可发现紧绷肌带或结节点。另外,大圆肌还可能出现两个触发点:在腋后褶(腋窝后壁)内被背阔肌环绕的肌肉中部可能存在一个触发点;在大圆肌内侧,在肩胛骨后表面之上可能存在一个触发点。

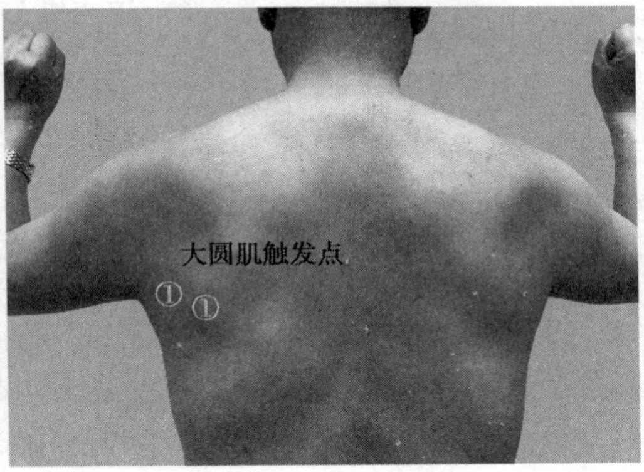

图 5-1-8　大圆肌触发点

（三）针刀治疗

按照上述触发点1的定位方法,标记触发点后,进针刀时左手拇指固定进针刀点,右手持针刀,刀口线与肌纤维方向一致,针刀体与腋部皮肤成75°,按进针刀四步规程,将针刀迅速刺入皮下,直达肩胛骨外侧缘骨面,纵向切开,亦可调转刀口线90°,切开肌腱2～3次,针刀下有松动感后出针刀。如遇结节、条索状物和酸胀感时,针刀先触及结节筋膜表面,由浅层向深层依次切开,但勿穿透下层肌腹。术毕,局部压迫止血1分钟后,创可贴覆盖针眼。

对大圆肌肌腱处触发点松解时,需注意针刀直达骨面,不要误入胸膜腔,以免造成气胸。

九、三角肌

（一）简介

三角肌为表浅肌肉,前部覆盖肱骨头,主要作用为屈曲上臂,中部主要充当上臂展肌,后部主要充当上臂伸肌,肌肉三部分均辅助上臂做外展运动。前、中、后部纤维近端分别附着于锁骨、肩峰和肩胛冈,远端附着于肱骨三角肌粗隆。三角肌局部的触发点疼痛不会传导很长距离,只是在肌肉局部扩散(前、中或者后部)。

（二）体表定位（图5-1-9）

1. 触发点1　三角肌前部的肌筋膜触发点位于此部分肌肉的中间,常靠近肌肉前缘。患者放松,上臂垂直外展30°,医生在触发点区域内横向进行弹拨式触诊来寻找压痛点。前三角肌的触发点常靠近头静脉。

2. 触发点2　中三角肌肌纤维走行相互交错,相对于三角肌的前部和后部,肌带较短,肌纤维紧绷。其触发点位置也比较分散,可能出现在中部肌纤维的任何部位。一般需要通过弹拨式触诊来寻找。

3. 触发点3　三角肌后部触发点位于肌纤维后部肌腹中间,沿肌肉后缘分布,可通过局部按压或弹拨式触诊来探查。

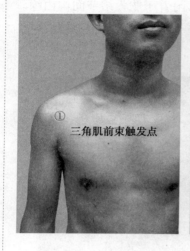
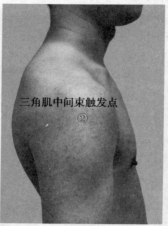
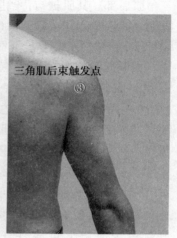

图 5-1-9　三角肌触发点

（三）针刀治疗

按照上述各触发点的定位方法,标记各触发点后,进针刀时左手拇指固定进针刀点,右手持针刀,将针刀体与皮肤面垂直,刀口线与肌纤维方向一致,按进针刀四步规程,将针刀迅速刺入皮下,针刀到达紧张肌带时可出现阻力感,在紧张带表面纵向切开,针刀下有松动感后出针刀。如遇结节、条索状物和酸胀感时,针刀先触及结节筋膜表面,由浅层向深层依次切开,但勿穿透下层肌腹,针刀下有松动感后出针刀。术毕,局部压迫止血 1 分钟后,创可贴覆盖针眼。操作前三角肌触发点时应避开头静脉,避免引起出血。

十、肩胛提肌

（一）简介

肩胛提肌肌纤维向上附着于上四节颈椎的横突,向下附着于肩胛骨上角区。肩胛骨固定时,肩胛提肌辅助颈椎向同侧转动,两侧肌肉同时作用可控制颈部屈曲。肩胛提肌的触发点可导致患者颈部转动明显受限。

（二）体表定位（图 5-1-10）

1. 触发点 1　位于肩胛提肌颈角位置。触诊时,患者面部和颈部稍转向触诊侧,使肩胛提肌与上斜方肌松弛,将上斜方肌充分向后推,使肩胛提肌暴露,采用钳捏式触诊寻找触发点。

2. 触发点 2　位于肩胛提肌的肩胛上角肌纤维附着处。弹拨式触诊时,可在肩胛上角上方横跨的肌纤维上进行触诊,可感到附着区内的硬结和压痛。

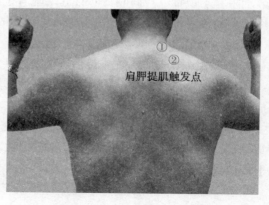

图 5-1-10　肩胛提肌触发点

（三）针刀治疗

触发点 1 松解时，左手固定肩胛提肌，右手持针刀，刀口线与躯干纵轴下段呈 15°（与肩胛提肌肌纤维平行），针刀体与外侧面呈 60°。按进针刀四步规程，将针刀快速刺入皮肤，深度为 1～1.5cm，如遇紧绷肌带，针刀下会有阻力感，此时，在紧张肌带表面沿肌纤维走行纵行切开，针刀下有松动感后，出针刀。如遇有结节、条索状物，应调转刀口线 90°，由浅入深依次切开，但勿穿透肌腹，针刀下有松动感后，出针刀。局部压迫止血 1 分钟后，创可贴覆盖针眼。

触发点 2 松解，进针刀时，刀口线与肌纤维走向平行，针刀体倾斜，与肩胛骨平面呈 130°，与肩胛间区背部皮面呈 50°，使针刀刀刃直指并抵达肩胛骨内上角边缘骨面上，纵向切开，针刀下有松动感后，出针刀。

操作触发点 1 时，针刀必须指向脊柱方向。对针刀通过皮肤、皮下组织，进入肌层后的针感必须细心体会，在触及硬结、条索或患者有酸胀感后，即行局部松解，不能深入过深，以免造成意外损伤。

操作触发点 2 时，针刀必须在骨面上活动。尤其是肥胖患者，骨面距皮面较深，更要谨慎从事，以免造成气胸等意外。

十一、喙肱肌

（一）简介

喙肱肌近端附着于喙突，远端附着于肱骨中部。喙肱肌触发点的传导痛出现在肱骨近端上臂前侧，并沿上臂后侧和前臂背侧呈间断性向下延伸，直至手部，但途中会穿过肘部和腕部。

（二）体表定位（图 5-1-11）

触诊时，将手指从腋部滑入三角肌的深处，并朝向肱骨触诊，指尖可触及彼此相邻的肱二头肌肌腹和喙肱肌肌腹，将腋神经血管束向后推移，用手指弹拨喙肱肌纤维，寻找紧绷肌带。中心触发点大致位于肌肉中间，另外，喙肱肌肌纤维起止点处也可能存在硬结。

1. 触发点 1　中心触发点通常位于喙肱肌肌纤维中部的压痛区域。

2. 触发点 2　通常位于喙肱肌肌纤维近端（或远端）的肌肉肌腱联合处，在此区域内会存在高张力紧绷肌带。

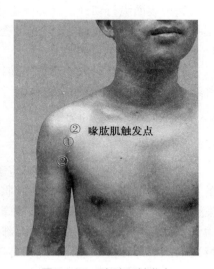

图 5-1-11　喙肱肌触发点

（三）针刀治疗

患者仰卧，上臂置于体侧，肩关节旋外，左手按压固定喙肱肌及结节，右手持针刀，进针刀时，刀口线与肱骨长轴一致，针刀与皮肤垂直，按进针刀四步规程，针刀直达喙突顶点外 1/3 骨面，沿肌纤维走行纵向切开，再向内下提插 2～3 次，针刀下有松动感后，出针刀。局部压迫止血 1 分钟后，创可贴覆盖针眼。

喙肱肌松解时,需注意臂丛神经血管束位于喙肱肌背部内侧、喙肱肌与肱三头肌外侧头的肱骨附着点之间,用手可以感觉肱动脉的搏动,应注意避免刺伤血管。

十二、肱二头肌

(一)简介

肱二头肌近端附着于肩盂窝,短头附着于肩胛骨喙突,远端附着于桡骨粗隆。传导痛主要向上放射到肩前的肌肉上,并有肩胛上部和肘窝的疼痛。

(二)体表定位(图5-1-12)

肱二头肌触发点通常位于肌肉长、短头正中肌肉中部。触诊时,轻微屈曲肘关节,使肱二头肌略微松弛,用平滑式触诊检查长短头内的紧绷肌带,特别是延伸至肌肉远端三分之一的肌带。另外,稍用力的深部触诊,有时可发现下层肱肌内的触发点。

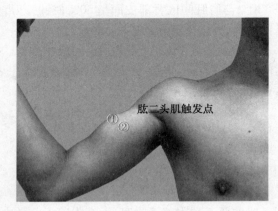

图 5-1-12　肱二头肌触发点

(三)针刀治疗

针刀松解时,用左手手指固定肱二头肌内的紧绷肌带,最好能将触发点固定在两手指之间,并向下按压,紧靠下层的肱肌之上。进针刀时,刀口线与肱二头肌长、短头肌纤维方向一致,针刀体与皮肤垂直,按进针刀四步规程,针刀刺入皮肤,如遇紧绷肌带,针刀下会产生阻力感,在紧张带表面纵行切开。针刀下有松动感后,出针刀。如遇有结节、条索状物,应上下提插 2 ~ 3 次,再纵向切开,但勿穿透肌腹,针刀下有松动感后,出针刀。局部压迫止血 1 分钟后,创可贴覆盖针眼。

肱二头肌松解时应注意正中神经和桡神经分别沿肱二头肌和肱肌远端部分的内、外缘走行,进针刀时应注意避开。

十三、肱三头肌

(一)简介

肱三头肌内侧头和外侧头附着于肱骨和尺骨鹰嘴。长头近端附着于肩胛骨,肌肉的三个头在远端形成双层总腱,此肌腱附着于鹰嘴。肱三头肌的三个头都可能存在触发点,每个触发点都有自己的引传痛模式。这些触发点能引起疼痛,也会增加肌肉张力,造成功能障碍。肱三头肌的大部分疼痛是在上臂后侧向上、下放射,到达外上髁的情况也比较常见,并在第四、五指有疼痛传导。

(二)体表定位(图5-1-13)

1. 触发点 1　肱三头肌的长头触发点位于肌腹中间部位,长头与大圆肌相交处的远端几厘米处。触诊时,可采用钳捏式触诊,以寻找紧绷肌带或压痛点,随后将长头从肱骨稍分开,使肌纤维在手指间滚动,此时常可感受到簇生的多个结节点。

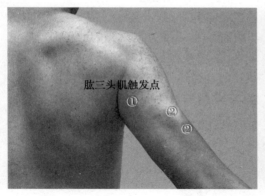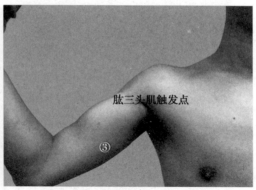

图 5-1-13　肱三头肌触发点

2. 触发点 2　肱三头肌外侧头通常有两个触发点，一者位于上臂远端外侧头外部肌纤维中间，外上髁上 4～6cm 处，此中心触发点可运用平滑式触诊定位。另外，在外上髁上方和后方还可触诊发现紧绷肌带。另一触发点位于肌腹外缘中心，桡神经沟传出处稍上方，平滑式触诊时，可发现此处有硬结。

3. 触发点 3　位于内侧头远端深处肌纤维三个头共同附着区，鹰嘴上方处。

（三）针刀治疗

松解时，患者仰卧，上臂旋外，肘窝向上，上臂充分外展。左手将触发点固定于手指之间，向下按压于肱骨之上，进针刀时刀口线与肌纤维方向一致，针刀体与皮肤垂直，按进针刀四步规程，针刀刺入皮肤，到达结节点处，上下提插 2～3 次，再纵向切开，但勿穿透肌腹，针刀下有松动感后，出针刀。局部压迫止血 1 分钟后，创可贴覆盖针眼。

内侧头触发点松解时，找到压痛最明显处，进针刀后，针刀直达肱骨外上髁处，沿肌纤维方向纵行切割，再贴近骨面铲剥 3 次，针刀下有松动感后出针刀。

肱三头肌松解时，需注意桡神经从肌肉外侧头下方穿过，进针刀时应远离外侧头。松解内侧头远端深处的触发点时，应注意避开神经血管束，以免造成正中神经、尺神经受损。

十四、腹直肌

（一）简介

腹直肌起于耻骨联合、耻骨肌，至于胸骨剑突、第 5～7 肋软骨前面。位于腹前壁正中线两旁。腹直肌触发点引起的不适症状临床表现各异，其主要取决于触发点位置，靠近胸骨剑突部位的高位触发点可触及明显疼痛，疼痛放射至背部肩胛下角平面呈双向传导。上腹直肌内剑突周围触发点可引起腹胀、烧心、消化不良和有时恶心呕吐等症状。腹直肌内的低位触发点还能引起腹股沟区疼痛，并放射至双侧臀部。于剑突及腹股沟区可触及疼痛。

（二）体表定位（图 5-1-14）

常位于肋弓与剑突的夹角处，或剑突和脐之间，也可能位于腹直肌肌肉中、下部，特别是沿其外缘和耻骨附着处。

笔记

163

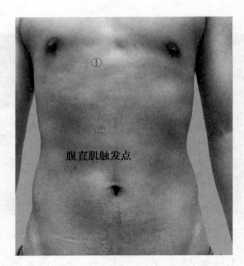

图 5-1-14　腹直肌触发点

（三）针刀治疗

患者仰卧，找准各触发点定位，刀口线与腹直肌肌纤维方向一致，针刀体与皮肤垂直，按进针刀四步规程，针刀刺入皮肤，待针刀到达触发点表面筋膜时可出现阻力感，在紧张带表面沿垂直于紧张带方向，将其表面筋膜纵行切开，针刀下有松动感后，出针刀。注意：避免刺入过深。

十五、背阔肌

（一）简介

背阔肌起于 T_{7-12} 棘突、L_{1-5} 棘突及髂嵴后部，止于肱骨小结节嵴。该肌肉位于背下半部及胸后外侧。触发点最常见于腋后褶区最靠头侧的一组肌纤维中部，它能向肩胛下角及周围的后背中部区域传导恒定的酸痛，疼痛亦可能向肩后传导，并沿上臂、前臂和手的内侧向下放射，远及无名指和小指。以其触发点为关键触发点，使与之交界区的肱三头肌、尺侧腕屈肌、下斜方肌和胸髂肋肌等肌肉共鸣，生成卫星触发点。

（二）体表定位（图 5-1-15）

触发点常见于腋后褶的弧顶部下方几厘米处。使背阔肌处于半牵拉位置，在肩胛骨中间高度上、背阔肌环绕大圆肌处，沿腋后褶的游离缘用手抓住背阔肌，将肌肉从胸壁上提起，让拇指和其他手指在紧张的肌带和最大压痛点间滚动。

（三）针刀治疗

患者俯卧，找准各触发点定位，刀口线与背阔肌肌纤维方向一致，针刀体与皮肤垂直，按进针刀四步规程，针刀刺入皮肤，针刀到达触发点表面筋膜时可出现阻力感，在紧张带表面沿垂直于紧张带方向将其表面

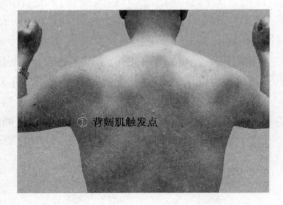

图 5-1-15　背阔肌触发点

筋膜纵行切开，针刀下有松动感后，出针刀。如遇结节、条索状物和酸胀感时，针刀先触及结节筋膜表面，由浅层向深层依次切开，但勿穿透下层肌腹，针刀下有松动感后出针刀。术毕，局部压迫止血 1 分钟后，创可贴覆盖针眼。松解时应从侧方进针刀，避免刺穿肋间隙。

十六、臀大肌

（一）简介

臀大肌起于髂骨翼外面、骶骨背面，止于髂胫束和臀肌粗隆。患者俯卧位，患侧肢

笔记

体在伸膝位做抗阻力后伸运动可触及臀大肌。

触发点牵涉痛分布于整个臀部、尾骨区域,且可引起臀深部的牵涉性触痛,后者常被误诊为位于更深层的臀小肌引起的触发痛。臀大肌触发点常常与臀中肌和腘绳肌触发点共发,形成了传统坐骨神经痛的诊断。

（二）体表定位（图5-1-16）

髋关节充分屈曲绷紧臀大肌。

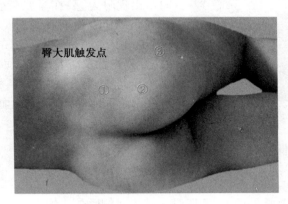

图 5-1-16 臀大肌触发点

1. 触发点1 位于臀大肌骶骨起点偏外侧。
2. 触发点2 通常位于坐骨结节处稍偏头侧的部位。
3. 触发点3 位于臀大肌下缘,可通过钳捏式触诊发现。

（三）针刀治疗

找准各触发点定位,刀口线与臀大肌肌纤维方向一致,针刀体与皮肤垂直,按进针刀四步规程,针刀刺入皮肤,针刀到达触发点表面筋膜时可出现阻力感,调转针刀体使之与紧张带平行,将其表面筋膜纵行切开,针刀下有松动感后,出针刀。如遇结节、条索状物和酸胀感时,针刀先触及结节筋膜表面,由浅层向深层依次切开,但勿穿透下层肌腹,针刀下有松动感后出针刀。术毕,局部压迫止血1分钟后,创可贴覆盖针眼。

十七、臀中肌

（一）简介

臀中肌起于髂骨翼外面,止于股骨大转子。患者侧卧位,患侧在上,一手按于膝外侧,令患者做抗阻力外展,另一手可触及臀中肌。其后下部位于臀大肌深部,其下部覆盖在臀小肌上。其筋膜触发点引起的牵涉痛可沿髂骨后嵴延伸至骶骨和臀部后侧方,也可能会延伸至大腿。

（二）体表定位（图5-1-17）

患者健侧卧位。

1. 触发点1 位于臀中肌最后面的位置,浅部触诊。
2. 触发点2 位于臀中肌中间的位置,检查者指尖按压肌纤维至深部骨质表面,以达深层组织。

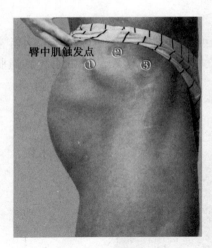

图 5-1-17　臀中肌触发点

3. 触发点 3　位于臀中肌最前面的位置，检查方法同触发点 2。

（三）针刀治疗

找准各触发点定位，刀口线与臀大肌肌纤维方向一致，针刀体与皮肤垂直，按进针刀四步规程，针刀刺入皮肤，针刀到达触发点表面筋膜时可出现阻力感，在紧张带表面沿垂直于紧张带方向将其表面筋膜纵行切开，针刀下有松动感后，出针刀。如遇结节、条索状物和酸胀感时，针刀先触及结节筋膜表面，由浅层向深层依次切开，但勿穿透下层肌腹，针刀下有松动感后出针刀。术毕，局部压迫止血 1 分钟后，创可贴覆盖针眼。

十八、臀小肌

（一）简介

臀小肌起于髂骨翼外面，止于股骨大转子。侧卧位患侧在上，一手按于膝外侧，令患者做抗阻力外展，另一手可触及臀中肌。臀小肌前部的触发点引起的牵涉痛，通常由臀部外下方向下沿着大腿外侧、膝盖和小腿延伸至踝。臀小肌后部肌纤维内的触发点导致的疼痛投射区域与此相似，但可延伸至更后方的臀部内下方，并向下至大腿和小腿的背侧。常与臀中肌触发点、腰方肌触发点和髂腰肌触发点共发，需要小心诊断。

（二）体表定位（图 5-1-18）

1. 触发点 1　患侧大腿最大限度地伸展，位于阔筋膜张肌的后缘深部。

2. 触发点 2　患侧大腿最大限度内收，且保持 30°左右轻微的屈曲，位于臀小肌的下后缘。

（三）针刀治疗

找准各触发点定位，刀口线与臀大肌、臀中肌肌纤维方向一致，针刀体与皮肤垂直，按进针刀四步规程，针刀刺入皮肤，针刀到达触发点表面筋膜时可出现阻力感，在紧张带表面沿垂直于紧张带方向将其表面筋膜纵行切开，针刀下有松动感后，出针刀。如遇结节、条索状物和酸胀感时，针刀先触及结节筋膜表面，由浅层向深层依次切开，但勿穿透下层肌腹，针刀下有松动感后出针刀。术毕，局部压迫止血 1 分钟后，创可贴覆盖针眼。

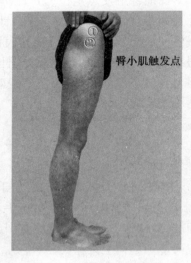

图 5-1-18　臀小肌触发点

十九、阔筋膜张肌

（一）简介

阔筋膜张肌起于髂前上棘，止于胫骨外侧髁。沿髂前上棘向胫骨外侧髁方向滑行触诊。触发点的牵涉痛和压痛主要集中于大腿大转子的前外侧部,并且沿大腿向下延伸至膝盖。阔筋膜张肌的近端附着于髂嵴前部和髂前上棘,远端止于胫骨外侧支持带、髌韧带表面的深筋膜。

（二）体表定位（图5-1-19）

患者仰卧位进行浅触诊即可触及。当患者得到充分放松,肌肉处于轻微(拉伸)收缩,沿肌肉纤维垂直方向触诊时会发现肌肉紧绷处及每段的最大压痛处。

（三）针刀治疗

找准各触发点定位,刀口线与阔筋膜张肌肌纤维方向一致,针刀体与皮肤垂直,按进针刀四步规程,针刀刺入皮肤,针刀到达紧绷肌带表面筋膜时可出现阻力感,在紧张带表面沿垂直于紧张带方向将其表面筋膜纵向切开,针刀下有松动感后,出针刀。术毕,局部压迫止血1分钟后,创可贴覆盖针眼。

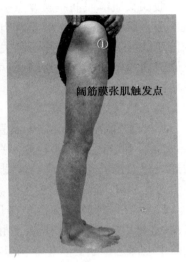

图 5-1-19 阔筋膜张肌触发点

二十、缝匠肌

（一）简介

缝匠肌触发点的牵涉痛通常被描述成尖锐痛或麻刺感,不同于肌筋膜触发点特征性的深部痛。这种感觉通常出现在触发点附近。

（二）体表定位（图5-1-20）

缝匠肌触发点因较表浅,易遗漏。起点:髂前上棘。止点:胫骨上端内侧面。检查时沿肌纤维方向平行触诊整块肌肉。通常先检查肌纤维紧张部分,然后再检查触发点的压痛部位。触发点部位加压触诊,可引起肉眼可见的局部抽搐反应。

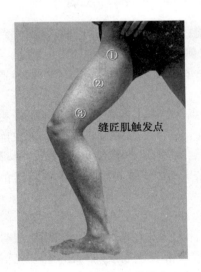

图 5-1-20 缝匠肌触发点

1. 触发点1 位于上股部,其牵涉痛在腹股沟下从前外侧斜到前内侧弥散。

2. 触发点2 位于股中部的内侧,其牵涉痛也在股中部的前内侧到内侧弥散。

3. 触发点3 位于股下部的内侧,其牵涉痛沿股下部内侧弥散,一直到髌骨或膝内侧表面,但没有膝的深部疼痛。

（三）针刀治疗

找准各触发点定位,刀口线与肌纤维方向一致,针刀体与皮肤垂直,按进针刀四步规程,针刀刺入皮肤,针刀到达紧张肌带表面筋膜时可出现阻力感,在紧张带表面沿垂直于紧张带方向将其表面筋膜纵向切开,针刀下有松动感后,出针刀。术毕,局部压迫止血1分钟后,创可贴覆盖针眼。

二十一、股四头肌群

（一）简介

股四头肌群肌筋膜触发点引起的牵涉痛可以出现在大腿内侧、前侧或外侧以及膝盖。股直肌常见触发点位于肌肉的上端，并放射至大腿前部较低的区域和膝前区。股内侧肌的触发点牵涉痛位于膝关节前内侧并且沿大腿内侧向上。股中间肌疼痛涉及大腿前部的中间部分，股外侧肌可以引起沿大腿外侧从骨盆和大转子直至膝关节外侧的疼痛。

（二）体表定位（图5-1-21）

1. 股直肌触发点　位于股直肌，大腿前面，起点：髂前下棘；止点：胫骨粗隆。在髂前上棘与髌骨的连线和大转子到耻骨联合连线的交点位置，通过平滑式触诊可发现。

2. 股中间肌触发点　位于股直肌的深面，起点：股骨粗线内侧唇；止点：胫骨粗隆。触发点位于股前中上部近中线处。患者仰卧，患侧腿部适当外展，膝盖屈曲90°，膝下可垫一垫子或者枕头，用平滑式触诊，股中间肌的触发点通常在股直肌触发点的远端被发现。

3. 股外侧肌触发点　分为上、中、下部。起点：股骨粗线外侧唇；止点：胫骨粗隆。

上部触发点位于大转子下，其牵涉痛集中于触发点周围，并向周围不远的位置扩散；中部的触发点又分为前部和后部两部分，前部触发点位于股外

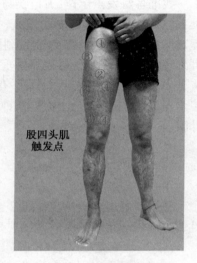

图5-1-21　股四头肌触发点

侧，偏前；中后部触发点在稍微偏股后的位置；下部触发点在股下部靠近肌肉的位置，也分前后两处：前部触发点位于股下部，以及膝部外侧，后部触发点稍微偏向股后部。

患侧腿部适当外展，膝盖屈曲90°，膝下可垫一垫子或者枕头，用平触诊，股外侧触发点可能发生在整个长度的肌肉。

4. 股内侧肌触发点　在股中间肌的内侧，起点：股骨体的前面；止点：胫骨粗隆。股内侧肌筋膜疼痛触发点常出现在两个位置：一个在股中部的内侧，靠股前中线旁边出现，另一个在髌骨上内侧和股骨的内侧髁前部。患者仰卧，患侧腿部适当外展，膝盖屈曲90°，膝下可垫一垫子或者枕头，用平滑式触诊，可在肌肉的内侧发现。

（三）针刀治疗

找准各触发点定位，刀口线与肌纤维方向一致，针刀体与皮肤垂直，针刀朝向股骨方向，按进针刀四步规程，针刀刺入皮肤，针刀到达紧张带表面筋膜时可出现阻力感，在紧张带表面沿垂直于紧张带方向将其表面筋膜横行切开，针刀下有松动感后，出针刀。如遇结节、条索状物和酸胀感时，针刀先触及结节筋膜表面，由浅层向深层依次切开，但勿穿透下层肌腹，针刀下有松动感后出针刀。术毕，局部压迫止血1分钟后，创可贴覆盖针眼。

二十二、股二头肌

（一）简介

股二头肌触发点牵涉痛可投射至膝盖远处后部,牵涉痛可进一步延伸,向下至膝盖下方进入小腿,也可向上在大腿后侧直至臀部折痕。起点:长头:坐骨结节;短头:股骨粗线。长头、短头均止于腓骨头。

（二）体表定位（图5-1-22）

1. 触发点1　在大腿的远端1/2,位于长头的深部。

2. 触发点2　可能会在大收肌的后侧部分,并延伸到股二头肌的内侧边界和前部。

（三）针刀治疗

找准各触发点定位,刀口线与肌纤维方向一致,针刀体与皮肤垂直,按进针刀四步规程,针刀刺入皮肤,针刀到达触发点表面筋膜时可出现阻力感,在紧张带表面沿垂直于紧张带方向将其表面筋膜纵行切开,针刀下有松动感后,出针刀。如遇结节、条索状物和酸胀感时,针刀先触及结节筋膜表面,由浅层向深层依次切开,但勿穿透下层肌腹,针刀下有松动感后出针刀。术毕,局部压迫止血1分钟后,创可贴覆盖盖针眼。

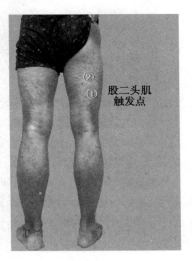

图 5-1-22　股二头肌触发点

二十三、半腱肌

（一）简介

半腱肌触发点牵涉痛一般向上投射至臀沟,可向下扩散至大腿和膝关节后内侧,并有时到达小腿内侧。起点:坐骨结节;止点:胫骨上端内侧。

（二）体表定位（图5-1-23）

位于股后部内侧,股骨中下1/3处。在膝盖内侧,顺着肌腱向上至大腿即可触及。

（三）针刀治疗

找准触发点定位,刀口线与肌纤维方向一致,针刀体与皮肤垂直,按进针刀四步规程,针刀刺入皮肤,针刀到达触发点表面筋膜时可出现阻力感,在紧张带表面沿垂直于紧张带方向将其表面筋膜纵向切开,术毕出针刀。

二十四、半膜肌

（一）简介

半膜肌触发点牵涉痛一般向上投射至臀沟,可向下扩散至大腿和膝关节后内侧,并有时到达小腿内侧。

（二）体表定位（图5-1-24）

半膜肌上部,靠近坐骨结节处。

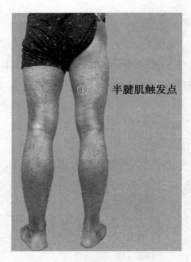

图 5-1-23 半腱肌触发点

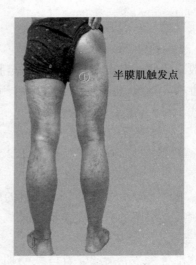

图 5-1-24 半膜肌触发点

（三）针刀治疗

找准触发点定位，刀口线与肌纤维方向一致，针刀体与皮肤垂直，按进针刀四步规程，针刀刺入皮肤，针刀到达紧张带表面筋膜时可出现阻力感，在紧张带表面沿垂直于紧张带方向将其表面筋膜纵向切开，针刀下有松动感后出针刀。术毕，局部压迫止血1分钟后，创可贴覆盖针眼。

二十五、腓肠肌

（一）简介

腓肠肌触发点可能从同侧足背延伸至踝后内侧及小腿、膝盖后侧及远端大腿后侧。最常见的触发点位于腓肠肌内侧头的内侧缘近肌腹中点，以最广泛的方式向周围放射。腓肠肌起自股骨内、外侧髁的后面，内外侧头会合，约在小腿中点移行为腱性结构。

（二）体表定位（图 5-1-25）

腓肠肌位置表浅，分别以两个头起自股骨内、外侧髁。

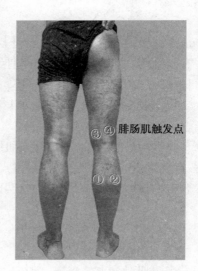

图 5-1-25 腓肠肌触发点

1. 触发点 1 和触发点 2 分别在近端腓肠肌的内侧和外侧肌腹中部。

2. 触发点 3 和触发点 4 分别位于膝盖后方腓肠肌内、外侧头附着于股骨髁的位置。

（三）针刀治疗

找准各触发点定位，刀口线与肌纤维方向一致，针刀体与皮肤垂直，按进针刀四步规程，针刀刺入皮肤，针刀到达紧张肌带表面筋膜时可出现阻力感，在紧张带表面沿垂直于紧张带方向将其表面筋膜纵向切开。如遇结节、条索状物和酸胀感时,针刀先触及结节筋膜表面,由浅层向深层依次切开,但勿穿透下层肌腹,针刀下有松动感后出针刀。术毕,局部压迫止血1分钟后,创可贴覆盖针眼。

二十六、比目鱼肌

(一)简介

比目鱼肌触发点压痛和牵涉痛通常发生在足后部和足底表面,并常涉及跟腱远端。常引起小腿背侧和大腿中部疼痛,也可放射至同侧骶髂关节区域。

(二)体表定位(图 5-1-26)

比目鱼肌在腓肠肌深面,起自胫、腓骨上端的后面,两肌在小腿中部结合,向下移行为粗壮的跟腱,止于跟骨结节。

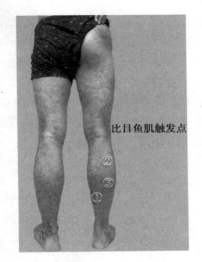

比目鱼肌触发点

1. 触发点 1 通常在腓肠肌肌腹远端 2 ~ 3cm,中线偏内侧。

2. 触发点 2 位于更近端的小腿外上部,比目鱼肌可导致小腿上 1/2 的弥散痛。

3. 触发点 3 较触发点 1 更偏外侧和近端,深部牵涉痛累及同侧骶髂关节,直径大约 2.5cm 的范围。

(三)针刀治疗

找准各触发点定位,刀口线与肌纤维方向一致,针刀体与皮肤垂直,按进针刀四步规程,针刀刺入皮肤,针刀到达紧张带表面筋膜时可出现阻力感,将其表面筋膜纵向切开,针刀下有松动感后出针刀。术毕,局部压迫止血1分钟后,创可贴覆盖针眼。

图 5-1-26 比目鱼肌触发点

二十七、胫后肌

(一)简介

胫后肌触发点牵涉痛主要集中在足跟上方跟腱的近端。扩散范围从小腿筋膜触发点往下延伸至整个足跟,以及足和足趾的趾面。

(二)体表定位(图 5-1-27)

胫骨后肌起于胫、腓骨后面和骨间膜,向下移行为肌腱,经内踝后方转到足底,止于足舟骨和内侧、中间及外侧楔骨。

1. 触发点 1 位于小腿深处,骨间膜前方和比目鱼肌后方。

2. 触发点 2 通常在屈趾长伸肌、踇长屈肌以及腓骨肌中。

(三)针刀治疗

找准各触发点定位,刀口线与肌纤维方向一致,针刀体与皮肤垂直,按进针刀四步规程,针刀刺入皮肤,针刀到达紧张带表面筋膜时可出现阻力感,在紧张带表面沿垂直

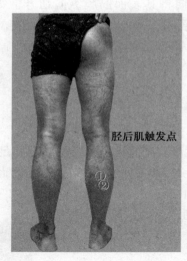

图 5-1-27　胫骨后触发点

于紧张带方向将其表面筋膜纵向切开,术毕出针刀。如遇结节、条索状物和酸胀感时,针刀先触及结节筋膜表面,由浅层向深层依次切开,但勿穿透下层肌腹,针刀下有松动感后出针刀。术毕,局部压迫止血 1 分钟后,创可贴覆盖针眼。

（王海东　周钰）

第二节　附着点病变点

　　附着点病变主要是指肌肉(肌腱)、韧带、腱膜附着于骨的部位发生纤维化改变,产生疼痛、功能障碍等临床症状。附着点病变点主要发生于受力较大的肌肉(肌腱)、韧带、腱膜的附着点,或者有多条肌肉(肌腱)、韧带、腱膜附着的骨突部位,长期、反复的牵拉必然使附着点部位产生损伤以及无菌性炎症,进而出现粘连、瘢痕、挛缩等病理改变。

　　附着点病变点是针刀临床上的常用治疗点。针刀松解肌肉(肌腱)、韧带、腱膜的附着点,可降低该部位的软组织张力、促进局部循环、促进无菌性炎症的消散吸收、减轻其对周围神经血管的压迫刺激,从而减轻或消除临床症状。

　　附着点病变点的定位需要熟悉人体主要肌肉(肌腱)、韧带、腱膜的起止位置以及功能特点,然后根据疼痛、压痛及功能障碍的情况,确定治疗部位。在进行附着点病变的针刀治疗时,首先找到与肌肉(肌腱)、韧带、腱膜相连接的骨性标志,确定其附着区域,然后根据压痛、结节、条索等情况选择进针刀点,按照进针刀四步规程进针刀,针刀刃到达骨面后,轻提针刀至肌肉(肌腱)、韧带、腱膜的表面,上下切开或纵横摆动数次(依部位及病情而定),即可出针刀。操作时注意控制针刀的角度、深度,针刀刃不可偏离附着点区域,术后要注意充分压迫止血,同时术后应注意嘱患者休息,减少活动,避免附着点部位的牵拉、刺激。

一、项韧带附着点

（一）简介

头部过度前屈、长期持续低头工作致项韧带慢性损伤，产生无菌性炎症，晚期形成纤维化、钙化等改变。表现为颈部酸胀不适，低头位症状加重。

（二）体表定位（图5-2-1）

1. 项韧带棘突附着点　定位于C_{2-7}颈椎棘突末端。
2. 项韧带枕外隆凸附着点　定位于枕外隆凸下缘。

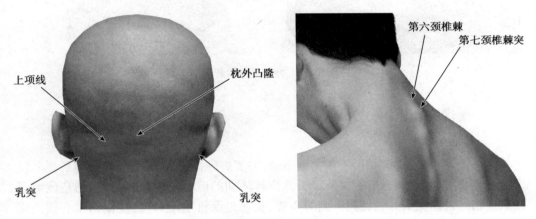

图5-2-1　项韧带附着点

（三）针刀治疗

1. 项韧带棘突附着点　定位于C_{2-7}颈椎棘突末端，刀口线与人体纵轴一致，针刀体向头侧倾斜45°刺入，达颈椎棘突顶端，在棘突顶端纵行切开2～3次，然后纵横摆动2～3次。

2. 项韧带枕外隆凸附着点　定位于枕外隆凸下缘，刀口线与人体纵轴一致，针刀体向足侧倾斜45°刺入，达枕外隆凸下缘骨面，将项韧带附着点纵行切开2～3次，然后纵横摆动2～3次。

二、棘上韧带附着点

（一）简介

当脊柱在运动中过度屈曲时，棘上韧带负荷增加，易造成棘上韧带纤维的部分撕裂，而后周围组织粘连形成瘢痕挛缩，使棘上韧带肥厚变性。是导致慢性腰背部疼痛的最常见原因。

（二）体表定位（图5-2-2）

定位于棘突顶上下缘。

（三）针刀治疗

定位于棘突顶上下缘，刀口线与人体纵轴一致，针刀体向头侧或足侧倾斜45°，使针刀体与棘突顶上下缘骨面垂直刺入，直达棘突骨面，将棘上韧带附着点纵行切开2～3次，然后纵横摆动2～3次。

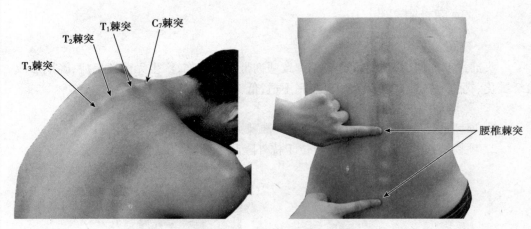

图 5-2-2　棘上韧带附着点

三、肩胛提肌附着点

（一）简介

人坐或站立时，肩胛骨由于重力向下坠，需要肩胛提肌等向上牵拉，使肩胛提肌经常处于高张力状态，同时肩胛提肌是头部旋转活动的应力集中处，因而容易造成肩胛提肌损伤。长期低头并稍转向一侧的姿势、长期过度负重用力、急性损伤未有效治疗等均可导致肩胛提肌附着点形成慢性无菌性炎症，或多次损伤，形成纤维化改变，从而引起疼痛。

（二）体表定位（图 5-2-3）

1. 颈椎 C_{1-4} 横突的后结节。
2. 肩胛骨的上角和肩胛骨内侧缘的上部。

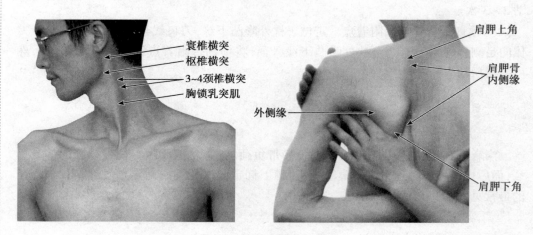

图 5-2-3　肩胛提肌附着点

（三）针刀治疗

C_{1-4} 横突后结节的操作：医生以左手拇指指甲按在横突的后结节，右手持针刀紧贴左手拇指指甲，刀口线与躯干纵轴平行，针刀体与皮面垂直刺入，到达横突后结节，提起针刀纵行切开附着点2～3次,再纵横摆动2～3次。操作时提起幅度不宜太大,刀口切不可偏离横突骨面,以免损伤椎动脉。

肩胛骨内上角的操作:医生右手持针刀,刀口线与肩胛提肌纵轴平行,针刀体与皮面垂直刺入,到达肩胛骨内上角骨面,提起针刀纵行切开附着点2～3次,再纵横摆动2～3次。操作时刀口切不可偏离肩胛骨内上角骨面,以免刺伤肺尖,引起气胸。

四、冈上肌肌腱附着点

(一)简介

冈上肌具有保护与加强肩关节的作用,固定肱骨头于肩胛骨关节盂内,并协同三角肌外展上臂。对维持肩关节的稳定和肩关节活动起着极其重要的作用。其损伤部位多位于冈上肌肌腱在肱骨大结节的止点处,这是因为肩关节在外展0°～120°的过程中,冈上肌肌腱与肩峰、喙肩韧带的间隙逐渐缩小,肩关节长期反复地内收外展运动,极易引起冈上肌肌腱止点处的无菌性炎症,同时该处局部血供差,使病情缠绵难愈,且易反复发作。

(二)体表定位(图5-2-4)

定位于冈上肌肌腱肱骨大结节上部压痛点处。

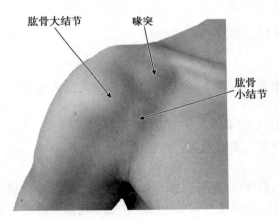

肱骨大结节　　喙突

肱骨
小结节

图5-2-4　冈上肌、冈下肌肌腱附着点

(三)针刀治疗

医生右手持针刀,刀口线与上肢纵轴平行,针刀体与皮面垂直刺入,到达肱骨大结节上部骨面,提起针刀纵行切开附着点2～3次,再纵横摆动2～3次。

五、冈下肌肌腱附着点

(一)简介

冈下肌位于三角肌和斜方肌的深面,受肩胛下神经支配,起自冈下窝及冈下筋膜,肌纤维向外逐渐集中,经肩关节的后面,止于肱骨大结节和关节囊。

冈下肌为三角形扁肌,起点阔长,终点细短。当肩关节活动过多时,冈下肌反复收缩,极易引起冈下肌肌腱附着点处发生急性或慢性劳损,从而产生筋膜或肌腱炎症,引起疼痛。长期炎症、充血、水肿、渗出,使肌组织形成程度不同的粘连、纤维组织增生,甚至瘢痕、挛缩,使疼痛更为剧烈。

（二）体表定位（图5-2-4）

定位于冈下肌肌腱肱骨大结节后部压痛点处。

（三）针刀治疗

医生右手持针刀,刀口线与上肢纵轴垂直,针刀体与皮面垂直刺入,到达肱骨大结节上部骨面,提起针刀纵行切开附着点2~3次,再纵横摆动2~3次。

六、菱形肌附着点

（一）简介

菱形肌是参与肩胛骨和肩关节活动肌群的主要收缩肌之一。肩关节在超负荷受力条件下,易造成菱形肌急性损伤。

（二）体表定位（图5-2-3）

定位于菱形肌附着点的肩胛骨内侧缘压痛处。

（三）针刀治疗

医生右手持针刀,刀口线与身体纵轴平行,针刀体与皮面垂直加压刺入,到达肩胛骨内侧缘骨面,提起针刀纵行切开附着点2~3次,再纵横摆动2~3次。

操作时刀口切不可偏离骨面,以免引起气胸。

七、肱二头肌短头附着点

（一）简介

肱二头肌短头附着于喙突下缘,长期慢性劳损或发生肩周炎时,此处容易出现炎症、粘连,出现疼痛。

（二）体表定位（图5-2-4）

定位于喙突下缘肱二头肌短头附着点压痛处。

（三）针刀治疗

针刀的刀口线与身体纵轴平行,垂直于骨面进针,到达骨面后,沿喙突骨面下缘纵行切开附着点2~3次,再纵横摆动2~3次,注意不可离开喙突骨面。

八、伸肌总腱附着点（肱骨外上髁）

（一）简介

桡侧腕长伸肌、桡侧腕短伸肌、指伸肌、小指伸肌、尺侧腕伸肌,以伸肌总腱附着于肱骨外上髁,当受到持续、反复的牵拉,必然会造成肌腱末端的炎症、粘连、挛缩、组织纤维化等病理改变而产生疼痛。

（二）体表定位（图5-2-5）

定位于伸肌总腱在肱骨外上髁周围的压痛处。

（三）针刀治疗

医生左手拇指按在施术点上,右手持针刀,刀口线与上肢纵轴平行,针刀体与皮面垂直刺入,到达肱骨外上髁骨面,提起针刀。纵行切开附着点2~3次,再纵横摆动2~3次。

操作时刀口切不可偏离肱骨外上髁骨面,同时注意询问患者是否有放电感至前臂,避免损伤桡神经。

笔记

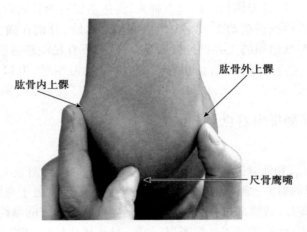

图 5-2-5　伸肌、屈肌总腱附着点

九、屈肌总腱附着点（肱骨内上髁）

（一）简介

肱骨内上髁为前臂屈肌中的桡侧腕屈肌、掌长肌、尺侧腕屈肌肱头、指浅屈肌肱尺头和旋前圆肌肱头总腱的起点。由于肱骨内上髁是前臂屈肌总腱的附着处，当受到持续、反复的牵拉，必然会造成肌腱末端的炎症、粘连、挛缩、组织纤维化等病理改变而发生疼痛。

（二）体表定位（图5-2-5）

定位于屈肌总腱在肱骨内上髁周围的压痛处。

（三）针刀治疗

医生以食、中二指按压在治疗点上，右手持针刀，刀口线与前臂长轴平行，针刀体与皮面垂直刺入，到达肱骨内上髁骨面，提起针刀纵行切开附着点 2～3 次，再纵横摆动 2～3 次。

操作时应不可偏离骨面，避免损伤尺神经及附近血管。

十、第三腰椎横突肌筋膜附着点

（一）简介

第三腰椎横突是脊柱腰段应力的集中点，其上附着的腰背筋膜所承受的拉力较大，易受损伤。可出现腰部疼痛，活动受限，疼痛可达臀部及大腿前方。

（二）体表定位（图5-2-6）

第三腰椎横突肌筋膜附着点：腹下垫枕，在第 2～3 腰椎棘突间隙旁开 3～3.5cm 处。

（三）针刀治疗

右手持针刀，左手拇指按压定点，刀

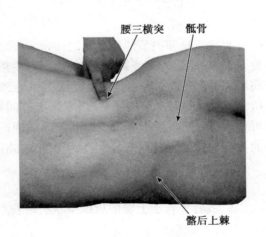

图 5-2-6　第三腰椎横突肌筋膜附着点

口线与躯干纵轴平行,针刀体与皮面垂直刺入,到达横突背侧骨面后,提起针刀纵行切开附着点2～3次,再纵横摆动2～3次,然后调整刀口线,分别在横突末端的上缘、外侧缘、下缘,沿骨与软组织的交界处行弧形切开,针刀下有松动感后退出针刀。

针刀操作时,定点必须准确,依患者胖瘦,选择针刀型号,刀口切不可离开横突骨面。

十一、髂腰韧带附着点

(一)简介

髂腰韧带使L_{4-5}和髂骨连结更为稳定,可限制L_{4-5}的旋转,防止L_5在骶骨上朝前滑动,抵抗体重引起的剪力,维持脊柱的正常生理姿态。若经常处于弯腰状态,或在弯腰状态下突然旋转腰部,或腰部过屈、过度侧屈,则导致髂腰韧带的慢性累积性劳损或一侧髂腰韧带的扭伤,使髂腰韧带纤维撕裂、肿胀,日久机化粘连、挛缩。

(二)体表定位(图5-2-7)

定位在L_{4-5}横突及髂嵴髂腰韧带附着点压痛处。

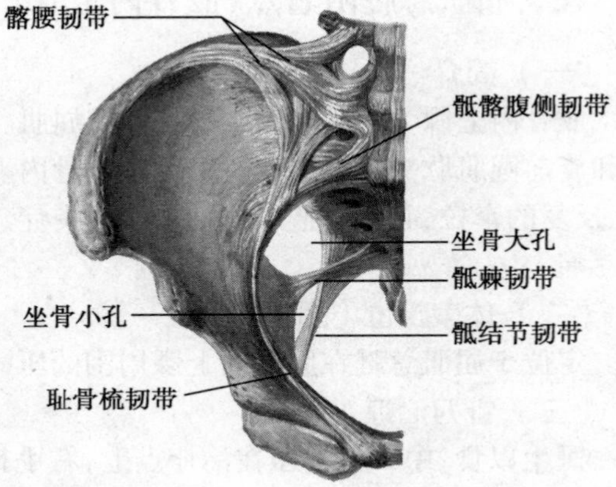

(三)针刀治疗

L_{4-5}横突的操作:医生右手持针刀,刀口线与躯干纵轴平行,针刀体与皮面垂直刺入,提起针刀纵行切开附着点2～3次,再纵横摆动2～3次。操作时刀口切不可偏离横突骨面,以免进入腹腔引起损伤。

髂嵴处的操作:医生右手持针刀,刀口线垂直于髂嵴,针刀体与皮面垂直刺入,提起针刀纵行切开附着点2～3次,再纵横摆动2～3次。

髂腰韧带
骶髂腹侧韧带
坐骨大孔
骶棘韧带
坐骨小孔
骶结节韧带
耻骨梳韧带

图 5-2-7　髂腰韧带附着点

十二、梨状肌附着点

(一)简介

梨状肌是髋关节的外展肌之一,与臀部内外肌群及其他肌肉配合,使大腿外展、外旋。下肢外展、外旋或蹲位变直位时,可使梨状肌拉长、牵拉而损伤梨状肌。梨状肌损伤后,局部充血水肿或痉挛,反复损伤导致梨状肌粘连、肥厚、挛缩、瘢痕。另外因$L_4～S_3$神经的前支组成骶丛,当下腰段椎间盘突出物刺激或卡压邻近的神经根时,也可导致梨状肌反射性痉挛。梨状肌的病理改变挤压摩擦周围软组织及通往臀部下肢的神经、血管,尤其是坐骨神经,引起相应临床症状。

(二)体表定位(图5-2-8)

1. 骶骨外缘梨状肌附着点压痛处。

2. 股骨大转子上缘的后部梨状肌附着点压痛处。

(三)针刀治疗

骶骨外缘梨状肌附着点压痛处的操作:医生右手持针刀,刀口线与骶骨外侧缘骨面垂直,针刀体与皮面垂直刺入,到达骶骨外侧缘骨面,提起针刀纵行切开附着点 2 ~ 3 次,再纵横摆动 2 ~ 3 次。

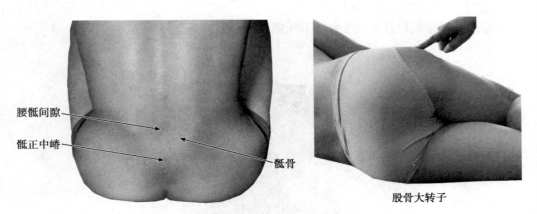

图 5-2-8　梨状肌、臀中肌附着点

股骨大转子上缘的后部梨状肌附着点压痛处的操作:医生以左手拇指按在施术点上,右手持针刀,刀口线与股骨大转子尖端骨面垂直,针刀体与皮面垂直刺入,到达股骨大转子尖端骨面,提起针刀纵行切开附着点 2 ~ 3 次,再纵横摆动 2 ~ 3 次。

十三、臀中肌附着点

（一）简介

臀中肌是髋部主要的外展肌之一,并且为髋关节后外侧的稳定提供主要动力。在日常的生活、运动和劳作,尤其是在以髋部为顶点的躯干侧方摆动（如足内翻扭伤时,因重力作用,同侧髋部往侧方扭摆）和以髋部为轴心的腰臀部扭转（如投掷动作）,常导致此肌的劳损和牵拉伤,产生粘连、挛缩、纤维化和瘢痕,影响局部软组织功能而产生临床症状。

（二）体表定位（图 5-2-8）

1. 臀中肌起点　髂嵴外下缘的压痛处。
2. 臀中肌止点　股骨大转子尖端的上面和外侧面的压痛处。

（三）针刀治疗

臀中肌起点的操作:医生以左手拇指按在施术点上,右手持针刀,刀口线与臀中肌纵轴平行,针刀体与皮面垂直刺入,到达髂骨外侧骨面,提起针刀纵行切开附着点 2 ~ 3 次,再纵横摆动 2 ~ 3 次。

臀中肌止点的操作:医生以左手拇指按在施术点上,右手持针刀,刀口线与股骨大转子尖端骨面垂直,针刀体与皮面垂直刺入,到达股骨大转子尖端骨面,提起针刀纵行切开附着点 2 ~ 3 次,再纵横摆动 2 ~ 3 次。

十四、腘绳肌附着点（坐骨结节）

（一）简介

腘绳肌包括半腱肌、半膜肌、股二头肌,其中半腱肌、半膜肌、股二头肌的长头均起自坐骨结节。腘绳肌是大腿后侧的主要肌肉,与前方股四头肌相对应。极度屈髋、伸膝,腘绳肌被过度牵拉,或者长期的超负荷锻炼可造成其附着点处的炎症、粘连,尤其是在坐骨结节处。

（二）体表定位（图 5-2-9）

定位于腘绳肌附着点的坐骨结节压痛处。

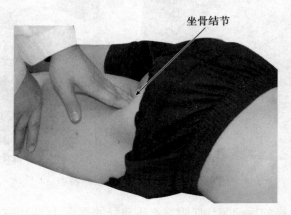

坐骨结节

图 5-2-9　腘绳肌附着点

（三）针刀治疗

医生左手拇指用力按压,将软组织紧紧按压在坐骨结节上,然后右手持针刀,刀口线与躯干纵轴平行,针刀体与皮面垂直刺入,到达坐骨结节骨面,提起针刀纵行切开附着点 2~3 次,再纵横摆动 2~3 次。

十五、髌韧带附着点

（一）简介

髌韧带位于关节的前部,为股四头肌肌腱的延续。髌韧带肥厚而坚韧,上方起自髌尖和髌关节端的下方,向下止于胫骨粗隆及胫骨前嵴的上部。由于膝关节的运动特点,髌韧带止点处受力大,极易产生慢性无菌性炎症,进而产生粘连、挛缩、瘢痕等,产生疼痛。

（二）体表定位（图 5-2-10）

定位在髌韧带附着点胫骨粗隆压痛处。

（三）针刀治疗

医生右手持针刀,刀口线与髌韧带纵轴平行,针刀体与胫骨粗隆上缘垂直刺入,到达胫骨粗隆骨面,提起针刀纵行切开附着点 2~3 次,再纵横摆动 2~3 次。

十六、跟腱附着点

（一）简介

跟腱过度使用或过度承受载荷,如

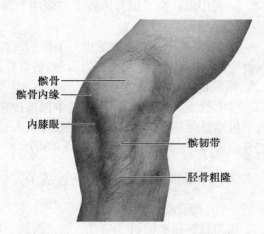

髌骨
髌骨内缘

内膝眼

髌韧带

胫骨粗隆

图 5-2-10　髌韧带附着点

过度运动或重复的运动姿势,可导致跟腱附着点处出现炎症、粘连、瘢痕增生。其次,跟腱的解剖结构和功能特点也使其容易产生损伤。在行走中,跟骨的内外翻造成跟腱的横向摆动,使跟腱与跟骨上角发生摩擦,同时跟腱血液供应相对较差,使其在过度负荷下容易发生变性且不宜恢复。再次,衰老导致的胶原质量改变和血运减少也可能导致附着点处发生病变。

（二）体表定位（图5-2-11）

跟骨后缘跟腱附着点的压痛处。

（三）针刀治疗

医生右手持针刀,刀口线与跟腱纵轴平行,针刀体与皮面垂直刺入,提起针刀纵行切开附着点2~3次,再纵横摆动2~3次。也可在跟腱末端上缘,跟腱与跟骨之间松解跟腱内侧面的粘连。

十七、跖腱膜附着点

（一）简介

当长期站立、疲劳行走、负重或肥胖、运动劳损等情况下致使跖腱膜、肌肉、脂肪垫、滑囊等软组织受到反复牵拉、挤压,超过其生理限度时,可导致局部组织缺血缺氧,引起组织炎症、纤维化、挛缩等,从而破坏了足底力学平衡。跖腱膜和足底肌肉的纤维化、挛缩可引起跟骨附着点处持续性的牵拉损伤,人体为加强此处的强度,就使附着点钙盐沉积钙化和骨化而形成骨赘。

（二）体表定位（图5-2-12）

定位在足跟下方跟骨结节的内、外侧突跖腱膜附着点的压痛处。

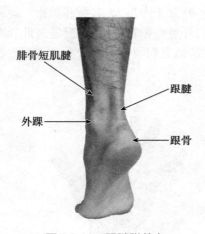

图5-2-11　跟腱附着点

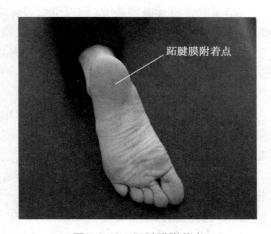

图5-2-12　跖腱膜附着点

（三）针刀治疗

医生右手持针刀,刀口线与足底纵轴平行,针刀体与皮面垂直刺入,到达跟骨骨面,提起针刀纵行切开附着点2~3次,再纵横摆动2~3次。

（杨永晖　李石良）

第三节　腱围结构病变点

腱围结构包括腱鞘、滑囊、脂肪垫等，是临床工作中经常遇到的损伤部位。其中腱鞘包于某些长肌腱表面，多位于腱通过活动范围较大的关节外，由外层的腱纤维鞘和内层的腱滑膜鞘共同组成。腱鞘内有少量的滑液，可起约束肌腱的作用，并可减少肌腱在运动时的摩擦。滑囊是由内皮细胞铺盖，内部含有少许滑液的封闭性囊；少数与关节相通，位于关节附近的骨突与肌腱或肌肉及皮肤之间；在摩擦力或压力较大的地方都存在有滑囊。它的主要作用是促进滑动，并减少人体软组织与骨组织间的摩擦和压迫。脂肪垫是由于脂肪细胞增生变大，在皮下聚积造成的一层脂肪层，正常情况下对机体起到缓冲、保护作用，如足跟脂肪垫。常见的腱周结构（腱鞘、滑囊、脂肪垫）病变点如下。

对于狭窄性腱鞘炎，只需用针刀将狭窄部腱鞘支持带切开松解即可，一般应当避免针刀伤及肌腱，因为狭窄的首要原因在腱鞘支持带，松解支持带即可。另外，此时肌腱已经处于病变状态，人为切开肌腱不利于肌腱承重。

针刀松解脂肪垫病变从两方面入手，一方面分离脂肪垫与周围组织的粘连，另一方面切开脂肪垫进行减压。

对于滑囊炎渗出少量增多，可用针刀将滑囊壁切开，使囊液溢出进入组织间隙被吸收。此种治疗方法只针对于无菌性滑囊炎，有感染病灶不能用此方法。

一、屈指肌腱腱鞘狭窄点

（一）简介

屈指肌腱狭窄性腱鞘炎，又称扳机指或弹响指，好发于中指、无名指和拇指。腱鞘由较厚的环状纤维性鞘管与掌骨头构成相对狭窄的纤维性鞘管，屈指肌腱通过此处时受到机械性刺激而使摩擦力加大，加之手掌握物时腱鞘受到硬物与掌骨头两方面的挤压损伤，逐渐形成环形狭窄。

（二）体表定位（图 5-3-1）

患指伸展并固定，在硬结的近端（A_1 滑车的近端），手指掌面的正中线，食指位于掌中间横纹远端 5mm，在中指和无名指位于掌远侧横纹远端约 3mm，在小指位于掌远侧横纹远端约 2mm，在拇指位于掌指横纹远端 2mm，即为进针刀点。

（三）针刀治疗

定点进针刀点，刀口线方向与肌腱方向一致，针刀体与皮肤垂直，针刀直刺入皮肤，感觉阻力增大时提示针刀抵达指滑车表面，刀口线方向与滑车纤维方向垂直，将滑车横行切开，切开时可感到有声响以及明显的落空感。

只需要切开滑车，切不可用针刀穿透肌腱达骨面。

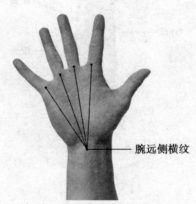

腕远侧横纹

屈指肌腱走行投影

图 5-3-1　屈指肌腱腱鞘狭窄点

笔记

二、桡骨茎突腱鞘狭窄点

（一）简介

拇短伸肌和拇长展肌腱在桡骨茎突部腱鞘内长期相互反复摩擦，导致该处鞘管壁变厚，肌腱局部变粗，造成肌腱在腱鞘内的滑动受阻而引起的临床症状。

（二）体表定位（图 5-3-2）

掌侧骨嵴最高点外侧，即桡骨茎突掌侧骨嵴、背侧骨嵴构成的骨沟。

（三）针刀治疗

定点进针刀点，刀口线方向与肌腱方向一致，针刀体与皮肤垂直，针刀垂直刺入皮肤，感觉阻力增大时提示针刀抵达指滑车表面，刀口线方向与滑车纤维方向垂直，将滑车横行切开，切开时可感到有声响以及明显的落空感。

只需要切开滑车，切不可用针刀穿透肌腱达骨面。

三、鹰嘴滑囊

（一）简介

尺骨鹰嘴滑囊炎是因创伤、劳损、感染等因素刺激而出现的滑囊充血、水肿、渗出及增生的炎症性疾病。发病原因以创伤为多见，常因撞击或经常摩擦所致。煤矿工人在矿井中运煤时，用肘支撑着匍匐爬行，长期碰撞、挤压和摩擦鹰嘴滑囊而导致发炎者甚多，故亦称"矿工肘"。主要表现为鹰嘴部皮下囊性肿物，直径为 2～4cm，可有轻度压痛，一般无疼痛及功能障碍。

（二）体表定位（图 5-3-3）

屈肘，尖部最突出的骨凸部即是尺骨鹰嘴。如有鹰嘴皮下囊肿胀，则局限性突出更明显。

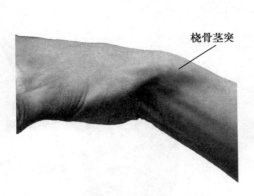

图 5-3-2　桡骨茎突腱鞘狭窄点

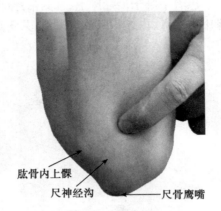

图 5-3-3　鹰嘴滑囊

（三）针刀治疗

仰卧位，患肢屈肘 90°，将肘放于胸前，肘下与胸壁间垫以薄枕，使肘尖暴露清楚，施术方便。或将患侧手放于脑后，并将上臂垫稳，使鹰嘴暴露清楚。刀口线与肢体纵轴平行，针刀体与皮面垂直。快速刺入皮肤、皮下组织，深入有落空感即已入皮下囊内。提起针刀刃，切开囊壁 2～4 次即可。然后，再提起针刀刃至皮下层，将针刀体向一侧倾斜,几乎与皮面平行,向左(或右)推进1~1.5cm,在皮下层行通透剥离,皮下层松动后出针刀。

四、肱横韧带病变点

(一)简介

本病常发生于长期反复过度活动的体力劳动者,可因外伤或劳损后急性发病,但大多是由于肌腱长期遭受磨损而发生退行性变的结果。

(二)体表定位(图5-3-4)

定位于结节间沟。位于肱骨上端大小结节之间的一条纵沟,可先触诊肩峰下之骨性突起大结节,其内侧缘即是结节间沟,用拇指指尖左右弹拨,可感知指下有条索活动感,同时患者感觉酸痛。

(三)针刀治疗

定点进针刀点,刀口线方向与肌腱方向一致,针刀体与皮肤垂直,针刀直刺入皮肤,感觉阻力增大时提示针刀抵达肱骨横韧带表面,刀口线方向与韧带纤维方向垂直,将韧带横行切开,切开时可感到有声响以及明显的落空感。

只需要切开韧带,切不可用针刀穿透肌腱达骨面。

五、髌下脂肪垫劳损点

(一)简介

疼痛是膝关节病变的主要症状,也是引起膝关节功能障碍的主要原因。反复慢性损伤导致无菌性炎症、脂肪垫表面滑膜增生及滑膜绒毛状增生,继而与髌韧带及周围软组织粘连。

(二)体表定位(图5-3-5)

患者平卧于治疗床上,暴露治疗部位,膝下垫枕头,使膝关节成屈曲位,于髌骨下缘中点定点,内外膝眼各定1点,共3点为治疗点。

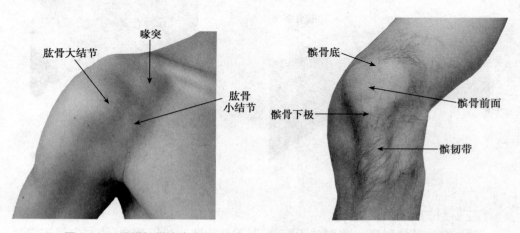

图5-3-4 肱横韧带病变点   图5-3-5 髌下脂肪垫劳损点

(三)针刀治疗

定点于髌骨下缘中点,刀口线与下肢纵轴平行,针刀体与皮肤垂直刺入,通过髌韧带后,用左手拇指上推髌尖,其余四指按压髌底,使髌尖上翘,调转刀口方向 90°,横向切开脂肪垫 1~3 刀后出针刀。

定点于内外膝眼,刀口线与身体纵轴平行,针刀体与皮肤垂直刺入,使针刀体方向朝向对侧,即内侧治疗时朝向外侧,外侧治疗时针刀朝向内侧,根据病变程度,向 2~3 个方向反复切开整个脂肪垫,将包裹并深入脂肪垫内部的筋膜充分切开。

六、跟骨脂肪垫劳损点

(一)简介

足跟部位被高低不平的路面或小石子硌伤,引起跟骨负重点下的脂肪垫组织损伤,局部充血、水肿,日久组织变性,即增生、粘连与钙化。

(二)体表定位(图 5-3-6)

足跟压痛最明显的 3~5 处。

(三)针刀治疗

定点于足跟压痛最明显的 3~5 处,刀口线方向与足部纵轴垂直,针刀垂直皮肤刺入,达跟骨骨面后,稍退后,纵向切开 2~3 次,横行剥离 2~3 次,勿过度刺激骨膜,挤出少许血液后即可。

七、慢性跟腱炎

(一)简介

跟腱是由连接小腿后方肌群与跟骨的带状肌腱纤维组成,张力通过肌肉收缩传递到跟腱。由于跟腱的横断面较肌肉组织小得多,约 1:60,故而跟腱组织负担的单位张力远高于肌肉。跟腱炎一般指跟腱急慢性劳损后形成的无菌性炎症,在运动过程中,小腿腓肠肌和跟腱承受了反复过度牵张力导致的。另外,突然增加锻炼的强度或频率也常会引起跟腱炎。

(二)体表定位(图 5-3-7)

俯卧位,下肢平伸,踝下放垫,跟腱腱围压痛处。

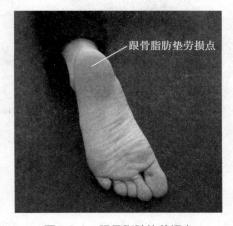

图 5-3-6 跟骨脂肪垫劳损点

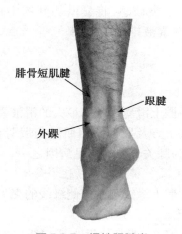

图 5-3-7 慢性跟腱炎

（三）针刀治疗

松解跟腱腱围压痛处，使针体与皮肤垂直，刀口线和跟腱纤维平行，刺透腱围，纵切数刀，纵行疏通剥离，然后横行剥离。一般为2~3次，有硬结的，集中捣碎。可根据压痛面积的大小，选择2~4个治疗部位松解。然后出针，按压针刀孔1分钟。

八、腱鞘囊肿

（一）简介

腱鞘囊肿是发生于关节部腱鞘内的囊性肿物，是由于关节囊、韧带、腱鞘中的结缔组织退变所致的病症。

（二）体表定位

定位于囊肿最高点。

（三）针刀治疗

一手固定囊肿，在囊肿最高点作为进针点，刀口线与肢体纵轴平行，针刀体与皮肤垂直刺入，缓慢进针达腱鞘浅层，针下有阻挡感，切开囊壁数次。出针刀按揉囊肿，令囊液排出。再刺至囊内，令针刀体倾斜45°，向周围腱鞘壁切开1~2次，术毕出针刀，加压包扎。

九、鹅足滑囊炎

（一）简介

由于膝部长期反复活动等因素，导致鹅足肌腱炎，形成囊肿，从而导致膝关节内侧疼痛、肿胀，局部压痛，影响膝关节活动。

（二）体表定位（图5-3-8）

患者仰卧位，膝关节伸直位，循鹅足囊压痛点定位。

（三）针刀治疗

定点于病变滑囊处，刀口线与肢体纵轴平行，针刀体与皮肤垂直刺入达囊壁处，在囊壁处做连续切开，术中每次切开均寻求突破感，将囊壁切开约1cm的切口，令囊液排出。

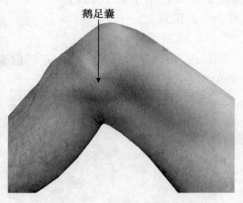

鹅足囊

图5-3-8 鹅足滑囊炎

十、髌上滑囊炎

（一）简介

髌上滑囊为膝部最大的滑液囊，位于髌底上方及股四头肌肌腱与股骨前面之间，为膝关节痛的常见病因之一。

（二）体表定位（图5-3-9）

髌上缘线与髌两侧缘线的交叉点。

（三）针刀治疗

定点于病变滑囊处，刀口线与肢体纵轴平行，针刀体与皮肤垂直刺入达囊壁处，在囊壁处做连续切开，术中每次切开均寻求突破感，将囊壁切开约1cm的切口，令囊液排出。

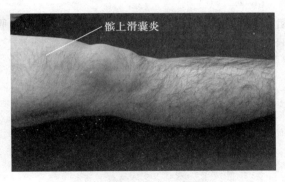

图 5-3-9　髌上滑囊炎

十一、坐骨结节滑囊炎

（一）简介

坐骨结节滑囊炎常见于坐姿工作和年老瘦弱者，其发病与长期坐着摩擦损伤有关。

（二）体表定位（图 5-3-10）

取侧卧位，屈髋屈膝，坐骨结节滑囊压痛点。

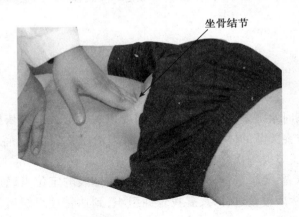

图 5-3-10　坐骨结节滑囊炎

（三）针刀治疗

定点于病变滑囊处，刀口线与肢体纵轴平行，针刀体与皮肤垂直刺入达囊壁处，在囊壁处做连续切开，术中每次切开均寻求突破感，将囊壁切开约 1cm 的切口，令囊液排出。

十二、肩峰下滑囊炎

（一）简介

肩峰下滑囊炎多继发于肩关节周围组织的损伤和退行性变，发病时肩部疼痛剧烈，活动受限明显。

（二）体表定位（图 5-3-11）

可选取 2 个进针点，第 1 点位于肩关节外侧明显隆起、三角肌肌腹压痛处，第 2 点位于肩峰外缘与肱骨头之间的间隙处。

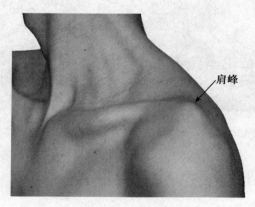

肩峰

图 5-3-11　肩峰下滑囊炎

（三）针刀治疗

定点于病变滑囊处，刀口线与肢体纵轴平行，针刀体与皮肤垂直刺入达囊壁处，在囊壁处连续切开，术中每次切开均寻求突破感，将囊壁切开约 1cm 的切口，令囊液排出。

（董宝强　万全庆）

第四节　关节囊病变点

治疗颈腰椎病时常需要松解关节囊，这需要以关节突关节为依据进针刀，此时必须清楚地了解关节突关节的体表定位。此外，针刀治疗关节僵直、痛风性关节炎、风湿性关节炎、类风湿关节炎等疾病也需要关节囊的松解。

针刀松解关节囊，要求进针刀时先按照关节在体表的定位点确定进针刀点，快速将针刀刺入皮肤，然后缓慢进针刀，寻找骨性组织，到达骨性组织后，探索寻找关节间隙，切开病变关节囊。

一、颈椎关节突关节囊

（一）简介

颈椎病是临床常见病，针刀治疗颈椎病常需要切开病变阶段的关节囊。

（二）体表定位（图 5-4-1）

从颈椎棘突顶点旁开 1.5～2.5cm，为左右关节突关节囊。

（三）针刀治疗

俯卧位，颈前屈，于定点处刀口线与人体纵轴平行，针刀体与皮肤垂直刺入，达骨面后调转刀口线 90°，寻找关节囊韧带，将其切开 2～3 次，针刀下有松动感即可出针刀。

笔记

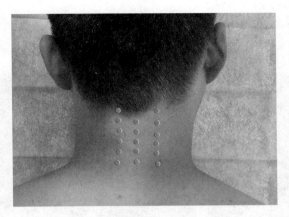

图 5-4-1 颈椎关节突关节囊

二、腰椎关节突关节囊

（一）简介

针刀治疗腰椎病常需要松解腰椎关节突关节囊。

（二）体表定位（图 5-4-2）

棘突间中点旁开 2cm 左右。

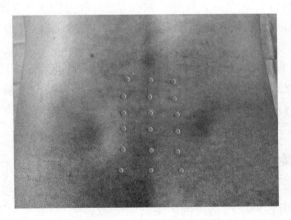

图 5-4-2 腰椎关节突关节囊

（三）针刀治疗

于定点处刀口线平行于脊柱,针刀体垂直于皮肤刺入,达关节突,寻找关节囊韧带,在此切开 2~3 次,针刀下有松动感即可出针刀。

三、肩关节囊

（一）简介

肩周炎患者可出现肩关节囊的粘连挛缩带,可采用针刀松解肩关节粘连挛缩带扩大关节活动范围。

（二）体表定位（图5-4-3）

1. 肩关节囊后下方点　肩峰与腋后皱襞上端连线中点。

2. 肩峰下点　肩峰下与肱骨大结节之间。

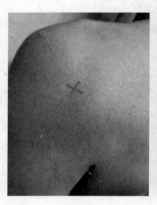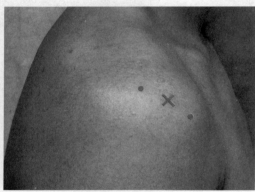

图5-4-3　肩关节囊

（三）针刀治疗

1. 肩关节囊后下方点　俯卧位，患肢下垂于床边，定位于肩峰与腋后皱襞上端连线中点，刀口线与局部肌纤维走向一致，针刀体与皮肤垂直刺入，针刀达肩关节囊，先在关节囊与肌腱之间纵横摆动3~5次，使其间粘连得到松解，之后助手牵拉患肩使之被动前屈上举，使患肩后下方关节囊处于紧张状态，针刀沿关节间隙切开粘连挛缩带2~3次，随着针刀的松解使患肩逐渐前屈上举，尽量争取达到最大上举度，即可出针刀。

2. 肩峰下点　仰卧位，患肩外展90°，定位于肩峰下间隙，刀口线与局部肌纤维走向一致，针刀体与皮肤垂直刺入，达肱骨上端，助手使患肩被动外旋，调转刀口线90°，刀口线与肩峰下平行，横行切开肩峰下挛缩带3~5次，层面间摆动3~5次，随着针刀松解可见肩内外旋度增加，即可出针刀。

四、肘关节囊

（一）简介

肘关节僵硬是由各种原因造成的肘关节功能障碍的总称，是肘部创伤后的常见并发症。

（二）体表定位（图5-4-4）

1. 肘后侧点（天井穴）　尺骨鹰嘴上1cm凹陷处。

2. 肘后内、外侧点　尺骨鹰嘴两侧凹陷处。

3. 肘前内侧点　肘窝内侧肘横纹上0.5cm正中点（肱二头肌肌腱内侧缘）。

4. 肘前正中点　肱二头肌腱肘正中最窄处。

（三）针刀治疗

1. 肘后侧点（天井穴）　定位于尺骨鹰嘴上1cm凹陷处，刀口线与肱三头肌纤维走向平行，针刀体与皮肤垂直刺入，达关节囊后壁，切开囊壁3~4次，勿损伤关节软骨面，针刀下有松动感后出针刀。

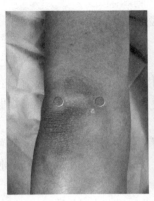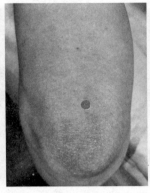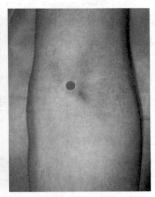

图 5-4-4　肘关节囊

2. 肘后内、外侧点　定位于尺骨鹰嘴两侧凹陷处,刀口线与肢体纵轴平行,针刀体垂直于皮肤刺入,内侧应避开尺神经,达关节囊,切开关节囊后壁 2~3 次,勿损伤关节软骨面,针刀下有松动感后出针刀。

3. 肘前内侧点　定位于肘窝内侧肘横纹上 0.5cm 正中处(即肱二头肌肌腱内侧缘),在肘内侧可扪及肱二头肌肌腱,左手拇指端从腱索内侧边缘掐下(指下应是正中神经和肱动脉),一直将皮肤推顶到骨面,在紧贴指甲面刺入针刀,刀口线与肌腱平行,针刀体与皮面垂直刺入直达骨面,放开拇指,切开关节囊前壁 2~3 次,勿损伤关节软骨面,针刀下有松动感后出针刀。

4. 肘前正中点　定位于肱二头肌肌腱肘正中点,刀口线与肌腱平行,针刀体与皮肤垂直刺入,达肌腱下纵横摆动 2~3 次,继续达关节囊切开 3~5 次,调转刀口线 90°,横行切开关节囊 3~5 次,勿损伤关节软骨面,针刀下有松动感后出针刀。

五、腕关节囊

(一)简介

类风湿关节炎是以关节滑膜增殖为主要病理表现的系统免疫性疾病,关节病变是该病的主要受累部位,最易累及腕关节。

(二)体表定位(图 5-4-5)

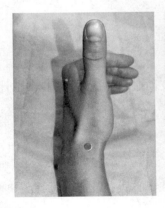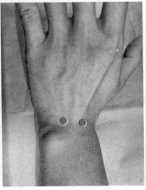

图 5-4-5　腕关节囊

1. 腕背侧点　指总伸肌腱与腕中横纹交界桡侧或尺侧凹陷处。

2. 腕背桡侧点(鼻烟窝)　拇长伸肌与腕近侧横纹交叉凹陷处。

3. 腕背尺侧点　尺骨茎突背远侧凹陷处。

（三）针刀治疗

1. 腕背侧点　定位于指总伸肌腱与腕中横纹交界桡侧或尺侧凹陷处,刀口线与肢体纵轴平行,针刀体与皮肤垂直刺入,纵行切开关节囊2～3次,勿损伤关节软骨面,针刀下有松动感后出针刀。

2. 腕背桡侧点(鼻烟窝)　定位于拇长伸肌与腕近侧横纹交叉凹陷处,刀口线与肢体长轴平行,针刀体与皮面垂直刺入,纵行切开关节囊2～3次,勿损伤关节软骨面,针刀下有松动感后出针刀。

3. 腕背尺侧点　触及尺骨茎突背远侧凹陷处,刀口线与肢体纵轴平行,针刀体与皮面垂直刺入,依次经皮肤、皮下组织,突破关节囊,直达关节腔,此时有落空感,对关节囊纵行切开2～3次,勿损伤关节软骨面,针刀下有松动感后出针刀。

六、指间关节囊

（一）简介

类风湿关节炎是一种以侵蚀性关节炎为主要表现的全身性自身免疫疾病。表现为以双手小关节受累为主的对称性、持续性多关节炎。

（二）体表定位（图5-4-6）

定位于指间关节横纹中间。

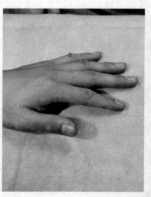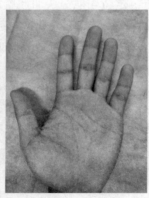

图5-4-6　指间关节囊

（三）针刀治疗

在定点处,刀口线方向与手指纵轴平行,针刀体于皮面避开血管垂直刺入,达骨面后提起,调转刀口线90°,将关节囊横行切开2～3次,出针刀。

七、髋关节囊

（一）简介

股骨头缺血性坏死可见髋关节囊肥厚、硬化,髋关节囊的病变可加剧股骨头缺血,因此针刀松解髋关节囊是治疗股骨头缺血的方法之一。

（二）体表定位（图5-4-7）

1. 髋前侧点　定位于腹股沟韧带下方与股动脉交叉点沿股动脉向下2cm，向外旁开2cm处。

2. 髋外侧点　股骨大转子尖上方2cm处（即大转子尖至髋臼上盂缘连线中点处）。

3. 髋后外侧点　从股骨大粗隆中点至髂后下棘连线的中外2/3交界点处。

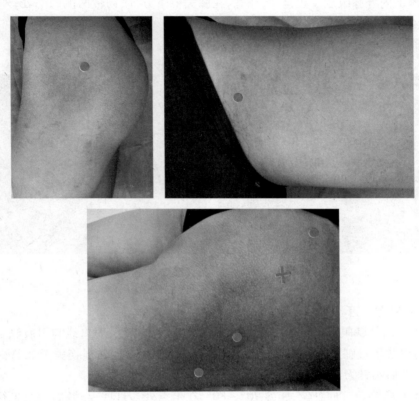

图5-4-7　髋关节囊

（三）针刀治疗

1. 髋前侧点　在定点处，刀口线与肢体纵轴平行，针刀体垂直于皮肤刺入达股骨颈骨面。然后提起针刀至硬韧的关节囊前壁之外，对关节囊行纵横切开3～5次，勿损伤关节软骨面，针刀下有松动感后出针刀。

2. 髋外侧点　在定点处，刀口线与肢体纵轴平行，针刀体垂直于皮肤刺入直达骨面。然后提起针刀，对关节囊外壁纵横切开3～5次，勿损伤关节软骨面，针刀下有松动感后出针刀。

3. 髋后外侧点　在定点处，刀口线与肢体纵轴平行，针刀体垂直于皮肤刺入达股骨颈后侧骨面。然后提起针刀至关节囊后壁表面，对关节囊行纵横切开3～5次，勿损伤关节软骨面，针刀下有松动感后出针刀。

笔记

八、膝关节囊

（一）简介

针刀治疗关节僵直、痛风性关节炎、风湿性关节炎、类风湿关节炎等疾病也需要关节囊的松解。

（二）体表定位（图5-4-8）

1. 髌下内外膝眼点　正坐位，屈膝，在膝关节下方，髌韧带两侧凹陷处，外侧的为外膝眼，内侧的为内膝眼所在。

2. 髌骨两侧点　在髌骨两侧缘各定2~4点。

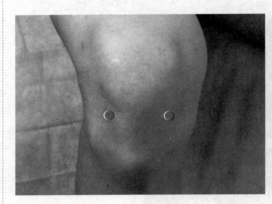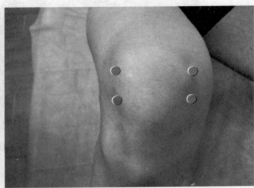

图5-4-8　膝关节囊

（三）针刀治疗

1. 髌下内外膝眼点　仰卧位，屈膝70°~80°，在定点处，刀口线与下肢纵轴平行，针刀体与皮肤垂直刺入，达关节囊，行"十字"切开3~5次，勿损伤关节软骨面，针刀下有松动感后出针刀。

2. 髌骨两侧点　仰卧位，屈膝70°~80°，在定点处，刀口线与髌周切线平行，针刀体与皮肤约呈60°刺入，直达骨面，调整针刀进入关节腔，横行切开髌周支持带及关节囊2~4次，勿损伤关节软骨面，针刀下有突破感后出针刀。

九、踝关节囊

（一）简介

针刀治疗关节僵直、痛风性关节炎、风湿性关节炎、类风湿关节炎等疾病也需要关节囊的松解。

（二）体表定位（图5-4-9）

1. 前内侧点（解溪穴）　蹈长伸肌腱外侧与趾长伸肌腱之间的凹陷处（约内踝尖前1cm处）。

2. 外侧点（昆仑穴）　外踝高点与跟腱之间凹陷处。

3. 前外侧点（丘墟穴）　足外踝的前下方1cm凹陷处（即跗骨窦外口处）。

4. 内侧点　内踝尖下缘点处。

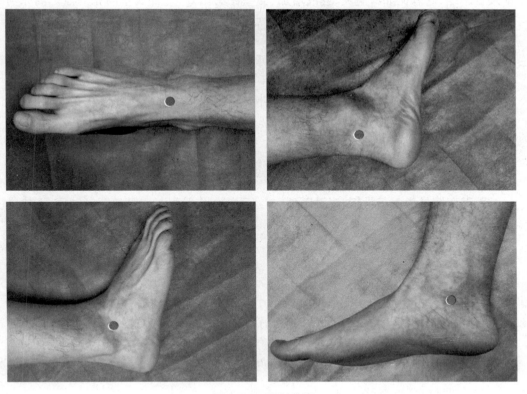

图 5-4-9　踝关节囊

（三）针刀治疗

1. 前内侧点（解溪穴）　刀口线与小腿纵轴平行,针刀体与皮肤呈 90°刺入,经小腿十字韧带到达踝关节前内侧关节囊,纵行切开 2 ~ 3 次,勿损伤关节软骨面,针刀下有突破感后出针刀。

2. 外侧点（昆仑穴）　刀口线与小腿纵轴平行,针刀体与皮肤呈 90°刺入,针刀贴腓骨尖骨面,经腓距后韧带起点,到达踝关节外侧关节囊壁,纵行切开 3 ~ 5 次,勿损伤关节软骨面,针刀下有突破感后出针刀。

3. 前外侧点（丘墟穴）　刀口线与小腿纵轴平行,针刀体与皮肤呈 90°刺入,针刀贴腓骨前缘,经腓距前韧带起点,到达踝关节外侧关节囊壁,纵行切开 3 ~ 5 次,勿损伤关节软骨面,针刀下有突破感后出针刀。

4. 内侧点　刀口线与小腿纵轴平行,针刀体与皮肤呈 90°刺入,经三角韧带起点,到达踝关节内侧关节囊壁,纵行切开 3 ~ 5 次,勿损伤关节软骨面,出针刀。

（任树军　李开平）

第五节　高 张 力 点

由于人体内软组织挛缩或腔隙内压增高导致软组织张力增高,产生症状。前者比如跟腱挛缩,后者比如滑囊炎、囊液增加、囊壁张力增高,这都属于高张力点。高张力点其实也包括前面章节所讲的肌筋膜触发点、附着点病变、关节囊挛缩等。因此,本节的高张力点不包括上述内容。

因为损伤和劳损等原因,人体软组织可出现张力或者压力增高的现象,引起各种症状,减张减压是针对这种病变最有效的手段,针刀松解可有效地达到减张减压的目的。当软组织挛缩或者张力增高时,可用针刀将病变组织部分切开以减张,当腔隙内压力增高时,可用针刀将腔隙壁切开以减压。

一、跟腱挛缩高张力点

(一)简介

跟腱挛缩是指由于骨折、跟腱断裂、神经系统损伤等引起跟腱长期制动后,不能维持正常长度的状态。

(二)体表定位(图5-5-1)

每次选择跟腱不同平面处定点。

(三)针刀治疗

俯卧位,踝下垫枕,助手将跟腱绷紧,刀口线与跟腱纵轴平行,针刀体与皮肤垂直刺入,到达跟腱,针刀下会有坚韧感,调转刀口线90°,横行将跟腱纤维束少量切开,针刀退到跟腱后表面,水平移动,继续将跟腱束切开,直到单用食指垂直按压跟腱下陷0.5~1cm为止,表示跟腱张力明显降低,即完成一次治疗。

二、脊柱侧弯高张力点

(一)简介

脊柱侧弯是一种临床症状,表现为某一段脊柱在额状面偏离身体中心,脊柱前后位X线片上侧方弯曲大于10°。

(二)体表定位(图5-5-2)

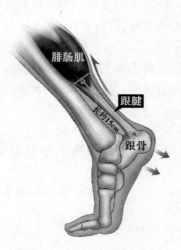

图5-5-1　跟腱挛缩高张力点

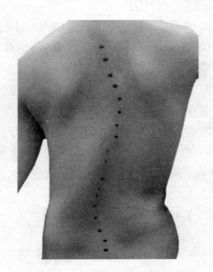

图5-5-2　脊柱侧弯高张力点

竖脊肌为脊柱后方的长肌，下起骶骨背面，上达枕骨后方，填于棘突与肋角之间的沟内。它以总腱起自骶骨背面、腰椎棘突、髂嵴后部和胸腰筋膜，向上分为三部：外侧为髂肋肌，止于肋角；中间为最长肌，止于横突及其附近肋骨；内侧为棘肌，止于棘突。

1. 凹面一侧棘突间隙旁开 5cm 处，相当于横突处定点。

2. 侧弯部位棘突间定点。

3. 肋骨与髂肋肌交界部位，体表于髂肋肌旁可触及肋骨。

（三）针刀治疗

1. 在定点处，刀口线与脊柱纵轴平行，针刀体与人体背面垂直刺入，到达横突背侧骨面，然后调转刀口线 90°，使之与横突长轴平行，小心移动针刀刃到横突边缘，沿横突将横突间韧带和横突间肌横行切开 2~3 次。

2. 在定点处，刀口线与脊柱纵轴平行，针刀体与人体背面垂直刺入，到达棘突顶，移动针刀刃到达棘突上缘，调转刀口线 90°，横行切开棘间韧带 2~3 次，注意进针深度，避免损伤脊髓。

3. 在定点处，刀口线与脊柱纵轴平行，针刀体与人体背面垂直刺入，到达肋骨角，移动针刀刃到髂肋肌下方，调转刀口线 90°，横行切开肋骨角处附着点 2~3 次，注意进针刀方向，避免损伤肺脏。

三、肌性斜颈高张力点

（一）简介

肌性斜颈是由一侧胸锁乳突肌发生纤维性挛缩后形成的畸形。头部向一侧倾斜，下颌转向健侧。如勉强将头摆正，可见胸锁乳突肌紧张而突出于皮下，形成硬性条索。

（二）体表定位（图 5-5-3）

选取患侧胸锁乳突肌条索形肿物或骨疣样硬块中心定点。

（三）针刀治疗

左手夹持胸锁乳突肌条索形肿物或骨疣样硬块，刀口线和肌肉纤维走向平行，针刀体与皮肤垂直刺入，达条索表面，调转刀口线 90°，横行切断条索状物 2~3 次，针刀下感到松动后出针刀。

四、臀肌挛缩高张力点

（一）简介

臀肌挛缩是由多种原因引起的臀肌及其筋膜纤维变性、挛缩，引起髋关节功能受限所表现的特有步态、体征的临床综合征，其中又以臀大肌挛缩最为常见。

（二）体表定位（图 5-5-4）

臀肌挛缩束带处定点：反复伸屈髋膝关节，可在大粗隆上方触及条索状挛缩的臀肌纤维组织，在大粗隆下方可触及条索状挛缩的髂胫束纤维组织左右摆动。

（三）针刀治疗

在定点处，刀口线方向与臀大肌或髂胫束纤维方向一致，针刀体垂直于皮肤刺入，达肥厚硬韧的条索物上，调转刀口线 90°，连续横行切开使其断裂。若变性组织面积较大，可沿条索状物的方向在不同水平位选几个治疗点，分别如上法切开，达到松解挛缩的目的。

197

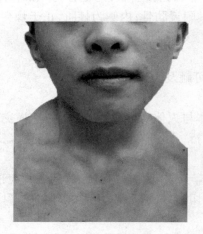

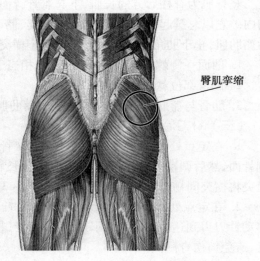

臀肌挛缩

图 5-5-3 肌性斜颈高张力点   图 5-5-4 臀肌挛缩高张力点

五、掌腱膜挛缩高张力点

（一）简介

掌腱膜挛缩症主要侵犯掌腱膜,病理改变为纵行纤维结缔组织增生,继而发生屈曲挛缩的病症。

（二）体表定位（图5-5-5）

掌腱膜挛缩部位或高张力点定2~3点。

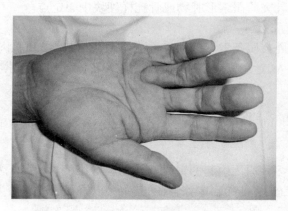

图 5-5-5 掌腱膜挛缩高张力点

（三）针刀治疗

掌腱膜挛缩部位或高张力点为进针刀点,刀口线与掌腱膜纵轴平行,针刀体与皮肤垂直刺入,到达挛缩部位,针刀下会有坚韧感,调转刀口线方向,与挛缩方向垂直,切开挛缩的腱膜2~3次。

六、跗骨窦高压症高张力点

（一）简介

跗骨窦外口相当于"丘墟穴"之处。跗骨窦高压症，是指踝部内翻扭伤后，引起的以跗骨窦周围软组织损伤，导致跗骨窦内高压，从而出现疼痛、压痛、小腿及足部感觉异常、发抖的疾患。

（二）体表定位（图5-5-6）

外踝前缘及第3腓骨肌腱外缘之间的凹陷处定点。

（三）针刀治疗

仰卧位，嘱患者下肢内旋，患侧足轻微内翻位。刀口线与足部纵轴平行，针刀垂直于皮肤刺入，经过皮肤后的阻力感是跗骨窦外口处的筋膜，纵向切开此处筋膜3～4次，再使针刀进入跗骨窦管腔内，在窦内纵切3～5次，以达到减压效果。

七、髌股外侧高压综合征高张力点

（一）简介

髌股外侧高压综合征是由于髌骨无脱位的长期向外侧倾斜和外侧支持带适应性缩短，以及内外侧关节面长期应力不平衡造成外侧髌股关节压力增高而出现的一系列综合征，其最常见的表现是髌股关节疼痛。

（二）体表定位（图5-5-7）

定点于髌骨外缘，每个进针刀点间距2mm。

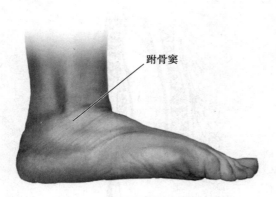

图5-5-6　跗骨窦高压症高张力点

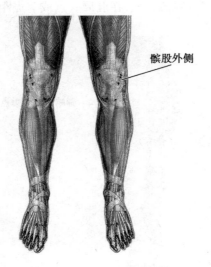

图5-5-7　髌股外侧高压综合征高张力点

（三）针刀治疗

在定点处，从髌骨外上缘松解至髌骨外下缘。左手固定髌骨，右手持针刀，刀口线与下肢纵轴平行，针刀体与局部皮肤垂直刺入针刀，缓慢进针刀，当针下有坚韧感时横行切开外侧支持带2～3次，深度要求刺穿关节囊。

八、弹响髋高张力点

（一）简介

弹响髋是指增厚的髂胫束或挛缩的臀肌束带越过股骨大转子最高点时产生弹响，并引起疼痛等一系列功能障碍的综合征。其病理机制是在髂胫束后缘及臀大肌前缘结合部与股骨大转子顶点处纤维异常增厚挛缩，导致髂胫束过度紧张，限制髋关节的功能。

（二）体表定位（图5-5-8）

屈伸患侧髋关节，寻找紧张条索即将滑过大转子的部位，定位于此。

（三）针刀治疗

以定点处为进针刀点，刀口线与股骨纵轴平行，针刀体与局部皮肤垂直刺入，缓慢推进针刀至条索部位，调转刀口线90°，横行切开2~3次，将肥厚的条索状物切断一部分。手下有落空感即可，无需刺至骨面。

九、陈旧性肛裂高张力点

（一）简介

肛门内括约肌、肠壁的纵行肌、肛门外括约肌的浅部、深部，以及肛提肌的耻骨直肠肌共同构成一围绕肛管的强大肌环，称为肛门直肠环，对肛管起括约作用。陈旧性肛裂可见内括约肌挛缩。

（二）体表定位（图5-5-9）

取截石位，在肛周5点或7点距肛缘约1cm的括约肌间沟处定位。

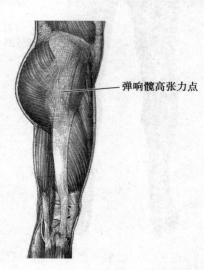

图5-5-8　弹响髋高张力点

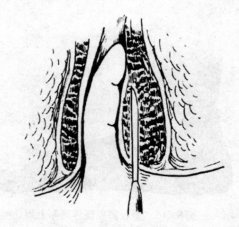

图5-5-9　陈旧性肛裂高张力点

（三）针刀治疗

选择俯卧位和截石位，以上述体表定位点为进针刀点，局部常规消毒，铺无菌洞巾，以0.5%~1%利多卡因注射液局部浸润麻醉，按四步规程进针刀。骶部阳性反应点操作，阳性反应点刺入0.2~0.4cm深，用切开剥离法，将红色斑点切开，并横行剥离 2~3 次。肛裂下方 1cm 点操作,距肛门下方 1cm 处进针刀,左手中指伸入肛门做导引,右手持针刀,刀口线与肛门外括约肌平行,刺入肛管 2~3cm,有韧性或紧缩感即为肛门内括约肌,调转刀口线 15° 左右,将肛门内括约肌切割 2~3 次,左手中指感到肛管皮下有一凹陷无紧缩感即可出针刀,出针后用两个食指进行扩肛,持续 5 分钟,将部分未切断的肌纤维充分扩开。

十、瘢痕挛缩高张力点

(一)简介

瘢痕挛缩是组织修复的最终结果,是人体抵抗创伤的一种保护反应,是一种人体的代偿性修复过程。瘢痕挛缩重者可造成肌肉、肌腱、血管、神经的短缩,甚至骨关节畸形。

(二)体表定位(图 5-5-10)

在挛缩瘢痕周围 1~2cm 处定点或挛缩瘢痕处定点。

(三)针刀治疗

在定点处,刀口线与瘢痕纵轴平行,针刀体与皮肤垂直或 45° 斜刺入,缓慢推进针刀至挛缩的瘢痕高张力点部位,行纵横摆动 2~3 次,如瘢痕张力较高或挛缩较严重可调转刀口线 90°,横行切开挛缩部位 2~3 次。

十一、动力性皱纹高张力点

(一)简介

动力性皱纹是表情肌收缩的结果。表情肌附着在皮肤上,收缩时,皮肤即在收缩成直角的方向发生皱纹。例如额肌的抬头纹、皱眉肌的眉间纹、眼轮匝肌的鱼尾纹、口轮匝肌的唇部竖纹、颧大肌和上唇方肌的颊部斜纹等。动力性皱纹一旦出现,则使表情肌没有动作,皱纹也不消失。

(二)体表定位(图 5-5-11)

以皱纹部位周边或皱纹定点,根据皱纹部位的大小,一般每间隔 1~2cm 定一点。

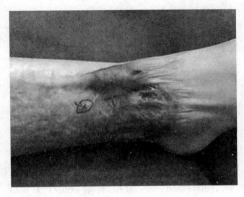
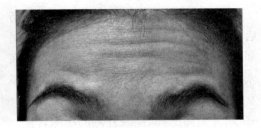

图 5-5-10 瘢痕挛缩高张力点　　　　图 5-5-11 动力性皱纹高张力点

(三)针刀治疗

以定点处为进针刀点,刀口线与皱纹平行,针刀体与皮肤垂直刺入,透皮后调转刀口线90°，针刀体与皮肤基本平行，在皮肤和肌肉之间力求横行切开皮肤与肌肉的粘连2~3次。

十二、带状疱疹后遗痛高张力点

（一）简介

带状疱疹后遗神经痛就是带状疱疹遗留下来的疼痛，属于后遗症的一种。临床上认为带状疱疹的皮疹消退以后，其局部皮肤仍有疼痛不适，且持续1个月以上者称为带状疱疹后遗神经痛。该病可表现病变区皮下组织弹性降低。

（二）体表定位

根据患者疼痛部位与病变范围，选择主诉疼痛最明显的皮表中心为定点。

（三）针刀治疗

以定点处为进针刀点，刀口线与人体主要血管和神经平行，针刀体与皮肤垂直刺入，在皮下调转针刀体基本与皮肤平行，在浅筋膜内呈放射状切开松解，将浅筋膜内坚韧的纤维结缔组织广泛切断，感到针刀下松动为止。

十三、慢性骨筋膜室综合征高张力点

（一）简介

慢性骨筋膜室综合征是指骨筋膜室的内压持续性高于8mmHg，影响局部血供的表现。

（二）体表定位（图5-5-12）

在骨筋膜室压力增高的部位定点，每个治疗点之间间隔1~2cm。

（三）针刀治疗

以定点处为进针刀点，刀口线与人体纵轴平行，针刀体与皮肤垂直刺入，缓慢进针刀突破筋膜鞘，有落空感时即为刺入骨筋膜室筋膜层，然后调转刀口线90°行十字切开以充分减压，注意针刀操作时避开重要血管和神经。

高张力点是由于软组织劳损或损伤后局部张力或压力增高的一种现象。局部软组织压力或张力增高会导致各种临床疾病，本文主要介绍了临床常见病及多

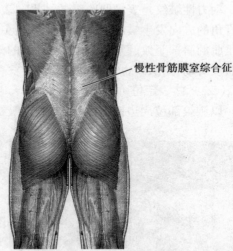

慢性骨筋膜室综合征

图5-5-12　慢性骨筋膜室综合征高张力点

发病高张力点选取及针刀治疗，如跟腱挛缩、脊柱侧弯、肌性斜颈、臀肌挛缩、掌腱膜挛缩、跗骨窦高压症、髌股外侧高压综合征、弹响髋、陈旧性肛裂、瘢痕挛缩、动力性皱纹、带状疱疹后遗痛、慢性骨筋膜室综合征等。

（陈贵全　李瑞国）

第六节 周围神经卡压点

周围神经行经某部骨纤维管,或无弹性的肌肉纤维缘、腱弓,受到压迫和慢性损伤引起炎性反应而产生神经卡压现象,易导致周围神经功能异常。多为缓慢致病,不易自愈,针刀切开松解致压物可使神经得以减压松解。

一、枕大神经卡压点

（一）简介

枕大神经穿出斜方肌腱膜和深筋膜时紧贴枕骨膜,有大量腱纤维和筋膜束缠绕。此处的粘连、瘢痕卡压到枕大神经就会产生神经支配区疼痛。

（二）体表定位（图5-6-1）

在枕外隆凸与患侧乳突连线的内1/3处。

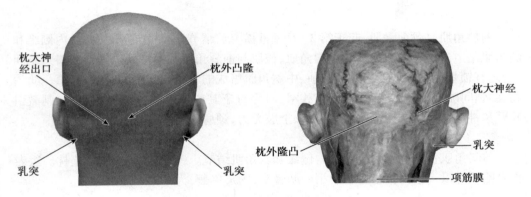

图5-6-1 枕大神经卡压点

（三）针刀治疗

在定点处,刀口线与人体纵轴呈外上45°,针刀体向脚侧倾斜45°,与枕骨面垂直刺入,到达枕后腱弓有阻力感,将腱弓横行切开2~3次,纵横摆动2~3次。

二、枕小神经卡压点

（一）简介

枕小神经主要由颈2神经前支通过颈浅丛分出,沿胸锁乳突肌后缘向上走行,分出皮支支配后外侧头皮和耳廓。

（二）体表定位（图5-6-2）

枕外隆凸与乳突尖连线的中外1/3交界处（即枕小神经位于深筋膜浅出处）探及压痛处定位。

（三）针刀治疗

在定点处,针刀刃与人体纵轴平行,针刀体与皮肤垂直刺入,纵向切开硬化的筋膜和腱纤维2~4次,纵横摆动2~3次。

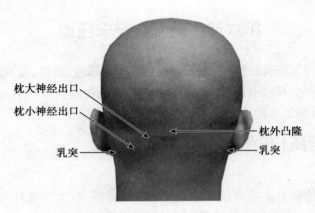

图 5-6-2 枕小神经卡压点

三、臂丛神经卡压(斜角肌)点

(一) 简介

前斜角肌是颈前深肌,起于第 3~6 颈椎横突前结节,向下止于第一肋骨内侧缘和斜角肌结节。前斜角肌后方为中斜角肌,该肌与前斜角肌和第一肋之间形成斜角肌间隙,内有锁骨下动脉和臂丛通过。前、中斜角肌组成的斜角肌痉挛、变性引起第一肋抬高、肋锁间隙变窄,前中斜角肌间隙狭窄,对穿行于其中的臂丛神经形成压迫、刺激引起臂丛神经卡压。临床上表现为手麻、上肢无力、颈肩酸痛等症状。

(二) 体表定位(图 5-6-3)

前斜角肌止点位于第一肋骨内侧缘和斜角肌结节。患者仰卧位,颈下垫枕。医者在患侧颈部以一手拇指指压触及第一肋骨头,固定甲襞,为针刀入路引导。

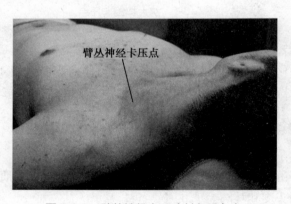

图 5-6-3 臂丛神经卡压(斜角肌)点

(三) 针刀治疗

患者仰卧位,在定点处,针刀刀口线方向应与前斜角肌走行一致,针刀体与皮肤垂直刺入,小幅度纵向切开前斜角肌止点 2~3 次,纵横各摆动 2~3 次。注意找准前斜角肌止点的准确位置再下刀至关重要。前斜角肌止点前方有锁骨下静脉,后方有锁骨下动脉,在止点处松解一定要紧贴肋骨骨面,不可有前后的差错。

四、正中神经腕管卡压点

（一）简介

临床常见于腕管综合征，又称迟发性正中神经麻痹，是正中神经在腕管内受压引起。

（二）体表定位（图5-6-4）

在患腕远侧腕横纹上的桡侧腕屈肌腱的内侧缘定一点，再沿桡侧腕屈肌腱向远端移动2.5cm左右再定一点，在患腕远侧腕横纹尺侧腕屈肌腱的内侧缘定一个点，沿尺侧腕屈肌的内侧缘向远端移动2.5cm左右再定一点。

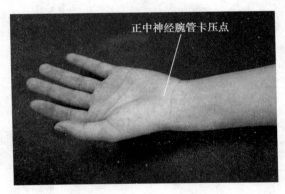

图5-6-4 正中神经腕管卡压点

（三）针刀治疗

在定点处，刀口线与肌腱走向平行，针刀体与皮肤垂直，横行切开腕横韧带2～3次，纵横摆动2～3次。

五、正中神经旋前圆肌受压点

（一）简介

正中神经于前臂近端，被旋前圆肌两头之间的腱弓卡压所致。前臂旋前时，正中神经被旋前圆肌尺侧头抬起，故本病多发生于前臂反复强烈旋前动作过程中。

（二）体表定位（图5-6-5）

针刀治疗时在旋前圆肌上缘压痛处定位。

（三）针刀治疗

在定点处，推开浅层组织，刀口线与正中神经走向平行，针刀体与皮肤垂直刺入，按旋前圆肌纤维走行纵向切开2～3次，横向摆动2～3次，针刀下感松动时退出针刀。

六、肘部尺管卡压点

（一）简介

尺神经在肘部尺管组成的骨纤维通道内易受卡压，内侧为内上髁，外侧为鹰嘴，管底为尺神经沟，内上髁与鹰嘴之间由腱膜覆盖。

（二）体表定位（图5-6-6）

在肱骨内上髁处和尺骨鹰嘴内缘处定位。

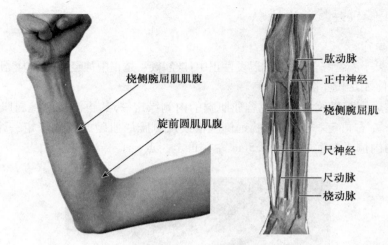

图5-6-5 正中神经旋前圆肌受压点

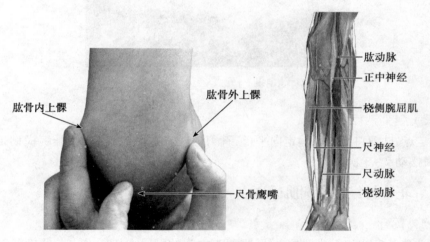

图5-6-6 肘部尺管卡压点

（三）针刀治疗

在肱骨内上髁处，刀口线与尺侧腕屈肌纤维方向一致，针刀体与皮肤垂直刺入，沿骨面向后，切开弓状韧带起点2～3次。

在尺骨鹰嘴内缘处，刀口线与尺侧腕屈肌纤维方向一致，针刀体与皮肤垂直刺入，沿骨面向后，切开弓状韧带止点2～3次。

七、肩胛上神经卡压点

（一）简介

在肩胛骨上缘外1/3处、喙突根部的内侧有一骨缘的凹陷处称肩胛切迹；大都呈U形、大弧形或V形，约15mm宽，10mm深；内侧骨缘薄，外侧骨缘厚（喙突基部）。在切迹的内、外侧端（喙突基部）间架有既坚韧又有丰富血供的肩胛横韧带，从而形成一个典型的骨纤维管性通道。肩胛上神经在骨纤维管内通过，肩胛上动、静脉在肩胛横韧带上方越过,然后相伴而行。肩胛上神经可在肩胛切迹内被卡压。肩周围软组织的退行性变等诸多因素,可引起急、慢性局部出血、水肿、组织瘢痕化,致使肩胛上下横韧带粘连、增生、肥厚,导致肩胛上下孔变小,直接压迫神经。

（二）体表定位（图5-6-7）

肩胛冈中点上方2cm处,约相当肩胛上横韧带附着处定位。

（三）针刀治疗

患者坐位,两臂自然下垂。在定点处,针刀刃方向与肩胛骨上缘垂直,针刀体与皮肤表面垂直刺入,达肩胛骨骨面,向上铲剥,当针刀下有落空感时即到达肩胛上横韧带附着处,铲剥2～3次。如患者有触电样麻感或剧痛,调整针刀体方向再行切割。

八、腋神经卡压点

（一）简介

腋神经卡压多发生在四边孔处,称为四边孔综合征疾病。

（二）体表定位（图5-6-8）

由肩峰下角画一与肩胛骨下角水平线相垂直的垂直线,此垂直线中点深面即为四边孔中点,至皮肤深度约为5cm。或由肩胛冈下缘中点画一6cm长的垂直线,由线末端向外旁开3cm处深面即为四边孔中点。

以小圆肌起点、大圆肌起点和止点定位,或在四边孔Tinel征阳性点定位。

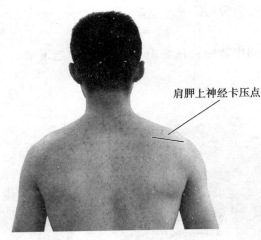

图5-6-7　肩胛上神经卡压点

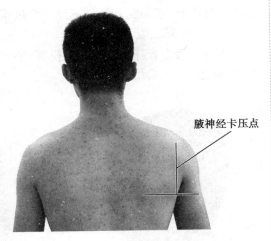

图5-6-8　腋神经卡压点

（三）针刀治疗

1. 定位于肩胛骨外缘上2/3处,刀口线与肩胛骨外缘平行,针刀体与皮肤垂直刺入达骨面,调整针刀刃到骨外缘,沿骨缘纵行切开小圆肌起点3～4次,然后纵横摆动,有松动感即出针刀。

2. 定位于肩胛骨下角点,刀口线与肩胛骨下角的外缘平行,针刀体与皮肤垂直刺入达骨面,调整针刀刃至肩胛下角外缘的骨面,纵行切开大圆肌起点3～4次,然后纵横摆动,有松动感即出针刀。

3. 定位于小结节嵴,刀口线与上肢纵轴平行,针刀体与皮肤垂直刺入直达骨面,纵行切开大圆肌止点 2 ~ 3 次,有松动感后即出针。

九、胸长神经卡压点

(一)简介

胸长神经穿过中斜角肌的腱性纤维组织,因此当中斜角肌劳损、无菌性炎症或肌肉痉挛时可导致胸长神经支卡压。

(二)体表定位(图 5-6-9)

1. 定位于胸锁乳突肌的后缘中点约第 5 颈椎棘突旁压痛明显处。

2. 定位于颈 5 横突后结节处,中后斜角肌附着点。

(三)针刀治疗

1. 在定点处,刀口线与第 5 颈椎棘突纵轴线平行,针刀体与皮肤垂直刺入,达关节突关节囊,调转刀口线 90°,切开关节囊 2 ~ 3 次。

2. 在定点处,刀口线与第 5 颈椎棘突纵轴线平行,针刀体与皮肤垂直刺入,达横突后结节,切开斜角肌附着点 2 ~ 3 次。

十、腰神经后外侧支卡压点

(一)简介

腰神经后外侧支发自腰神经,从横突间韧带内缘发出,向外下斜行穿越 L_{1-5} 横突背侧骨纤维管,于横突外侧端下缘处穿过深层胸腰筋膜进入竖脊肌。

(二)体表定位(图 5-6-10)

定位于后支骨纤维孔的体表投影,位于同序数腰椎棘突中点水平线,距后正中线 2 ~ 3cm 处。

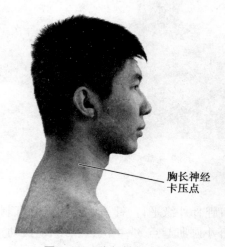

图 5-6-9　胸长神经卡压点

胸长神经
卡压点

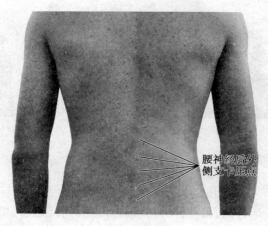

图 5-6-10　腰神经后外侧支卡压点

腰神经后外
侧支卡压点

(三)针刀治疗

在定点处,刀口线沿后外支骨纤维管长轴,约与后中线夹角 45°的外下方向,针刀体与皮面垂直刺入达后外支骨纤维管,顺骨纤维管长轴方向横切 1 ~ 3 次。

十一、梨状肌卡压点

（一）简介

坐骨神经越过坐骨切迹，一般在梨状肌前下，于该肌下缘和上孖肌之间的梨状肌下孔中穿出处易受到卡压。

（二）体表定位（图 5-6-11）

于坐骨神经在梨状肌下孔处定位。坐骨神经在梨状肌下孔的体表投影，即髂后上棘与尾骨尖连线的中点与股骨大转子连线的中内 1/3 交点处。

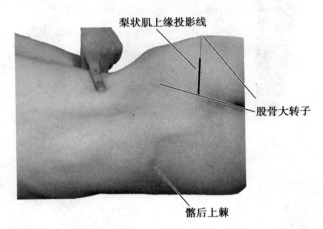

图 5-6-11 梨状肌卡压点

（三）针刀治疗

在定点处，刀口线与下肢纵轴一致，针刀体与皮肤垂直刺入，当患者有串麻感时，已到坐骨神经在梨状肌下孔的部位，退针刀 2cm，针刀体向内或者向外倾斜 10°~15°，再进针刀有坚韧感时，即到坐骨神经在梨状肌下孔的卡压点，横行切开肌筋膜 2~3 次。

十二、臀上皮神经卡压点

（一）简介

臀上皮神经发自第 1~3 腰神经的后外侧支，于竖脊肌外缘穿出胸腰肌筋膜与髂嵴形成的骨纤维管，分布于臀上部皮肤。

（二）体表定位（图 5-6-12）

在髂嵴中点下 2~3cm 处有明显压痛点定位。

（三）针刀治疗

在定点处，刀口线与臀上皮神经平行，针刀体与皮肤垂直刺入，当针刀抵达臀肌筋膜时手下有韧感，将筋膜纵行切开 2~3 次，然后纵横摆动 2~3 次，有松动感出针刀。

十三、股神经卡压点

（一）简介

髂腰肌为髂腰肌筋膜所包绕，在腹股沟处形成鞘管，其后壁及外侧壁为髂骨，内侧壁为髂耻弓,前方为腹股沟韧带。股神经卡压系途经鞘管时发生狭窄受压引起。

（二）体表定位（图5-6-13）

在腹股沟韧带中点外侧,以及股神经经腹股沟韧带深面的外侧缘压痛或硬结处定位。

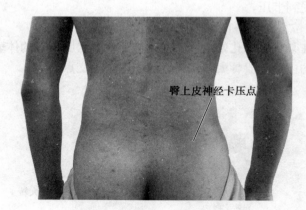

图5-6-12　臀上皮神经卡压点

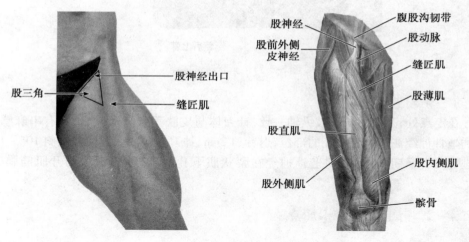

图5-6-13　股神经卡压点

（三）针刀治疗

在定点处,刀口线与髂腰肌和股神经的长轴一致,针刀体与皮肤垂直刺入,沿与神经走行一致的方向将肌筋膜切开2~3次,纵横摆动2~3次,有松动感后出针刀。

十四、股外侧皮神经卡压点

（一）简介

股外侧皮神经通过髂前上棘处,在髂前上棘与腹股沟韧带外端的两层之间形成的骨纤维管内易受到卡压。

（二）体表定位（图5-6-14）

于患侧髂前上棘内下1~2cm处定点。

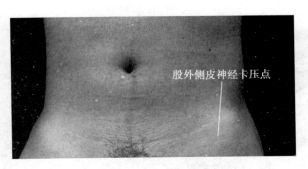

图 5-6-14　股外侧皮神经卡压点

（三）针刀治疗

患者仰卧位，在定点处，刀口线与神经走行一致，针刀体与皮肤垂直刺入，对硬韧组织纵行切开 2～3 次，有松动感即可出针刀。

十五、隐神经卡压点

（一）简介

隐神经在穿出收肌管前壁处可能受到卡压引起膝内侧疼痛。另外，隐神经及其髌下支穿出 Hunter 管前壁腱板以及缝匠肌时也可能受到卡压。

（二）体表定位（图 5-6-15）

定位于髂前上棘和股骨内上髁连线内侧 0.5～1cm，距股骨内上髁上方 12cm 压痛明显处。

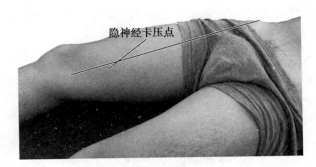

图 5-6-15　隐神经卡压点

（三）针刀治疗

在定点处，刀口线方向与髂前上棘和股骨内上髁连线平行，针刀体垂直于皮肤刺入，沿神经方向切开神经出口处筋膜 2～3 次，纵横摆动 2～3 次，有松动感后出针刀。

十六、腓总神经卡压点

（一）简介

腓总神经在腓骨颈的骨筋膜管内易被卡压。

（二）体表定位（图 5-6-16）

1. 在腓骨头颈交界的后方点定位。

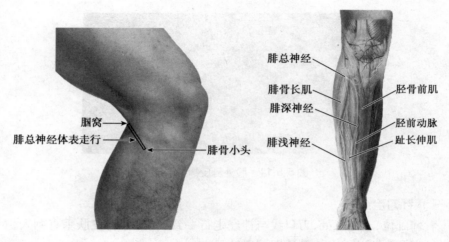

图 5-6-16　腓总神经卡压点

2. 在腓骨头颈交界的前方点定位。

（三）针刀治疗

在定点处，刀口线与腓骨纵轴呈 45°，针刀体与皮肤垂直刺入，直达腓骨头颈交界骨面，向前下方纵横摆动 2~3 次。

十七、跖管卡压点

（一）简介

胫后神经在内踝后下于屈肌支持带及跟骨形成的骨纤维管内受压引起本病。

（二）体表定位（图 5-6-17）

定位于屈肌支持带在内踝和跟骨内侧的附着点。

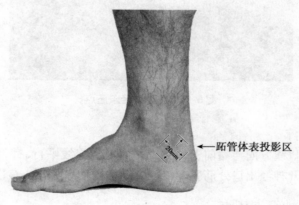

图 5-6-17　跖管卡压点

（三）针刀治疗

在定点处，刀口线与屈肌支持带垂直，针刀体与皮肤垂直刺入，横行切开屈肌支持带 2~3 次，纵横摆动 2~3 次，有松动感后出针刀。

十八、趾底总神经卡压点

（一）简介

趾底神经在相邻两个跖骨头、跖间深韧带与跖腱膜之间易受到卡压。

（二）体表定位（图5-6-18）

于足背患病的跖骨头之间扪到硬节、压痛明显处对应的足底处定位。

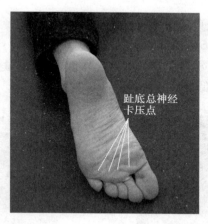

图5-6-18　趾底总神经卡压点

（三）针刀治疗

在定点处，针刀穿过皮肤到足底深筋膜，在跖底深横韧带纵向切开2～3次。若刺中趾底神经出现触电麻木感，则退针刀稍许，调整方向再次进针刀。

（刘建民）

第七节　神经触激点

针刀神经触激术指针刀碰到或接近神经时所产生的应激反应。目前认为针刀神经触激术能减轻或消除肌肉痉挛是通过针刀触激神经而诱发动作电位，其去极化会沿着脊髓和感受末梢两方向传导，冲动上行兴奋大脑皮质产生下行调控，通过脊髓前角释放抑制性冲动，抑制γ-运动神经元的兴奋，从而起到抑制神经对肌肉的传入冲动而减轻或消除肌痉挛达到治疗目的。神经触激术已由早期的脊神经触激术发展至现在的交感神经、神经干（丛）触激术。

一、喙突下臂丛神经触激点

（一）简介

触激喙突下臂丛神经可用于上肢桡侧急慢性疼痛。

（二）体表定位（图5-7-1）

仰卧位，头转向对侧，患侧肢外展45°。定位于锁骨中外1/3段交点下方1.5～2.0cm处，深按时可触及喙突尖端。

（三）针刀治疗

在定点处，刀口线与血管肌肉走向平行，针刀垂直皮肤刺入，然后稍向外侧倾斜，突破胸大肌、胸小肌，两次阻力感消失后产生串麻感，固定进针深度，纵横摆动针刀，加强刺激。注意针刀不可向内侧偏斜，以免损伤胸膜。

二、锁骨上臂丛神经触激点

（一）简介

触激锁骨上臂丛神经可用于上肢桡侧急慢性疼痛。

（二）体表定位（图5-7-2）

仰卧位，头转向对侧，尽量将锁骨和肩部压低，手臂尽量下垂。定位于锁骨中点上约1.5cm处，在肌间沟最低处动脉搏动的外侧。

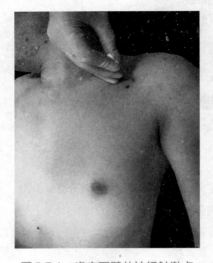

图5-7-1　喙突下臂丛神经触激点

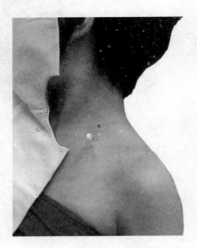

图5-7-2　锁骨上臂丛神经触激点

（三）针刀治疗

在定点处，针刀垂直刺入皮肤约3cm，待产生反射后，固定针刀深度或针刀深达第1肋骨面后，再摆动针刀加强触激。注意进针不可过深，以免损伤胸膜及肺尖。

三、锁骨下臂丛神经触激点

（一）简介

触激锁骨下臂丛神经可用于肩臂疼痛。

（二）体表定位（图5-7-3）

患者仰卧位，头转向对侧，患臂外展90°并旋后。定位于锁骨中点下2.5cm处。

（三）针刀治疗

左手拇指于定点处下压，紧抠皮肤，右手针刀紧贴拇指指甲，与皮肤呈45°向外、下、后刺入达第2肋骨上缘，稍退针刀，待患臂肘下出现酸胀、麻木感后固定针刀深度，小幅度纵向横向摆动针刀，加强触激，以患者耐受为度。注意不可同时双侧施术。

四、斜角肌间臂丛神经触激点

（一）简介

触激斜角肌间臂丛神经可用于神经根型颈椎病、肩周炎、臂丛神经损伤，尤其是桡侧的疼痛、麻木。

（二）体表定位（图 5-7-4）

患者去枕平卧，头转向对侧，上肢紧贴身体旁，手尽量下垂，显露患侧颈部。

首先确定肌间沟：在胸锁乳突肌锁骨头的后缘，为前斜角肌，其后为中斜角肌，两者之间为斜角肌间隙，用食指沿肌间隙向下触摸，在锁骨上窝触到锁骨下动脉搏动后用力按压，患者出现手臂酸胀、麻木感，即为肌间沟。

从环状软骨向后作一水平线与肌间沟的交点为进针刀点。或定位肌间沟后，在锁骨上 1.5~2.5cm 相当于 C_7 水平定位进针刀点。

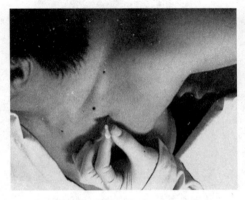 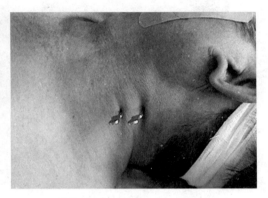

图 5-7-3　锁骨下臂丛神经触激点　　　　图 5-7-4　斜角肌间臂丛神经触激点

（三）针刀治疗

左手拇指在进针刀点用力下压（将锁骨下动脉置于拇指后）至骨面，右手持 4 号针刀紧贴拇指指甲，垂直刺入达颈椎横突，进针刀深度为 1.5~2cm。进针刀方向应与横突上的底面垂直，刀口线应与血管走行平行，向尾侧、后侧和内侧倾斜 45°，患者出现手臂酸胀、麻木感后，固定针刀深度，摆动针刀加强刺激，以患者耐受为度。

针刀超过横突，反复提插有损伤椎动脉的可能。退出针刀后应局部压迫，避免出血及血肿，不宜双侧同时施术。

五、腋路臂丛神经触激点

（一）简介

触激腋路臂丛神经可用于上肢尺侧急慢性疼痛。

（二）体表定位（图 5-7-5）

仰卧位，头转向对侧，患侧上肢外展 90°，肘关节屈曲，前臂外旋，手臂贴床枕于头下。在腋横纹处触摸到腋动脉搏动最强点做标记，其两侧作为进针刀点。

（三）针刀治疗

在腋动脉搏动最强点外侧（或内侧），针刀垂直刺入皮肤，突破腋动脉鞘时，可有一落空感，并可见针刀随动脉搏动而摆动，固定针刀深度，小幅度摆动针刀体，加强触激。注意加压分离，以免损伤腋动脉。术后按压针孔 3 ~ 5 分钟。

六、肩胛上神经触激点

（一）简介

触激肩胛上神经可用于肩周炎、颈椎病上臂内侧疼痛。

（二）体表定位（图 5-7-6）

仰卧位，手臂自然放在体侧。在肩胛冈中点与肩胛骨下角作连线，定位于该线在肩胛冈上缘上 1 ~ 2cm 处。

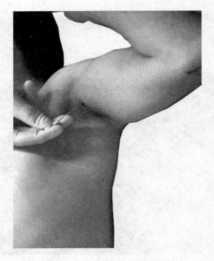

图 5-7-5　腋路臂丛神经触激点

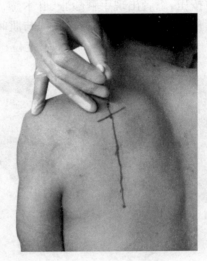

图 5-7-6　肩胛上神经触激点

（三）针刀治疗

针刀垂直刺入皮肤，深度约 3cm，出现酸、麻、放射感后，固定针刀深度，针刀刃与肩胛上神经平行，摆动针刀加强触激、分离、松解，手感到松动时退针刀。

针刀刺入达肩胛骨骨面后继续深入不超过 3cm，避免引起气胸。

七、肘部正中神经触激点

（一）简介

触激肘部正中神经可用于中指、食指、无名指和手掌、手背前臂中线部的疼痛；与臂丛神经触激术联合应用可增强疗效及适应范围。

（二）体表定位（图 5-7-7）

患者仰卧，前臂外展，掌心向上。于肱骨内外上髁之间画一横线，该线与肱动脉交叉点内侧 0.5cm 处即为正中神经所在部位，并在此做标记，定位进针刀点。

（三）针刀治疗

左手拇指在定点部位用力下压以分离神经及血管置拇指后，右手持 4 号针刀紧贴拇指指甲垂直刺入达骨面，刀口线应与血管走行平行，出现酸麻胀感后，小幅度纵向、横向摆动针刀加强触激，以患者耐受为度。

笔记

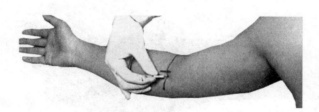

图 5-7-7　肘部正中神经触激点

八、旋前圆肌处正中神经触激点

（一）简介

旋前圆肌起于肱骨内上髁,止于桡骨外侧面中部。该肌易压迫正中神经引起该神经支配区域的疼痛。

（二）体表定位（图5-7-8）

仰卧位,肘屈曲旋后,腕部放松,以肱动脉内侧为进针刀点。

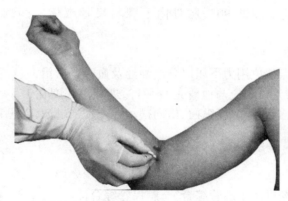

图 5-7-8　旋前圆肌处正中神经触激点

（三）针刀治疗

用针刀在肘横纹处肱动脉内侧,向内向头侧刺入达骨面,出现酸胀感后纵横摆动针刀加强触激。

九、腕部正中神经触激点

（一）简介

触激腕部正中神经可用于腕管综合征、腕部软组织损伤或病变的疼痛,旋前圆肌综合征、前臂骨间神经卡压症、损伤性正中神经炎或正中神经支配区的疼痛。

（二）体表定位（图5-7-9）

患者仰卧,前臂外展,掌心向上。在桡骨茎突水平,腕横纹附近桡侧腕屈肌与掌长肌之间定为进针刀点。

（三）针刀治疗

左手拇指在定点部位用力下压以分离神经及血管置拇指后,手持4号针刀紧贴拇指指甲垂直刺入,刀口线应与血管走行平行,进针刀深度在1.5~2cm,出现向手掌桡侧放射的酸、麻、胀感后,小幅度纵向、横向摆动针刀加强触激,以患者耐受为度。

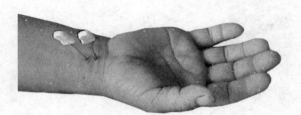

图 5-7-9　腕部正中神经触激点

十、肘部尺神经触激点

（一）简介

肘部尺神经触激点可用于肘管综合征、颈椎病，小指、环指疼痛、麻木及尺神经麻痹。

（二）体表定位（图 5-7-10）

患者仰卧，肘关节屈曲 90°，肱骨内上髁与尺骨鹰嘴之间的尺神经沟为进针刀点。

（三）针刀治疗

左手拇指在定点部位用力下压以分离神经及血管置拇指下，右手持 4 号针刀紧贴拇指指甲垂直刺入，刀口线应与血管走行平行，进针刀深度在 1.5～2cm，出现手掌尺侧放射的酸、麻、胀感后，小幅度纵向、横向摆动针刀加强触激，以患者耐受为度。

十一、腕部尺神经触激点

（一）简介

触激腕部尺神经可用于肘管综合征、腕尺管综合征。

（二）体表定位（图 5-7-11）

患者仰卧，手臂外展，肘部伸直，掌心向上。患者手指伸直并屈腕，在腕横纹处尺侧腕屈肌桡侧缘定为进针刀点。

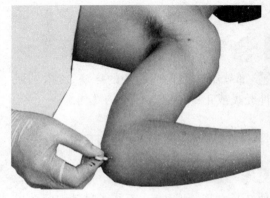

图 5-7-10　肘部尺神经触激点

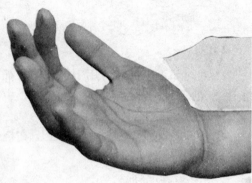

图 5-7-11　腕部尺神经触激点

（三）针刀治疗

左手拇指在定点部位用力下压以分离神经及血管置拇指下，右手持 4 号针刀紧贴拇指指甲垂直刺入，刀口线应与血管走行平行，进针刀深度达尺骨，出现拇指或食指背面的酸、麻、胀感后，小幅度纵向、横向摆动针刀加强触激，以患者耐受为度。

十二、上臂部桡神经触激点

（一）简介

触激上臂部桡神经可用于上臂桡神经卡压症、桡管综合征、颈椎病时，拇指及手背桡侧疼痛、麻木及桡神经麻痹。

（二）体表定位（图5-7-12）

患者坐位，施术侧手臂自然下垂。在上臂中下 1/3 交界处的外侧面，一般距肱骨外上髁 8～9cm 定为进针刀点。

（三）针刀治疗

左手拇指在定点部位用力下压以分离神经及血管置拇指下，右手持 4 号针刀紧贴拇指指甲垂直刺入，刀口线应与血管走行平行，进针刀深度达骨面，出现拇指或食指背面的酸、麻、胀感后，小幅度纵向、横向摆动针刀加强触激，以患者耐受为度。

十三、肘部桡神经触激点

（一）简介

触激肘部桡神经可用于桡管综合征、颈椎病时拇指及手背桡侧疼痛、麻木及桡神经麻痹；与臂丛神经触激术联合应用可增强疗效及适应范围。

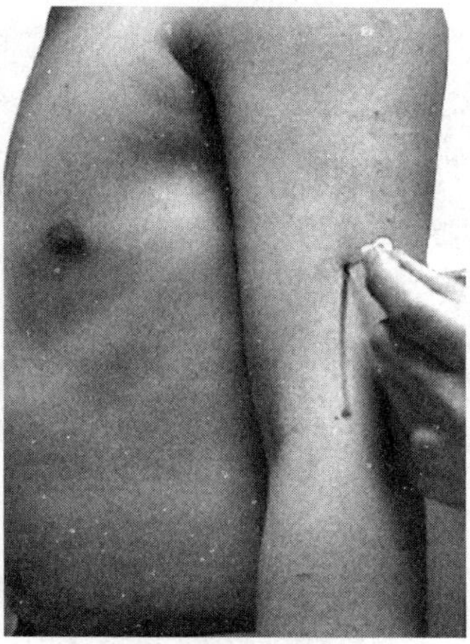

图 5-7-12　上臂部桡神经触激点

（二）体表定位（图5-7-13）

臂外展、肘屈曲、掌心向下。肱骨内外上髁连线与肱二头肌腱外侧缘交点外侧1cm，为进针刀点。

（三）针刀治疗

左手拇指在定点部位用力下压以分离神经及血管置拇指下，右手持 4 号针刀紧贴拇指指甲垂直刺入，刀口线应与血管走行平行，进针刀深度达桡骨茎突，出现拇指或食指背面的酸、麻、胀感后，小幅度纵向、横向摆动针刀加强触激，以患者耐受为度。

十四、腕部桡神经触激点

（一）简介

触激腕部桡神经可用于上臂桡神经卡压症、桡管综合征、颈椎病时拇指疼痛或不适，以及桡神经麻痹。

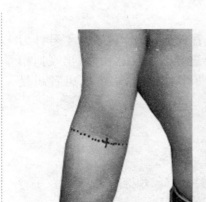
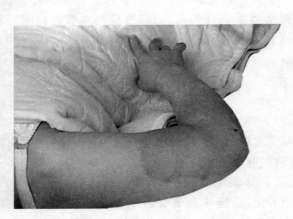

图 5-7-13 肘部桡神经触激点

（二）体表定位（图 5-7-14）

手置于不旋转的中间位，拇指外展，显露鼻烟窝。在拇长伸肌和拇短伸肌之间定为进针刀点。

（三）针刀治疗

在鼻烟窝用 4 号针刀垂直皮肤向头侧刺入，出现酸麻涨感后，固定针刀并纵向、横向摆动针刀加强刺激。

十五、指神经触激点

（一）简介

触激指神经可用于类风湿关节炎。

（二）体表定位（图 5-7-15）

手指展开，在掌侧骨间定位。

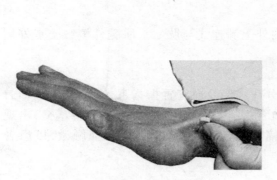
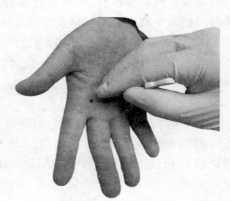

图 5-7-14 腕部桡神经触激点　　　　　图 5-7-15 指神经触激点

（三）针刀治疗

手指展开，在掌侧骨间定位，行指总神经触激，或在背侧手指两侧进针刀，行背侧指神经触激术。

笔记

十六、腰 5 横突处腰丛神经触激点

（一）简介

触激腰 5 横突处腰丛神经可用于坐骨神经痛、股神经痛、股外侧皮神经痛、急性腰扭伤，以及腰椎间盘突出症及脊椎病引起的根性神经痛。

（二）体表定位（图 5-7-16）

俯卧位，两髂嵴连线与背正中线交点下 3cm、外 4～5cm 处；或采用 X 线平片标志物于体表定位。

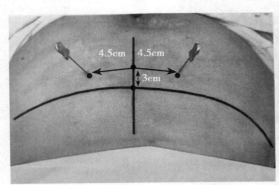
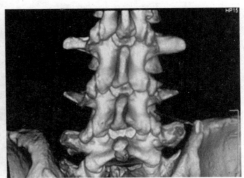

图 5-7-16　腰 5 横突处腰丛神经触激点

（三）针刀治疗

用 3 号针刀，经定点处垂直皮肤刺入，深达腰 5 横突骨面，然后稍退针刀向尾侧倾斜，使针刀滑过腰 5 横突上缘，有明显落空感时说明针刀已进入腰大肌间隙。固定针刀深度，进行纵向、横向摆动，以加强触激，以患者最大耐受为度。

十七、坐骨神经触激点

（一）简介

触激坐骨神经是针刀治疗下肢根性疼痛、麻痹，如腰椎间盘突出症、腰椎管狭窄等椎管外施术的重要部位，同时可治疗梨状肌损伤、坐骨神经损伤、坐骨神经及其分布区域的疼痛、麻木。与腰脊神经触激术联合应用可增强疗效及适应范围。

（二）体表定位（图 5-7-17）

健侧卧位，健侧腿伸直，患肢向前屈曲至脚跟能放置在健侧膝部。髂后上棘与大转子连线中点向下 3cm 为进针刀点。

（三）针刀治疗

用 1 号或 2 号针刀，在定点处垂直皮肤刺入达坐骨切迹，出现酸、麻、放射感后固定针刀深度，并行纵、横向摆动以加强触激，以患者最大耐受为度。

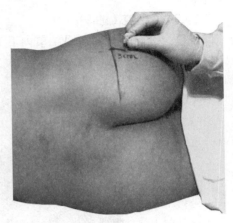

图 5-7-17　坐骨神经触激点

笔记

十八、股神经触激点

（一）简介

触激股神经可用于腰椎间盘突出症、脊神经触激后的补充治疗，以及股骨头缺血的股前疼痛。

（二）体表定位（图5-7-18）

仰卧位，髂前上棘与耻骨结节连线中点下1cm。

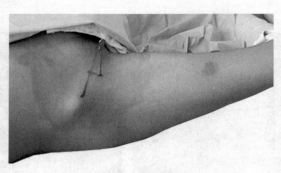

图5-7-18 股神经触激点

（三）针刀治疗

左手拇指在定点处下压，右手持3号针刀沿指甲垂直刺入，刀口线与股动脉平行，当穿透阔筋膜和髂腰筋膜时有两次落空感，当出现酸麻胀并沿股神经分布区域传导（膝关节及小腿内侧），然后固定针刀深度，对痹证者进行纵向、横向摆动针刀以加强触激，以患者耐受为度。

十九、闭孔神经触激点

（一）简介

可用于痉挛性脑瘫、股骨头缺血坏死，以及各种原因引起的髋关节疼痛、内收肌痉挛和疼痛。

（二）体表定位（图5-7-19）

仰卧位，大腿稍外展，耻骨结节内下1～2cm处。

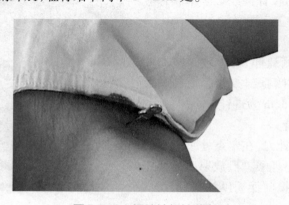

图5-7-19 闭孔神经触激点

（三）针刀治疗

以 3 号针刀，由定点处向内侧刺入达耻骨支，调整进针刀方向，向头侧约 45°进针刀达闭孔管上部骨质。然后再向外后调整方向，刺入闭孔管 2～3cm，待产生反射后，固定针刀深度，对痹证者进行纵向、横向摆动针刀以加强触激。

二十、腓总神经触激点

（一）简介

触激腓总神经可用于小腿外侧及足背部疼痛、麻木及腓总神经损伤。腓总神经也是针刀治疗下肢根性疼痛、麻痹，如腰椎间盘突出症、腰椎管狭窄等椎管外施术的常用部位，与腰脊神经触激术联合应用可增强疗效及适应范围。

（二）体表定位（图 5-7-20 ）

俯卧位，选腘窝外上方股二头肌肌腱内侧缘为进针刀点。仰卧位，选腓骨头下方的凹陷部（腓骨头下方 1～1.5cm）。

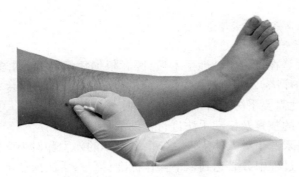

图 5-7-20　腓总神经触激点

（三）针刀治疗

左手拇指指腹触压该神经，用 4 号针刀从定点处沿拇指指甲刺入，出现放射样异感，固定针刀深度，进行纵向、横向摆动针刀以加强触激。

（任旭飞）

学习小结

不同病变类型的针刀治疗方法。

复习思考题

1. 试述斜方肌常见触发点的定位和针刀治疗方法。
2. 试述项韧带附着点的定位和针刀治疗方法。
3. 试述屈指肌腱腱鞘狭窄点的定位和针刀治疗方法。
4. 试述颈椎关节突关节囊的定位和针刀治疗方法。
5. 试述跟腱挛缩高张力点的定位和针刀治疗方法。
6. 试述枕大神经卡压点的定位和针刀治疗方法。
7. 试述喙突下臂丛神经触激点的定位和针刀治疗方法。

第六章

手 法 技 术

学习目的

通过学习掌握牵拉手法、助动手法、整复理筋手法。

学习要点

牵拉手法；助动手法；整复理筋手法。

针刀术后手法是在针刀闭合性手术后，医者根据病情需要，通过手法加强针刀治疗作用的一种辅助疗法。与开放性手术不同的是，针刀治疗在闭合状态下进行，难以做到彻底松解，因此需要手法配合来达到最佳疗效。此外，涉及小关节微小移位的疾病也必须施以恰当的整复及松动手法进行辅助治疗。

针刀术后手法来源于对人体生理、病理、解剖学的熟悉和对力学知识的灵活运用。在针刀手法的施术过程中务必达到以下操作标准：第一，手法操作定位准确，避免非病变组织受到力的作用。第二，手法操作要以安全为前提，禁止盲目和过度使用手法。部分手法具有一定的风险性，且手法治疗本身也有禁忌证，例如严重骨质疏松的患者就不适宜接受手法治疗。第三，手法操作轻巧，用力轻柔，务求达到无损伤、无痛苦，且立竿见影的疗效。

第一节 牵 拉 技 术

牵拉技术根据肌肉在外力牵拉后长度增加的特性，通过手法治疗使挛缩的软组织拉长。临床上牵拉手法与针刀相配合，在针刀施术前预先缓解局部肌肉、筋膜紧张，使后续的针刀治疗起到事半功倍的作用；在针刀施术后进一步松解软组织的痉挛和粘连，促进局部血液循环和水肿的消除，起到辅助治疗的作用。

牵拉手法操作时应避免过度牵拉，避免长时间牵拉肌力较弱的组织而出现肌肉损伤。

牵拉禁忌证：充血、水肿的组织；有恶性肿瘤的部位；有神经压迫的部位；荨麻疹发作期。

一、颈部肌肉牵拉

若患者出现头、颈、肩、背部及双上肢的疼痛、麻木、无力、活动受限等颈椎相关肌肉、神经受累的症状，可于针刀施术前后施以局部牵拉手法。

笔记

224

（一）胸锁乳突肌（图6-1-1）

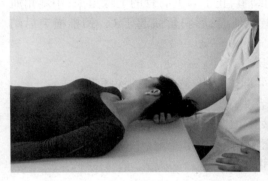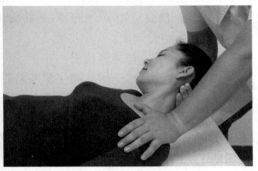

图6-1-1 胸锁乳突肌牵拉术

起止点：起于胸骨柄前面和锁骨的胸骨端，止于颞骨的乳突。

神经支配：副神经及 C_{1-2} 脊神经。

功能：胸锁乳突肌的单侧收缩可使头部转向对侧、向同侧侧屈并前屈，双侧收缩可使颈部前屈，协助呼吸。

手法操作：患者取仰卧位，头部转向健侧并稍前屈，使胸锁乳突肌凸显，医者坐于患者头端，一手在头枕部下方撑起患者头部并固定，另一手依次置于胸锁乳突肌锁骨端和胸骨端，并做双手反向牵拉，使胸锁乳突肌呈被动牵张状态，每次牵拉持续 3～5 秒钟，每个部位反复操作 3～5 次。

（二）前中后斜角肌（图6-1-2）

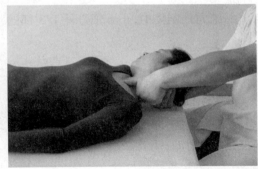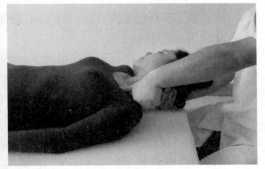

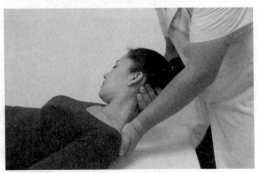

图6-1-2 斜角肌牵拉术

起止点：斜角肌位于颈部两侧，每侧 3 块，按位置排列命名为前斜角肌、中斜角肌、后斜角肌，前斜角肌起于第 C_{3-6} 颈椎横突前结节，止于第 1 肋骨的上缘里面；中斜角肌起于 C_{2-7} 颈椎横突后结节，止于第 1 肋骨上缘外面；后斜角肌起于 C_{5-7} 颈椎横突后结节，止于第 2 肋骨侧面。

神经支配：C_{4-8} 脊神经腹支。

功能：提升肋骨，一侧收缩使颈椎前屈并同侧弯曲、侧旋，协助深呼吸。

手法操作：患者取仰卧位，医者立于患者头端，一手置于患者枕后部做固定，另一手以拇指或第一掌骨依次按压于胸锁交界处、第二肋锁骨下方、第二肋靠近脊柱端，将患者头部抬起，使其颈椎前屈并侧屈侧旋至健侧，依次牵拉前、中、后斜角肌。每次牵拉保持 3~5 秒钟后放松，每个部位反复操作 3~5 次。

（三）斜方肌（降部）（图 6-1-3）

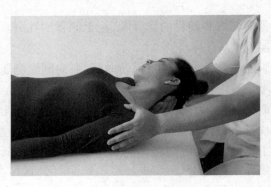

图 6-1-3 斜方肌降部牵拉术

起止点：起于上项线、枕外隆凸、项韧带，肌纤维向外侧集中，止于锁骨外 1/3 部的后缘及其附近的骨面。

神经支配：副神经与 C_{2-4} 脊神经。

功能：内收、上抬肩胛骨，使头颈部侧屈，协助深呼吸。

手法操作：患者取仰卧位，医者立于患者头端，一手在患者头枕部作支撑，使头部稍向前屈，另一手以掌面置于肌肉终点处向患者足端牵拉，同时将患者头部向对侧牵拉。每次牵拉保持 3~5 秒钟后放松，每个部位反复操作 3~5 次。

（四）肩胛提肌（图 6-1-4）

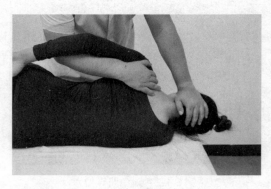

图 6-1-4 肩胛提肌牵拉术

起止点:位于颈项两侧,肌肉上部位于胸锁乳突肌深侧,下部位于斜方肌的深面,为一对带状长肌,起于C_4的横突,肌纤维斜向后下稍外方,止于肩胛骨上角和肩胛骨脊柱缘的上部。

神经支配:背侧肩胛神经,C_{3-5}脊神经。

功能:颈椎后伸与侧屈,上提、外展肩胛骨,协助深呼吸。

手法操作:患者取健侧卧位,患侧手臂置于医者前臂上,医者一手拉住患侧肩胛骨内上角向外下方牵拉,另一手掌置于患侧肩胛提肌止点处向头端推压,并使颈部向健侧侧屈侧旋,双手同时反向用力牵拉肩胛提肌,每次牵拉保持3~5秒钟后放松,每个部位反复操作3~5次。

（五）头夹肌（图6-1-5）

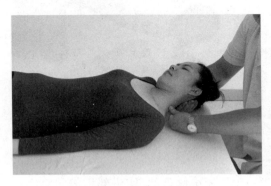

图6-1-5 头夹肌牵拉术

起止点:在胸锁乳突肌上端的深面,止于乳突下部和上项线的外侧部。

神经支配:C_{3-5}脊神经。

功能:颈椎后伸与旋转。

手法操作:患者取仰卧位,医者一手托住患者枕部做固定,并使患者头部略前屈、侧弯至健侧,另一手自C_{5-7}横突处斜向下至T_{1-3}逐节段拉伸,双手同时向两侧用力拉伸,持牵张状态,保持3~5秒钟后放松,反复操作3~5次。

（六）颈阔肌（图6-1-6）

起止点:起自胸大肌和三角肌表面的深筋膜,向上止于口角。

神经支配:受面神经(颈支)支配。

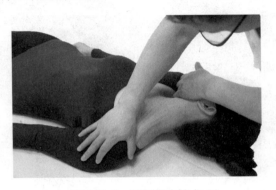

图6-1-6 颈阔肌牵拉术

笔记

功能:拉口角向下,并使颈部皮肤出现皱褶,使嘴向下伸张的肌肉。

手法操作:患者取仰卧位,嘱其头颈部侧屈并旋转至健侧,医者一手在患侧锁骨下窝处下压固定,另一手压住患侧颞部做反向推动,持牵张状态,并嘱患者向患侧旋转头部,与医者牵拉运动做对抗。保持10秒钟后放松,反复操作2~3次。操作时注意手法固定,头部不要过度后屈,防止造成颈动脉或椎动脉血流受阻,从而出现眩晕、呕恶症状,如患者有颈部动脉硬化症或动脉血管内的斑块则不适合长时间做牵拉下的对抗运动。

(七)臂丛神经牵拉术(图6-1-7)

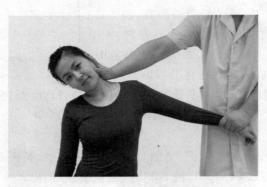

图6-1-7 臂丛神经牵拉术

患者取坐位,医生一手按压患侧颈部,使头部稍偏向对侧,一手握住患肢腕部,使其伸直,双手同时向两侧用力拉伸,保持10秒钟后放松,反复操作2~3次。

二、背腰部肌肉牵拉

(一)斜方肌(水平部)(图6-1-8)

起止点:起于T_{1-5}胸椎棘突,止于肩峰内侧缘和肩胛冈上缘的外侧部。

神经支配:副神经斜方肌分支,C_{2-4}脊神经。

功能:内收、稳定肩胛骨。

手法操作:患者取俯卧位,双手自然垂放于治疗床两侧,医者立于床头,双手交叉置于对侧肩胛骨,向对侧下压、水平推动肩胛骨,持牵张状态。保持3~5秒钟后放松,反复操作3~5次。

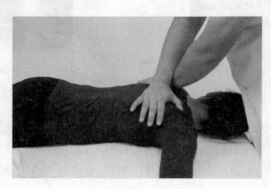

图6-1-8 斜方肌水平部牵拉术

（二）斜方肌（升部）（图6-1-9）

起止点：起于T_{6-12}胸椎棘突及棘上韧带，止于肩胛冈下缘的内侧部。

神经支配：副神经与C_{2-4}脊神经。

功能：稳定、内收及下拉肩胛骨。

手法操作：患者取俯卧位，双手上举过头，医者立于患者身侧面向头端，双手分别置于双侧肩胛骨，此时医者身体前倾，向上向外牵拉肩胛骨，使斜方肌持牵张状态。保持3~5秒钟后放松，反复操作3~5次。

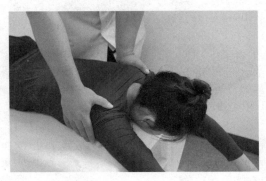

图6-1-9 斜方肌水平部牵拉术

（三）小菱形肌（图6-1-10）

起止点：起于C_{6-7}颈椎，止于肩胛骨内侧缘。

神经支配：肩胛背神经，C_{4-5}脊神经。

功能：内收、上提与稳定肩胛骨。

手法操作：患者健侧卧位，患侧上肢高举过头，医者前臂扶住患者上臂，并抓住肩胛骨内缘向斜上方牵拉，另一手全掌压在肩胛骨内缘上方，向对侧牵拉，持牵张状态。保持3~5秒钟后放松，反复操作3~5次。

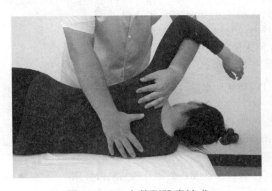

图6-1-10 小菱形肌牵拉术

（四）腰椎回旋肌、多裂肌（图6-1-11）

起止点：回旋肌起于C_1~L_5横突，止于上位椎骨棘突；多裂肌起于第C_4~L_5横突，骶骨后面，髂嵴后部，止于C_2~L_5棘突。

神经支配：T_{12}~L_5脊神经背侧支。

功能:稳定脊椎,后伸、侧弯与旋转椎体。

手法操作:患者取健侧卧位,患侧下肢屈曲,健侧下肢伸直,医者面对患者站立,以一手前臂抵住患者肩前部,另一手前臂抵住髂后上棘部位,两手相对用力使腰椎被动旋转至最大限度,持续用力,反向牵拉3～5秒钟,施术时可闻及关节弹响声,反复3～5次后再对另一侧进行斜向拉伸。

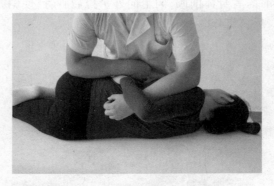

图6-1-11　腰椎回旋肌、多裂肌牵拉术

（五）腰方肌（图6-1-12）

起止点:起自第12肋骨下缘和L_{1-4}横突髂嵴的后部,止于髂嵴上缘。

神经支配:T_{12}～L_3脊神经背侧支。

功能:侧弯与稳定躯干、下拉第十二对肋骨、协助深呼吸。

手法操作:患者取健侧卧位,患侧下肢屈曲,同侧手臂上举过头,并在患者腰部垫枕头,以便其向侧方伸展腰椎,医者立于患者对面,一手前臂下压患者髋部,另一手前臂下压患者上半身,同时双手抓住患侧腰方肌两侧附着点处肌肉做进一步拉伸。保持3～5秒钟后放松,反复操作3～5次。

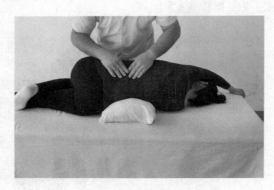

图6-1-12　腰方肌牵拉术

三、肩部及上肢肌肉牵拉

（一）冈上肌（图6-1-13）

起止点:起于肩胛骨的冈上窝,肌腱在喙突肩峰韧带及肩峰下滑囊下面、肩关节囊上面的狭小间隙通过,止于肱骨大结节上部。

神经支配:肩胛上神经,C_{4-6}脊神经。

功能:使肩关节外展与外旋。

手法操作:患者健侧卧位,患侧上肢后伸、内收,医者立于患者对面,一手按压其肘部,使其进一步内收,另一手按压冈上窝肌肉附着点,向颈部方向用力,持牵张状态。保持 3 ~ 5 秒钟后放松,反复操作 3 ~ 5 次。

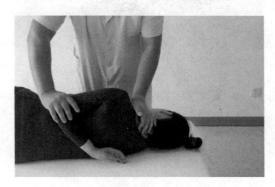

图 6-1-13　冈上肌牵拉术

（二）冈下肌（图 6-1-14）

起止点:起于冈下窝,肌束向外经肩关节后面,止于肱骨大结节的中部。

神经支配:肩胛上神经,C_{4-6}脊神经。

功能:使肩关节外旋与外展。

手法操作:患者取健侧卧位,患侧上肢外展 135°,且肘部屈曲 90°,医者立于患者头端,一手压在肱骨大结节肌肉附着处,并向后下方推,另一手握住患者肘部向下牵拉并内旋。保持 3 ~ 5 秒钟后放松,反复操作 3 ~ 5 次。

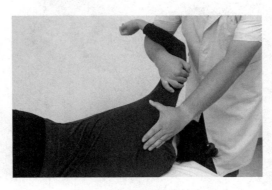

图 6-1-14　冈下肌牵拉术

（三）肱二头肌长头（图 6-1-15）

起止点:肱二头肌长头起于肩胛骨盂上粗隆,短头起于肩胛骨喙突,长、短二头于肱骨中部汇合为肌腹,下行至肱骨下端,集成肌腱止于桡骨粗隆和前臂筋腱膜。

神经支配:肌皮神经,C_{5-6}脊神经。

功能:屈曲内收肩关节,屈曲内收肘关节,稳定肩关节。

手法操作:患者仰卧位,嘱其患侧手臂外展 45°,肘部伸直,医者立于患者患侧,一

笔记

231

手为压手,压在下端肌肉肌腱连结处,并往肱二头肌肌腹方向推,另一手握住患者腕部,并保持患者上肢后伸、内旋姿势。保持 3 ~ 5 秒钟后放松,而后压手向上肢近端移动,重复上述手法,同一位置不必重复。

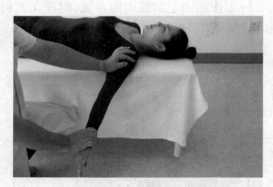

图 6-1-15 肱二头肌长头牵拉术

（四）肱三头肌长头（图 6-1-16）

起止点:起于肩胛骨关节盂的下方,止于尺骨鹰嘴。

神经支配:肌皮神经,C_{6-8} 脊神经。

功能:后伸肘关节,后伸与内收肩关节。

手法操作:患者取仰卧位,患侧手臂上举约 135°,医者立于患者头端,一手压在肌肉肌腱连结处,并往肱三头肌肌腹方向推,另一手握住患者腕部,并保持患者肘部完全屈曲。保持 10 秒钟后放松,反复 2 ~ 3 次。

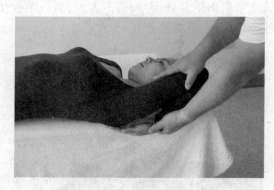

图 6-1-16 肱三头肌长头牵拉术

（五）大圆肌（图 6-1-17）

起止点:起于肩胛骨下角背面,肌束向外上方集中,止于肱骨小结节嵴。

神经支配:肩胛下神经,C_{6-7} 脊神经。

功能:内旋肩关节,后伸内收肩关节。

手法操作:患者取健侧卧位,患侧手臂外展约 135°,且肘关节屈曲 90°,医者立于患者头端,一手压在肩胛骨背面下缘并推离肌肉附着点,另一手在患者肘关节处牵拉并外旋,保持 3 ~ 5 秒钟后放松,反复 3 ~ 5 次。

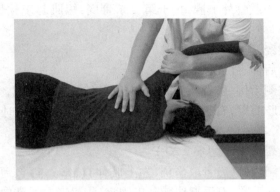

图 6-1-17　大圆肌牵拉术

（六）小圆肌（图 6-1-18）

起止点：起始于肩胛骨的腋窝缘上 2/3 背面，经肩关节后部，止于肱骨大结节下部。

神经支配：腋神经，C_{5-6} 神经。

功能：外旋与外展肩关节。

手法操作：患者仰卧位，患侧手臂上举约 120°，且肘关节屈曲约 90°，医者立于患者头端，一手按压在肌肉附着处并向下推，另一手在患者肘关节处保持牵拉并内旋肱骨，保持 3~5 秒钟后放松，反复 3~5 次。

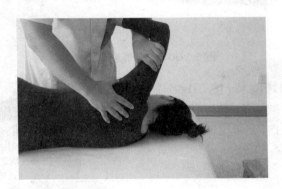

图 6-1-18　小圆肌牵拉术

（七）桡侧腕长、短伸肌（图 6-1-19）

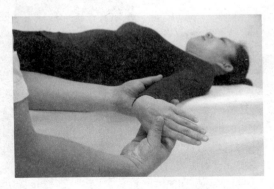

图 6-1-19　桡侧腕长、短伸肌牵拉术

笔记

起止点：长肌起于肱骨外上髁，止于第二掌骨底；短肌起于肱骨外上髁，止于第三掌骨底。

神经支配：桡神经，C_{6-8}脊神经。

功能：使腕关节后伸、外展。

手法操作：以左侧为例，患者取仰卧位，左上肢伸直置于体侧，掌心向下，医者立于患侧，左手握住其患肢前臂，右手握住其手腕使其屈曲、内旋，同时保持肘关节处于伸直状态，反复 2～3 次。

（八）前臂屈肌牵拉术（图 6-1-20）

手法操作：以左侧为例，患者取坐位，左上肢伸直，掌心向上，手指伸直，医者立于患者对面，左手握住其手掌，右手握住腕部以固定，将患者左手掌向下、背侧拉伸，同时向内侧旋转，反复 2～3 次。

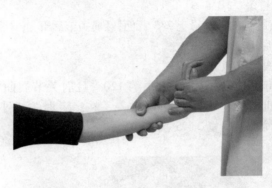

图 6-1-20　前臂屈肌牵拉术

（九）腕横韧带牵拉术（图 6-1-21）

手法操作：患者取坐位，前臂伸直掌心向下。医者双手握住患侧手掌的大、小鱼际，并令患者伸直五指，缓慢拔伸的同时，将患侧腕关节极度背屈，并将大小鱼际向两侧扳动，反复 2～3 次。

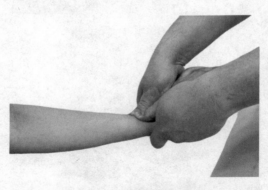

图 6-1-21　腕横韧带牵拉术

四、下肢肌肉牵拉

（一）臀中肌（图6-1-22）

起止点：起于髂骨翼外面，止于股骨大转子。

神经支配：臀上神经，$L_{4,5}$脊神经。

功能：使髋关节外展、后伸、屈曲、内旋与外旋。

手法操作：患者取俯卧位，健侧下肢自然伸直，患侧脚落于地面，令髋关节可完全屈曲，医者立于患侧，双手交叉，一手掌根部置于健侧髂后上棘以固定骨盆，另一手按压在患侧髂后上棘处向下牵拉，持牵张状态。保持 3~5 秒钟后放松，反复操作 3~5 次。

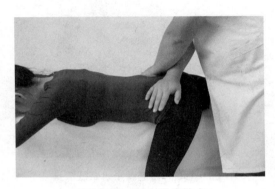

图6-1-22　臀中肌牵拉术

（二）梨状肌（图6-1-23）

起止点：起于 S_{2-4} 前面，分布于小骨盆的内面，经坐骨大孔入臀部，止于股骨大转子后面。

神经支配：L_5 ~ S_2脊神经。

功能：使髋关节外展、后伸与外旋。

手法操作：患者取仰卧位，患肢屈髋屈膝，医者立于患侧，一手全掌覆盖患侧膝关节面，以前臂抵住患肢胫骨前嵴，以固定膝关节并略下压以防止髋部抬起，令髋关节尽可能屈曲并外旋45°~60°，另一手以全掌按压于患侧股骨大转子前内侧面处，向肌腹方向逐步牵拉，持牵张状态。保持 3~5 秒钟后放松，反复操作 3~5 次。

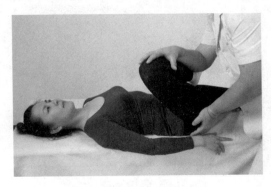

图6-1-23　梨状肌牵拉术

笔记

（三）阔筋膜张肌（图6-1-24）

起止点：起于髂前上棘，肌腹被包在阔筋膜的两层之间，向下移行为髂胫束，止于胫骨外侧髁。

神经支配：臀上神经，$L_{4,5}$脊神经。

功能：使髋关节外展、屈曲与内旋。

手法操作：患者取俯卧位，双下肢垂于床下，脚着地，医者立于患者足端，一手托住患侧膝关节上方，膝关节屈曲90°，用一侧肩膀顶住患侧小腿，使髋关节后伸、内收与外旋；另一手手掌置于大转子外上方，压住并向患者头端推，保持牵张状态3～5秒钟后放松，反复操作3～5次。

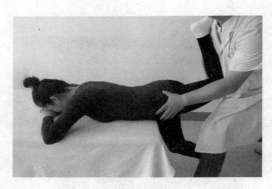

图6-1-24　阔筋膜张肌牵拉术

（四）股直肌（图6-1-25）

起止点：股直肌起自髂前下棘，向下与股中间肌、股外侧肌、股内侧肌汇聚形成一条肌腱，环绕髌骨，向下形成髌韧带止于胫骨粗隆。

神经支配：股神经，L_{2-4}脊神经。

功能：伸直膝关节，屈曲髋关节。

手法操作：患者取仰卧位，健侧下肢屈曲置于治疗床上，以稳定骨盆，患侧下肢悬放于床外，伸髋、屈膝，医者一手握住患者小腿使膝关节尽可能屈曲，可用医者大腿抵住患肢小腿以增加小腿屈曲程度。另一手手掌压住肌肉肌腱结合处，向骨盆方向牵拉、伸展，使患者感觉到股直肌受到牵拉，保持该体位3～5秒钟，然后嘱患者深吸气并放松，使患肢回到起始屈曲状态，如此反复3～5次。如患者腰部有不适感，要立即停

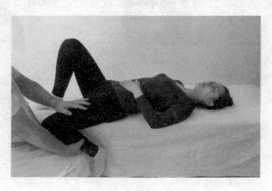

图6-1-25　股直肌牵拉术

止,并在髋部下方垫枕,以减少腰部的压力,再重新开始牵拉。

（五）缝匠肌（图6-1-26）

起止点:起于髂前上棘,斜向内下方,经膝关节内侧,止于胫骨上端内侧面。

神经支配:股神经,L_{2-3}脊神经。

功能:使膝关节屈曲与内旋,使髋关节屈曲、外旋。

手法操作:患者取仰卧位,嘱患者健侧屈髋屈膝并双手合抱膝关节,患侧下肢悬放床外,伸髋、伸膝,医者一手握住患侧踝关节外侧,带动患者小腿内旋至最大角度以固定,另一手掌根部自胫骨粗隆内侧向肌腹方向逐步按压,持牵张状态。保持10秒钟后放松,反复操作2~3次。

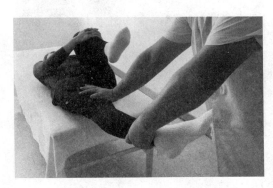

图 6-1-26 缝匠肌牵拉术

（六）股薄肌（图6-1-27）

起止点:起于耻骨下支,向下于耻骨内上髁平面移行为条索状肌腱,最后以扇形放散,止于胫骨粗隆内侧。

神经支配:闭孔神经,L_{2-3}脊神经。

功能:内收髋关节,屈曲与内旋膝关节。

手法操作:患者取仰卧位,嘱患者健侧屈髋屈膝并双手合抱膝关节,患侧脚悬放于床外,伸直髋膝关节,医者一手握住患侧踝关节外侧,带动患肢髋关节外展外旋以固定,另一手自胫骨粗隆内侧向肌腹方向逐步牵拉,此过程防止患侧髋部屈曲,并下压髋部使其后伸外展,持牵张状态。保持10秒钟后放松,反复操作2~3次。

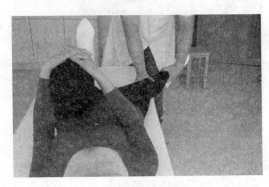

图 6-1-27 股薄肌牵拉术

（七）半腱肌（图6-1-28）

起止点：起于坐骨结节，止于胫骨上端内侧面。

神经支配：胫神经，$L_5 \sim S_2$脊神经。

功能：后伸、内收内旋髋关节，屈曲与内旋膝关节。

手法操作：患者取仰卧位，医者立于患侧，令患肢伸直并将足部上抬至医师外侧肩部，一手固定膝关节，令患肢外展外旋30°~45°，另一手自胫骨内侧髁向肌腹方向逐步牵拉，持牵张状态。保持10秒钟后放松，反复操作2~3次。

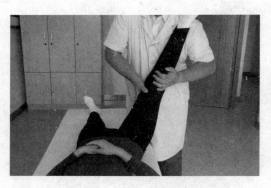

图6-1-28 半腱肌牵拉术

（八）腓肠肌（图6-1-29）

起止点：以两个头分别起自股骨的内、外上髁，比目鱼肌在腓肠肌的深面，起于胫、腓骨上端的后面，两肌在小腿中部结合，向下移行为跟腱，止于跟骨结节。

神经支配：胫神经，S_{1-2}脊神经。

功能：屈曲膝关节，屈曲与旋后踝关节。

手法操作：患者取俯卧位，双下肢伸直，双脚伸出床外，医者立于患者足端，用大腿抵住患者足底，再以双手相叠置于患肢肌肉、肌腱连结处，使腓肠肌持牵张状态，保持3~5秒钟后放松，使患者足部回到起始状态，反复3~5次。

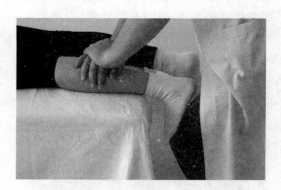

图6-1-29 腓肠肌牵拉术

（九）坐骨神经牵拉术（图6-1-30）

手法操作：患者取仰卧位，助手按住双侧髂前上棘，固定骨盆；医生立于患侧，一手握住踝关节，一手扶住膝关节前方，保持伸膝位，缓慢抬高患肢至上抬极限，保持10秒

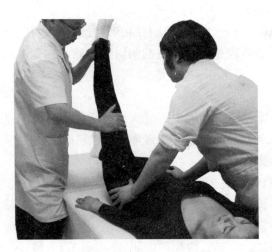

图 6-1-30　坐骨神经牵拉术

钟后放松,回到起始抬高角度,反复 2~3 次。

（十）跟腱牵拉术（图 6-1-31）

手法操作:患者取仰卧位,下肢伸直,医者用一手托住患肢足跟部,另一手握住患足的跖趾结合处,两手同时拔伸踝关节,并使踝关节极度背屈,保持 10 秒钟,反复 2~3 次。

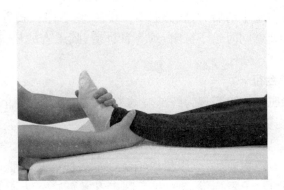

图 6-1-31　跟腱牵拉术

五、牵拉技术的应用

（一）前斜角肌综合征

损伤表现:前斜角肌综合征是胸廓出口综合征中最常见的一个类型,是指各种原因引起前斜角肌水肿、增生、痉挛并上提第一肋,导致斜角肌间隙狭窄,卡压穿行其间的臂丛神经及锁骨下动静脉,从而引起相应临床症状的疾患。主要表现为肩、臂及手的疼痛、麻木,甚则肌肉萎缩无力、手部青冷发紫、桡动脉搏动减弱等。

手法应用:于针刀施术前后,应用前、中、后斜角肌牵拉手法 2~3 次,再嘱患者主动做颈部前屈、侧屈、侧旋运动,医生则分别在不同角度给予抗阻,每个角度维持 3~5 秒钟,嘱患者放松肌肉,医者则进一步在该角度施以牵拉手法。

笔记

（二）四边孔综合征

损伤表现：四边孔综合征即旋肱后动脉和腋神经在四边孔处受压后所引起的一系列临床综合征。其主要表现是腋神经支配的肩臂外侧的感觉障碍，上肢的间歇性疼痛和麻木，放散到上臂、前臂和手，肩关节前屈、外展、外旋时症状加重。可有三角肌萎缩。

手法应用：于针刀施术前后，应用大圆肌、小圆肌、肱三头肌长头牵拉手法，医者保持牵拉后嘱患者做对抗，维持5秒钟后嘱患者逐渐放松肌肉，医者则进一步施以牵拉手法。

（三）项背肌筋膜炎

损伤表现：项背肌筋膜炎多由于长期日常生活姿势不良、伏案工作或项背部感受寒湿而导致项背部弥漫性酸胀、疼痛，晨起或遇劳累后疼痛加重，适当休息和活动后可减轻。

手法应用：于针刀施术前后，应用斜方肌、菱形肌、冈上肌、冈下肌、大圆肌、小圆肌牵拉手法。牵拉斜方肌时，嘱患者内收肩胛骨，医者给予阻抗约5秒钟后嘱患者放松肌肉，医者进一步进行该处的拉伸；其余肌肉的牵拉阻抗方法同斜方肌。

（四）腰三横突综合征

损伤表现：腰三横突综合征以一侧腰部酸痛或钝痛为主要表现，腰部前屈及旋转时疼痛加剧或活动受限，第三腰椎横突处明显压痛，痛甚者，疼痛可波及臀部、大腿后侧、大腿内侧等部位，并可沿大腿向下放射至小腿外侧。

手法应用：于针刀施术前后，行腰方肌牵拉手法，医者牵拉腰方肌2～3次后，嘱患者上半身后仰，医者前臂同时给予抗阻，约5秒钟后，嘱患者放松，医者进一步加大腰方肌拉伸幅度。

（五）梨状肌综合征

损伤表现：梨状肌损伤可表现为臀部烧灼样、刀割样痛或跳痛，且有紧缩感，沿坐骨神经分布区域出现下肢放射痛，偶有小腿外侧麻木及会阴部下坠痛。严重者下肢不能伸直，步履跛行或呈鸭步移行，髋关节内旋、内收受限。

手法应用：于针刀施术前后，应用梨状肌牵拉手法伸展梨状肌2～3次后，嘱患者做股骨内旋，医生同时给予阻抗，约5秒钟后嘱患者慢慢放松肌肉，医者则进一步增加患者髋部屈曲、外旋与内收幅度。

第二节 助动技术

助动手法是医生在患者主动运动终末、关节附属运动受限之时，在关节活动可动范围内给予帮助患者完成关节活动的手法，属被动运动范畴，其操作速度比推拿速度慢。本手法能瞬间牵张挛缩或粘连的纤维组织，进一步改善关节的活动度，恢复其生理活动范围。但手法操作时不可超越关节活动的生理范围；瘢痕粘连较重者，需反复行针刀松解后，配合手法治疗。

助动手法禁忌证：关节脱位；关节局部有严重烧、烫伤瘢痕；关节肿胀；关节炎导致关节畸形；痛觉减退或消失者。

笔记

一、颈椎助动手法

患者取坐位,双手垂于体侧,颈肩部放松。医者立于患者身侧,一手扶住患者的枕部,另一手托住患者下颌,嘱患者做缓慢地前屈、后伸、左侧屈、右侧屈的动作,并在各个方向上患者出现主动运动受限时,顺势给予轻巧快速的推按以改善颈椎的活动范围(图6-2-1)。

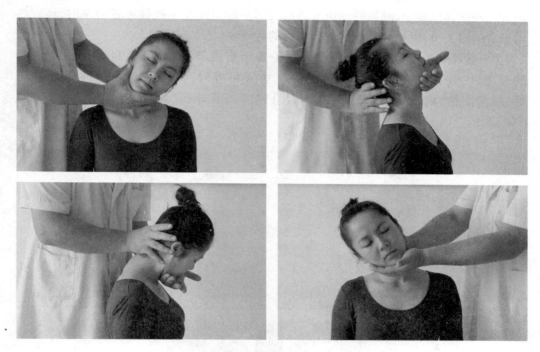

图6-2-1 颈椎助动手法

二、腰椎助动手法

1. 患者取站立位,双脚自然分开,医者立于患者对面,双手置于患者身体侧方以保护患者,嘱患者身体前屈,至极限角度时医者双手置于患者肩背部,轻快地向下弹压一下,以进一步增大腰椎前屈的角度(图6-2-2)。

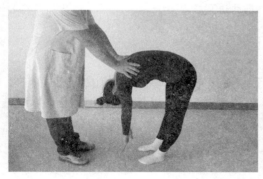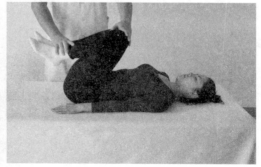

图6-2-2 腰椎助动手法

241

2. 患者取仰卧位，令患者双下肢屈髋屈膝，医者立于患者一侧，一手扶按双膝，一手扶按双踝，做腰骶部往复循环的摇转，再向患者腹部方向做推压力量逐渐增大，令腰骶部肌肉有牵拉感，以增大腰椎旋转的角度（图6-2-2）。

三、肩关节助动手法

1. 以左肩为例，患者取坐位。医者立于左后方，右手扶按患者的左肩，左手握住患者的左腕部以固定，环旋摇动患者的肩关节。亦可用左手托住患者的左肘，环旋摇动患者的肩关节，以扩大患侧肩关节环旋的活动度（图6-2-3）。

2. 患者取坐位，医者立于患侧，一手置于肩关节处固定，令患者分别做主动的外展、内收、背伸动作，在主动运动至受限角度时，医者另外一手握住患者腕部，顺势上抬、内推、上提患肢，以扩大患侧肩关节外展、内收、背伸的活动度（图6-2-3）。

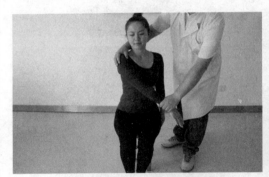 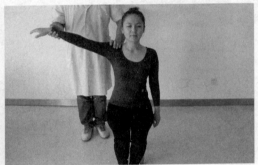

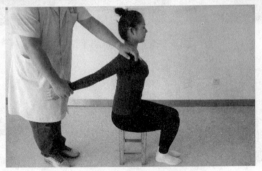

图6-2-3 肩关节助动手法

四、肘关节助动手法

患者取坐位，医者立于患者对面，一手握住患肢腕部，一手托住患肢肘关节，嘱患者主动伸直前臂，至受限角度时医者顺势轻弹一下，以扩大肘关节活动角度；反之，在患者主动屈肘至受限角度时，顺势轻弹一下，以扩大肘关节屈曲角度（图6-2-4）。

笔记

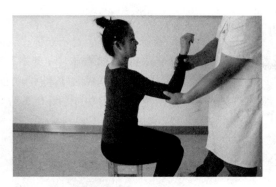

图 6-2-4　肘关节助动手法

五、前臂助动手法

患者取坐位,医者立于患者对面,一手握住患者腕部,一手托住患者肘关节,使患肢做肘部屈曲、前臂旋前运动,旋转至受限角度时,医者顺势进一步增加旋转角度,以助患者扩大前臂旋前运动范围(图 6-2-5)。

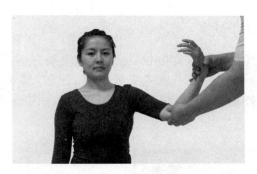

图 6-2-5　前臂助动手法

六、腕关节助动手法

患者取坐位,医者立于患者对面,一手握住患者手掌,一手托住患者前臂,嘱其手掌背伸,至受限角度时医者顺势轻弹一下,以扩大腕关节背屈角度;而后嘱患者手掌掌屈,至极限角度时医者顺势轻弹一下,以扩大腕关节掌屈角度(图 6-2-6)。

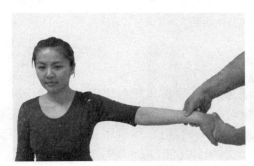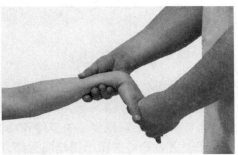

图 6-2-6　腕关节助动手法

笔记

七、手指助动手法

患者取坐位,医者立于患者对面,一手握住患者手掌,一手拉住其患指,嘱患者伸直患指,至受限角度时医者顺势轻弹牵拉一下,以恢复其伸指功能;反之,患者在屈指至受限角度时,给予顺势按压一下,以恢复其屈指功能(图6-2-7)。

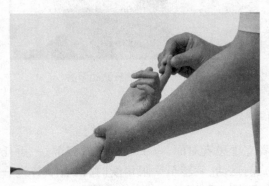

图6-2-7 手指助动手法

八、髋关节助动手法

以左侧髋关节为例,患者取仰卧位,令患者左下肢屈髋屈膝,医者立于患者左侧,左手握住患者左踝,右手置于患者胫骨上端,使髋、膝关节极度屈曲,带动髋关节分别进行外展、外旋运动,再使髋关节极度内收、内旋,最后伸直左下肢(图6-2-8)。

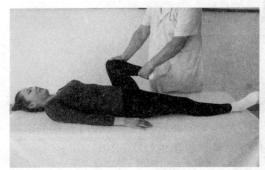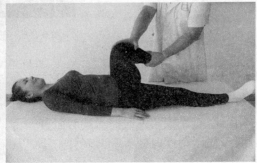

图6-2-8 髋关节助动手法

九、膝关节助动手法

患者取仰卧位,患肢屈髋屈膝,医者立于患侧,一手握住患肢踝部,一手置于膝关节上,嘱患者主动伸直膝关节,待到伸膝受限时,双手同时分别给予患肢踝部和膝关节以快速牵拉和按压,以恢复膝关节伸膝功能;患者取俯卧位,尽量屈曲患侧膝关节,至关节受限时医者顺势按压小腿趋向臀部,以改善屈膝功能(图6-2-9)。

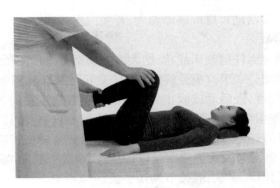

图6-2-9 膝关节助动手法

十、踝关节助动手法

患者取仰卧位,医者一手托住患侧足跟部,一手握住患侧足背,待患者充分背伸至受限角度时,顺势按压一次;当患足跖屈至最大受限角度时,医者加大力度,顺势牵拉足背,促使关节恢复正常活动角度(图6-2-10)。

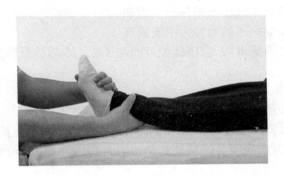

图6-2-10 踝关节助动手法

十一、助动技术应用

(一)肩关节周围炎

临床表现:常因天气变化或劳累后诱发,以肩部产生渐进性疼痛为主,夜间为甚,肩关节活动功能受限而且日益加重,达到某种程度后逐渐缓解。有广泛压痛,并向颈部及肘部放射,还可出现不同程度的三角肌萎缩。

手法应用:于针刀施术后,应用肩关节助动手法,环旋摇动患者的肩关节时,以肩关节为轴心,幅度由小至大,反复约10次,而后做肩关节外展、内收、背伸动作约5次。

(二)肘关节强直变形

临床表现:以肘关节疼痛、屈伸不利为主要表现,夜间或功能锻炼时疼痛加剧;晨僵,功能锻炼后活动幅度可加大。屈伸肘关节时,有肘部及前臂酸困不适,疼痛,并向第4、5指放射,肘关节可强直于任何角度,以屈曲位最多,约占2/3,伸直位约1/3,无论强直于何种体位,均造成肘关节严重功能障碍。

手法应用:于针刀施术后,应用肘关节助动手法。施术前可在肱骨下垫一毛巾以加强固定肱骨,肘关节活动角度应逐渐加大,避免二次损伤。

（三）强直性脊柱炎

临床表现:早期可无任何临床症状,绝大多数病例首先侵犯骶髂关节,而后上行发展直至颈椎,早期病变处关节有炎性疼痛,伴有关节周围肌肉痉挛,有僵硬感,晨起明显。也可表现为夜间疼,经活动或服止痛剂缓解。随着病情发展,关节疼痛减轻,而各脊柱段及关节活动受限和畸形,晚期整个脊柱和下肢变成僵硬的弓形,向前屈曲。

手法应用:于针刀施术后,根据病变部位,在患者脊柱两侧膀胱经相应腧穴处施以㨰、按、揉等手法,在髋关节及大腿根部施以按揉法,拿揉下肢近端肌肉,待局部肌肉充分放松后,选择应用颈椎、腰椎、髋关节助动手法。

（四）退行性脊柱炎

临床表现:多见于中老年人,常因负重劳累诱发,以腰部僵硬及酸胀感为主要症状,多无明确压痛点,晨起腰痛,活动后减轻,叩之感觉舒适,腰部活动受限,多不伴有坐骨神经放射痛。

手法应用:于针刀施术后,应用腰椎助动手法。注意已形成骨桥的患者,不可使用腰椎的调整手法,术后注意腰部保暖,卧硬板床,适当进行功能锻炼。

（五）膝关节强直僵硬

临床表现:大多由于软组织损伤而引起肌肉与骨骼粘连和肌肉的挛缩,临床以膝关节活动受限,甚至完全不能屈伸为主要表现。

手法应用:于针刀施术后,应用膝关节助动手法。术后注意膝关节保暖,适当进行功能锻炼。

（六）跟腱挛缩

临床表现:多表现为尖足内翻畸形。踝关节在膝关节伸展时背屈不能达到 0°,表现出严重的步行障碍,严重者即使使用下肢矫形器也步行困难。其早期表现为在关节活动范围的最大值时出现明显的被动运动的阻力和（或）疼痛,随着挛缩的加重,关节活动范围逐渐减小。

手法应用:于针刀施术后,应用踝关节助动手法。通过全关节活动范围的被动运动来维持正常的关节活动范围,一般主张在每个关节病后早期进行,治疗每日 2 次,每次做 3~5 遍。

第三节　整复理筋技术

整复理筋技术,是于针刀术后以医者手法的各种术式作用于脊柱关节及其周围肌肉达到治疗目的的一种手法技术,起到纠正人体骨骼的解剖位置失常、解除肌肉痉挛、松解粘连、缓解和消除疼痛等作用。肌肉的损伤可以发生骨缝（即骨与骨之间连接处的缝隙）交锁或错位,因此,整复理筋技术往往不是单一手法,手法的选择要根据患者的疾病类型、发病部位,以及体质强弱来综合考虑。

整复手法的禁忌证有:高热、急性传染病、骨髓炎、骨关节结核、骨恶性肿瘤、血友病等;手法区域有皮肤病或化脓性感染的患者;诊断不明的急性脊柱损伤,或伴有脊髓压迫症状的不稳定性脊柱骨折,或者脊柱重度滑脱的患者;肌腱、韧带完全断裂或部分断裂者;妊娠 3 个月左右的妇女患者、慢性腰痛者;精神病患者;患骨伤疾患而对手法治疗不合作者;其他,如患有严重内科疾病者。

一、整复技术

（一）颈椎整复

1. C_{2-6}钩椎关节旋转式错位 患者取健侧卧位，去枕，医者立于患者头端，一手托其头枕部，使患者头部前屈10°~30°，另一手拇指"定点"于错位关节下方，将患者头部抬起，使其头部向患侧屈曲并转动摇正（图6-3-1）。

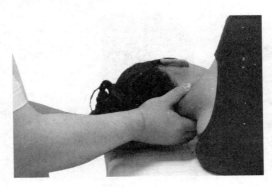

图6-3-1 C_{2-6}钩椎关节旋转式错位

2. C_{3-7}嵌夹型颈椎错骨缝 患者取坐位，医者立于患侧，以一手前臂压紧患侧肩峰内侧，拇指置于患侧耳前，其余四指置于健侧颈部，另一手按压患者头顶，使其向健侧、前侧屈曲。先使患者头部做左右摆动，逐渐加大角度至极限时保持牵拉，待患者放松，此时稍加力，迅速顿挫一下即松开，此手法常可闻及"嚓嚓"弹响声（图6-3-2）。

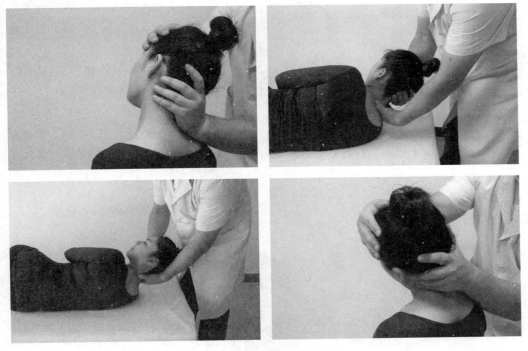

图6-3-2 颈椎整复手法

3. 挎角扳按法 患者健侧卧位,去枕,将其头偏向健侧前屈位,充分展现患椎关节,医者双手拇指轻弹其下位颈部紧张之肌肉,做滑膜嵌顿的诱导松解(肩胛提肌或夹肌),使嵌顿之滑膜推出。揉捏颈肌使其放松后,医者一拇指"定点"于患椎关节隆起之下方,另一手扶其头顶或额部,先将头扳向健侧,向前外侧 45°方位,后斜向后外侧 45°方位,如此斜向扳动按压关节面。临床适用于 C_{2-4} 后关节滑膜嵌顿并错位者(图 6-3-3)。

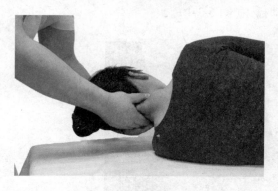

图 6-3-3 挎角扳按法

4. 仰头推正法 患者俯卧去枕,医者用拇食二指夹持其向后突起的棘突两旁椎板处作为"定点",另一手托其下颌,将其头做前屈后仰活动。当仰头时,"定点"之手稍加力向前推动,使之在运动中推正。有滑脱错位者,推正时双手加力将头向头顶方向牵引,复位效果更好。临床适用于各颈椎前后滑脱式错位,尤其对颈椎反张者有效(图 6-3-4)。

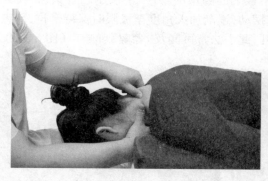

图 6-3-4 仰头推正法

5. 仰头牵抖法 患者仰卧平枕,医者一手托其下颌,一手托枕部向头顶方向牵引,同时两手托其头部做上下抖动。边牵引边抖动,最后将患者从仰卧位向上牵抖至坐位。临床适用于颈椎前后滑脱式错位,尤其是颈椎后滑脱者(图 6-3-5)。

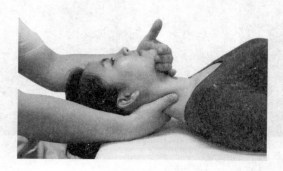

图 6-3-5 仰头牵抖法

（二）胸椎整复（图6-3-6）

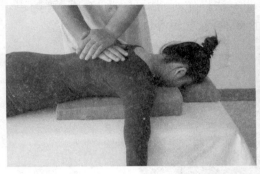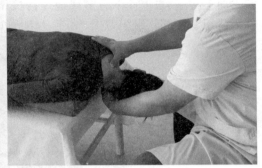

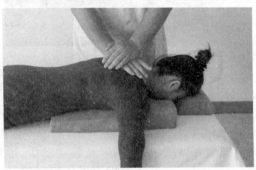

图6-3-6 胸椎整复手法

1. 颈胸交界处或 T_{1-2} 左右旋转式错位　患者取俯卧位,头颈伸出床外并前屈,胸下垫枕。医者面对其头部而坐,以 T_1 棘突左偏为例,医者左手扶托其下颌部,并向左旋转,右手拇指按于 T_1 棘突左侧。当医者左手把患者头向左扳的同时,右手拇指将患椎棘突向右推。可重复 2~3 次。

2. 背部软组织劳损、粘连、颈项肩背痛、胸闷、气短等　患者取俯卧位,医者双掌相叠置于患者 T_1 处,嘱患者吸气,至呼气末向下按压,顺着脊柱椎体自上而下有节律地进行按压。本法操作时,常可闻及"嚓嚓"弹响声。

3. 俯卧高垫胸扳按法　患者取俯卧位,头颈伸出床外并前屈,胸下垫枕。医者面对其头部而坐,以 T_1 棘突左偏为例,医者左手扶托其头部,将其面向左转,右手拇指按于 T_1 棘突左侧。当医者左手把患者头向左扳的同时,右手拇指将患椎棘突向右推。可重复 2~3 次。临床适用于颈胸交界处或 T_{1-2} 左右旋转式错位(图6-3-7)。

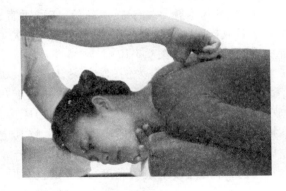

图6-3-7 俯卧高垫胸扳按法

4. 按胸椎法 患者取俯卧位,医者双掌相叠置于患者 T_1 处,嘱患者先吸气,当呼气末向下按压,自上而下有节律地进行按压。本法操作时,常可闻及"嚓嚓"弹响声。临床适用于背部软组织劳损、粘连、颈项肩背痛、胸闷、气短等(图6-3-8)。

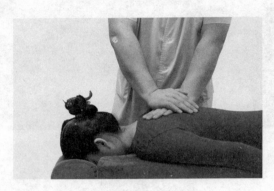

图6-3-8 按胸椎法

5. 坐位旋转复位法 以右侧病变为例。患者取坐位,身体放松,两臂自然下垂,助手位于患者左前方,用双腿固定患者下肢,双手固定患者两侧髂嵴。医者位于患者右侧后方,右手从患者胸前向左握住患者左肩上方,右肘部卡住患者右肩部,左手拇指顶按于偏向右侧之棘突。嘱患者做前屈、右侧弯及旋转动作,待脊柱旋转力传到左手拇指时,用力把棘突向左上方顶推,即可感到指下椎体轻微错动,且常伴响声,表示复位。临床适用于有棘突偏歪者(图6-3-9)。

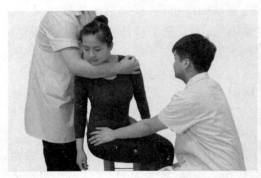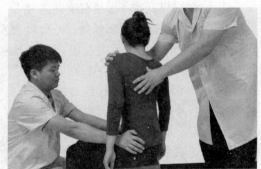

图6-3-9 坐位旋转复位法

(三)腰椎整复

1. 腰椎后凸及侧弯 患者取俯卧位,医者两手叠掌置于施术部位,双臂垂直,利用上身重量垂直按压施术部位,当患者腰肌放松时加入冲压闪动力,重复2~4次。亦可用两个枕头把冲压处悬空,使腰部所受的冲压增大(图6-3-10)。

2. 左右旋转式腰椎后关节错位 触诊以 L_4 棘突偏右为例(L_3 左突、L_4 右突、L_5 左突)。患者取右侧卧位(先做健侧),嘱患者右下肢伸直,左下肢屈髋、屈膝并放于右大腿内侧上,右手放于枕上,左手屈肘放于身旁,头略后仰。医者面对患者立于床边,左手伸直扶住患者左肩锁骨部,右手掌扶于患者 L_{3-4},右肘稍屈按压于左臀部,嘱其全身放松,医者双手同时轻轻地将患者左肩、左臀部做前后扭转推摇2~3次,待患者放松后,左手将其肩推向后固定,右肘用力将其臀部向前扳至最大角度,医者紧收右肘,加

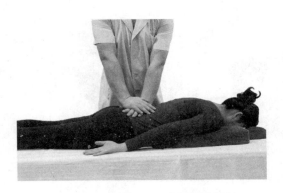

图 6-3-10 腰椎后凸及侧弯整复手法

上身按压的闪动力,常可听到腰后关节"咔嚓"响声。患者转为左侧卧位,重复上述扳按法,此时医者以左手按扶其 $L_{4,5}$ 棘突上,复位方法相同。临床适用于左右旋转式腰椎后关节错位者,其余错位类型可作为复位辅助手法(图6-3-11)。

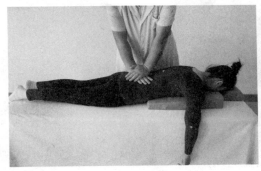 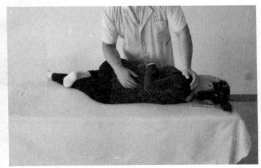

图 6-3-11 腰椎整复手法

3. 坐式旋转摇扳法 以 L_3 棘突偏左, L_4 棘突偏右为例。患者取坐位,助手坐于患者左前方,用双膝双手夹持患者左大腿,医者立于患者背后,嘱患者双手互抱,医者右手从患者右肩侧伸出,抓住患者左肩臂部,左手扶按于患者左侧腰骶关节右侧,拇指按住 L_3 棘突左旁,嘱患者腰背放松,徐徐将患者拉动向前弯腰并向右转,先左右摇动 2 ~ 3 下,使患者适应后,将其转至右侧最大角度时,再加一闪动力转动,左拇指在"定点"处加阻力。按以上方式做左转方向复位。助手固定患者右腿,医者右拇指"定点"于患者 L_4 棘突右旁固定,其余操作同上述程序,将 L_{3-4} 后关节复正。此法如无助手,可令患者骑坐于床上或抵靠木椅上而将其下肢固定即可。临床适用于左右旋转式腰椎后关节错位者,胸腰椎其他错位类型可作为辅助手法(图6-3-12)。

4. 侧卧扳按法(又称斜扳法) 以 L_4 棘突偏右为例(L_3 左突、 L_4 右突、 L_5 左突)。患者取右侧卧位(先做健侧),右下肢伸直,左下肢屈髋、屈膝,放于右大腿内侧上,右手放于枕上,左手屈肘放于身旁,头略后仰。医者面对患者立于床边,左手伸直抓扶患者左肩锁骨部,右手掌按扶于患者 L_{3-4} ,右肘稍屈按压于左臀部,嘱其全身放松,医者双手同时轻松地将患者左肩、左臀部做前后扭转推摇 2 ~ 3 次,待感到患者已放松后,左手将其肩推向后固定,右肘用力将其臀部向前扳至最大角度,医者紧收右肘,加上身按压的闪动力,常可听到腰后关节"咔嚓"响声或在右手掌触及其 L_{3-4} 后关节还纳时的弹跳感。患者

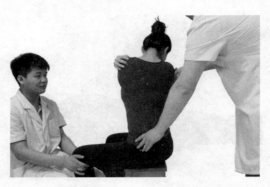

图 6-3-12 坐式旋转摇扳法

转为左侧卧位,重复上述扳按法,此时医者以左手按扶其 $L_{4,5}$ 棘突上,复位方法相同。临床适用于左右旋转式腰椎后关节错位者,其余错位类型做复位辅助手法(图 6-3-13)。

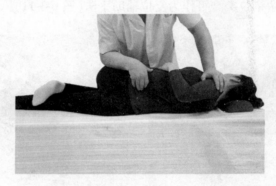

图 6-3-13 侧卧扳按法

5. 俯卧按腰扳腿法 以 L_4 棘突偏左后突为例(L_3 右突、 L_4 左后突、 L_5 右突)。患者取俯卧位,双下肢伸直,医者立其左侧,左手掌按于 L_4 后突的棘突左旁,右手将患者右膝及大腿托起后伸,并渐扳向左后方,医者两手同时徐徐用力,并抬起放下往返 2~4 次,待其适应、腰部放松后,将其右下肢扳至左后方最大角度时,左掌加大按压力,右前臂加"闪动力"将其右下肢再加大而有限制的扳动一下,复位动作完成。其余类型可参阅此法类推。临床适用于旋转并反张的腰后关节错位、腰椎间盘突出症(图6-3-14)。

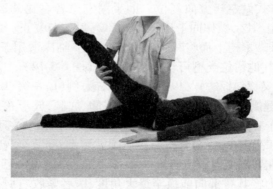

图 6-3-14 俯卧按腰扳腿法

（四）骨盆整复

1. 骶髂关节半脱位、耻骨联合分离、梨状肌痉挛、慢性损伤引起的坐骨神经痛　患者取健侧卧位，卧于床边缘，患侧在上，屈髋屈膝。医者面对患者，一手扶住患侧大腿下段外侧，另一手按压住患侧髂前上棘处，两手同时下压约1分钟后，再用弹性冲击力冲击1～2次，然后缓缓松开（图6-3-15）。

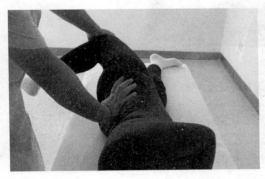
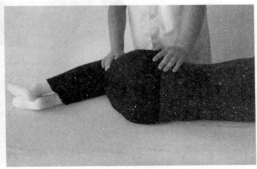

图6-3-15　骨盆整复手法

2. 骶髂关节后伸运摇法

（1）俯卧后伸运摇法：患者取俯卧位，医者立于健侧，用一手按压在骶髂关节之处，另一手由患侧大腿下段前面穿入，用前臂上段托住，使患腿离床10cm左右，使患者骶髂关节处于后伸状态，伸到一定程度之后，再施弹性冲击法，有时可有移动感或发出"喀"的响声，再缓缓放下（图6-3-16）。

（2）侧卧后伸运摇法：患者取健侧卧位，患侧在上，全身放松。医者立于患者背后，用一手推抵住骶髂关节处，另一手把住患者膝关节处，使患者骶部后伸到一定程度之后，再加用弹性冲击力1次，然后轻轻放下（图6-3-16）。

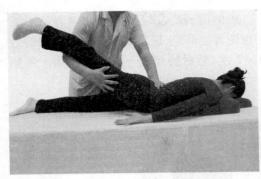
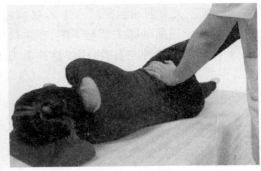

图6-3-16　骶髂关节后伸运摇法

以上两法临床适用于骶髂关节半脱位。

3. 骶髂关节外旋运摇法　患者取仰卧位，将患者髋关节屈曲到120°。医者站在床尾，用一手按住健侧髂前上棘处，以做固定，另一手按住患侧髂前上棘处，约1分钟后，再做弹性冲击1～2次。临床适用于骶髂关节半脱位（图6-3-17）。

4. 骶髂关节内旋运摇法　患者取侧卧位，卧于床边缘，患侧屈髋屈膝。医者面对

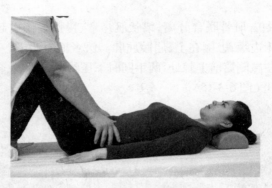

图 6-3-17 骶髂关节外旋运摇法

患者,一手扶住患侧大腿下段外侧,另一手按压住患侧髂前上棘处,两手同时下压 1 分钟后,再用弹性冲击力 1~2 次,然后缓缓松开结束。临床适用于骶髂关节半脱位,还可治疗耻骨联合分离、梨状肌痉挛、慢性损伤引起的坐骨神经痛(图 6-3-18)。

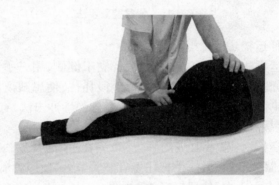

图 6-3-18 骶髂关节内旋运摇法

5. 骶髂关节前屈运摇法 患者取仰卧位,患侧髋、膝关节尽力屈曲,医者站于患侧,右手按压屈曲的膝关节前下侧,左手扶住患侧臀上部位,医者右手用力向患侧的后方、下方按压 1 分钟左右,再用弹性冲击力 1~2 次,然后缓缓放下。临床适用于骶髂关节半脱位(图 6-3-19)。

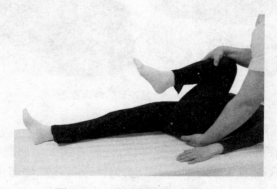

图 6-3-19 骶髂关节前屈运摇法

（五）肩关节整复（图6-3-20）

1. 肩关节上提和下压受限 以右肩关节为例。患者取仰卧位，医者立于其患侧，将左手拇指和大鱼际放于患侧锁骨外1/3、肩峰及其内缘下部，用右手大鱼际放在医者左手拇指上，以加强握力。患肢伸直，医者向患者头部方向行拿法；而后左手手掌放在患侧锁骨头表面，用右手手掌加强握力，医者身体向后移动，用右手向患者足部做牵拉，然后缓缓松开。

2. 肩关节内旋和外展受限 以右肩关节为例。患者取仰卧位，医者立于患侧，以右手小鱼际的压力来固定胸骨上端，左手拇指及其余四指相对置于锁骨上窝及锁骨下窝以握紧锁骨并向上提拉，感受到锁骨轻微松动，反复2～3次；而后在锁骨做向下牵拉动作，增加肩胛骨回缩度，将左手拇指和大鱼际放在患侧锁骨腹面，以右手抓握住左手拇指及锁骨，此时医者身体前倾，并透过伸直的手臂做向下牵拉动作。

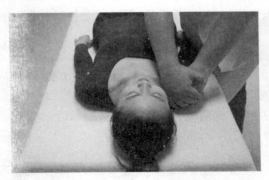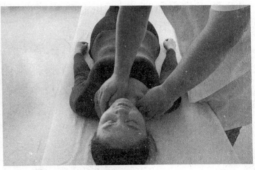

图6-3-20 肩关节整复手法

（六）膝关节整复

膝关节活动受限患者，取俯卧位，医者立于患侧，用固定手的虎口处对准患肢腘窝处，将患者膝部固定在治疗床上，以手指触摸关节间隙，并用活动手抓握住患侧足踝上方，微微上抬足踝使膝关节屈曲，令活动手的手臂与患肢小腿成一直线，沿小腿方向做拔伸运动，使膝关节松动，反复2～3次，然后缓缓放下（图6-3-21）。

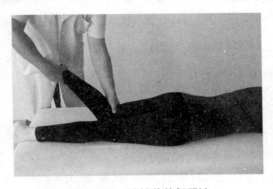

图6-3-21 膝关节整复手法

二、理筋技术

理筋技术,主要针对损伤造成的肌肉、肌腱等周围软组织的解剖位置病变,从而引起疼痛、活动受限、形态异常改变等症状。适用于因强力扭转或压迫等原因造成的急、慢性筋伤,如扭伤、挫伤等。在理筋技术的施术过程中,有三种常见手法:

分理——以按法、推法等手法,垂直作用于施术部位的解剖学纵轴方向,令软组织复位,再以相同手法沿着纵轴方向施术,令复位的软组织更加吻合。

动拨——辅助患者做被动屈伸、旋转及内收、外展,同时以弹拨法、推法等作用于施术部位,令软组织复位。

抓弹——以拇指、食指指腹卡压错位的软组织,反复卡压放松以助复位,或以拇指、食指指腹相对提捏肌肉、肌腱,再迅速放开使其弹回,反复数次以助复位。

理筋手法的禁忌证有:恶性肿瘤患者,骨强度明显降低者;有骨、关节化脓性感染、结核等感染性疾患者;孕妇,年老体弱,伴有严重器质性疾病者;急性筋伤伴较大血肿或开放损伤出血者;凝血机制障碍或血管脆性增加者;伴有骨折、脱位的急性筋伤者。

(一)肌束理筋

1. **肩胛提肌** 患者取坐位,医者立于患侧,并以一手扶住患者头枕部以固定,嘱其头部向患侧屈曲、后仰,另一手按揉患侧肩胛提肌的起止点及肌腹,待充分放松后,再使患者头部向健侧屈曲、前屈,持牵张状态,做分理矫正。

此部位的损伤错位,可引起颈肩背痛,并伴有耸肩或耸肩并侧屈头颈部时活动受限、疼痛加重等症状(图6-3-22)。

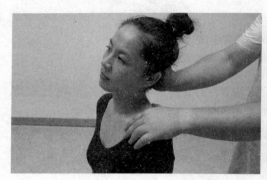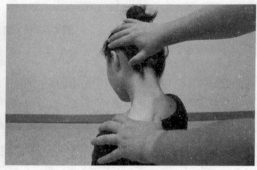

图6-3-22 肩胛提肌理筋手法

2. **三角肌** 患者取坐位,双肩自然下垂,医者立于患侧,先按揉三角肌起止点,拿揉肌腹,而后以一手扶患者上臂,使相应肌束持牵张状态,另一手分理肌束。如为前束压痛,使其伸展外旋,前束持牵张状态;如为中束压痛,使其内收,中束持牵张状态;如为后束压痛,使其内收旋内,使后束持牵张状态。

此部位的损伤错位,可引起肩痛、局部肌束压痛,并伴有肩关节伸展外旋、内收、内旋等活动受限,或疼痛加重等症状(图6-3-23)。

3. **肱三头肌** 患者取坐位,双肩自然下垂,医者立于患侧,并按揉肱三头肌起止点,拿揉肌腹,而后医者一手扶患者前臂,令肘关节极度屈曲,肌束持牵张状态,另一手分理肌束。

笔记

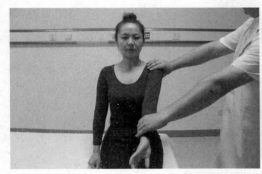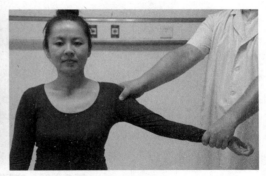

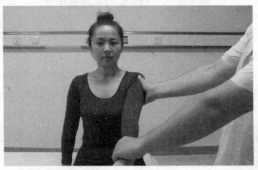

图6-3-23　三角肌理筋手法

　　此部位的损伤错位,可引起肩后部疼痛、上肢疼痛麻木,按压桡神经沟前臂和腕关节可有不适感,并伴有肘关节屈伸受限,或疼痛加重等症状(图6-3-24)。

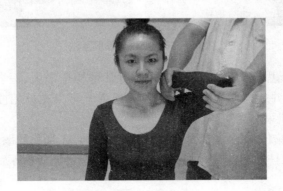

图6-3-24　肱三头肌理筋手法

　　4. 桡侧腕伸肌　患者取坐位,双肩自然下垂,医者立于患侧,令患肢前臂平放于桌面,肘关节屈曲,掌心向下,此时医者按揉桡侧腕伸肌起止点,并拿揉肌腹,待肌肉充分放松后,医者一手握住患侧手,令患侧肘关节伸展,前臂旋前、腕关节屈曲,肌束持牵张状态,另一手分理肌束。

　　此部位的损伤错位,可引起肘、前臂、腕部疼痛,并伴有屈肘时腕关节屈伸及内外旋的活动受限,或疼痛加重等症状(图6-3-25)。

　　5. 骶棘肌　患者取坐位,双手叉腰,肩关节略做背伸,身体略向后倾斜,医者立于患者后方,一手轻扶健侧肩背部做保护,另一手按揉患侧骶棘肌起止点并拿揉肌腹;待

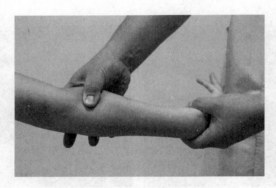

图6-3-25 桡侧腕伸肌理筋手法

放松后,嘱患者上半身前屈,双肩自然下垂,医者一手绕至患者胸前,以手掌轻扶胸口以固定,令肌束持牵张状态,另一手分理肌束。

此部位的损伤错位,可引起骶骨背面、髂嵴、椎体横突、肋角及颞骨乳突等部位的压痛,并伴有脊柱前屈、伸展、侧屈时的活动受限、疼痛加重等症状(图6-3-26)。

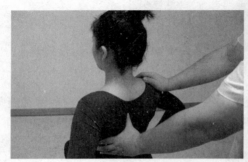
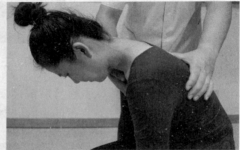

图6-3-26 骶棘肌理筋手法

6. 下后锯肌 患者取健侧卧位,嘱患者背部背伸至最大,医者立于患者身后,按揉患侧肌肉起止点并拿揉肌腹,待放松后,嘱患者上半身充分屈曲,令肌束持牵张状态,此时医者分理肌束。

此部位的损伤错位,可引起骶骨背面、髂嵴、椎体横突、肋角及颞骨乳突的压痛,并伴有脊柱前屈时,或脊柱做抗阻伸展、侧屈时的活动受限、疼痛加重等症状(图6-3-27)。

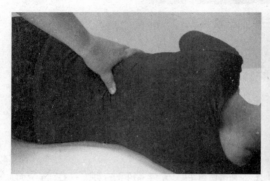
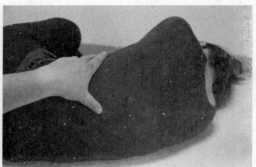

图6-3-27 下后锯肌理筋手法

（二）肌腱理筋

1. 肱二头肌长头肌腱　患者取坐位，医者立于患侧，一手扶患肢前臂，令其肘关节屈曲约90°，另一手按揉肌肉起止点并拿揉肌腹，待放松后，嘱患者以患肢后伸摸背，令肌腱持牵张状态，此时医者分理、动拨肌腱。

此部位的损伤错位，可引起肩部压痛，并伴有患肢后伸摸背时活动受限、疼痛加重，或患肢肩肱关节做主动的抗阻屈曲时的活动受限、疼痛加重等症状（图6-3-28）。

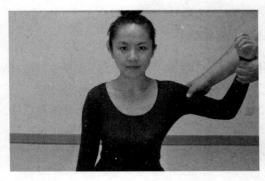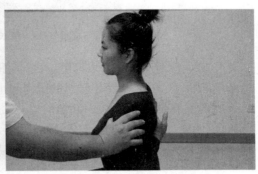

图 6-3-28　肱二头肌长头肌腱理筋手法

2. 肱二头肌短头肌腱　患者取坐位，医者立于患侧，一手扶患肢前臂，令肘关节屈曲约90°，另一手按揉肌肉起止点并拿揉肌腹，待放松后，嘱其患肢外展外旋，令肌腱持牵张状态，此时医者分理、动拨肌腱。

此部位的损伤错位，可引起喙突、肱二头肌短头肌腱、肌腹的压痛，并伴有患肢肩关节外展时活动受限、疼痛加重，或患肢肩肱关节做主动的抗阻屈曲、内收时的活动受限、疼痛加重等症状（图6-3-29）。

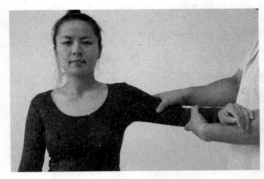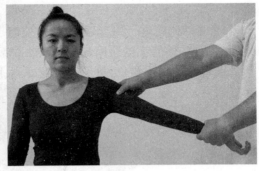

图 6-3-29　肱二头肌短头肌腱理筋手法

3. 掌长肌肌腱　患者取坐位，医者立于患侧，一手扶患肢前臂以固定，令肘关节屈曲约90°，另一手按揉肌肉起止点并拿揉肌腹，待放松后，嘱患者握拳掌屈，充分暴露掌长肌肌腱，医者固定手不动，另一手分理、动拨肌腱。

此部位的损伤错位，可引起前臂远端掌侧、腕掌侧、肱骨内上髁的压痛，并伴有患肢腕关节做主动抗阻时的活动受限、疼痛加重等症状（图6-3-30）。

笔记

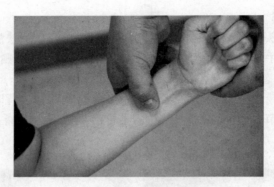

图 6-3-30　掌长肌肌腱理筋手法

4. 膝内侧肌腱　患者取仰卧位,嘱其屈髋、屈膝,足跟置于治疗床面,医者分别按揉患侧缝匠肌、股薄肌、半膜半腱肌的肌肉起止点及肌腹部,待放松后,分理、动拨肌腱。

此部位的损伤错位,可引起髂前上棘、胫骨粗隆内侧缘、坐骨结节、胫骨内侧髁后缘压痛,可形成"内八字"脚。缝匠肌主下肢近端屈曲、外展、内旋;股薄肌主屈曲、内旋;半膜半腱肌主小腿屈曲、内旋,可根据下肢活动受限形态区分病变位置(图 6-3-31)。

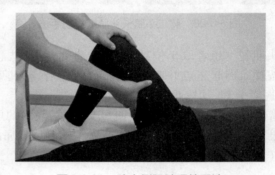

图 6-3-31　膝内侧肌腱理筋手法

5. 膝外侧肌腱　患者取仰卧位,屈髋、屈膝,足跟置于治疗床面,医者分别按揉患侧股二头肌、髂胫束的肌肉起止点及肌腹部,待放松后,分理、动拨肌腱。

此部位的损伤错位,可引起大腿外侧、膝关节外侧、坐骨结节压痛,屈膝内旋、伸膝外旋时活动受限,伴疼痛加重,甚或不能行走、足背伸及外翻无力等症状(图 6-3-32)。

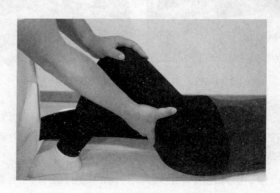

图 6-3-32　膝外侧肌腱理筋手法

6. **腓骨肌肌腱** 患者取仰卧位,嘱其双下肢自然伸直,双足自然外展,医者分别按揉患侧腓骨长肌、腓骨短肌的肌肉起止点及肌腹部,待放松后,医者一手握住患肢足部,使患肢足部跖屈、内旋,另一手分理、动拨肌腱。

此部位的损伤错位,可引起腓骨外侧、外踝尖后缘压痛,踝关节做主动的抗阻跖屈外旋时的活动受限、疼痛加重,甚或足根部疼痛、麻木、不能行走等症状(图6-3-33)。

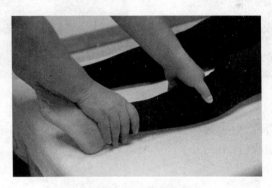

图6-3-33 腓骨肌肌腱理筋手法

（三）周围神经理筋

1. **枕大神经** 患者取坐位,医者立于患者后方,以一手扶患者前额部,使其头后仰约10°,另一手按揉枕项部、肩背部肌肉并拿揉肌腹,待放松后,使患者颈部前屈,持牵张状态,此时医者一手扶患者额部以固定,另一手分理、动拨肌束。

此部位的损伤错位,可引起间歇性头痛、颈项僵硬、枕部麻木胀痛,并伴有颈部主动前屈、旋转、抗阻力后伸时活动受限、疼痛加重等症状(图6-3-34)。

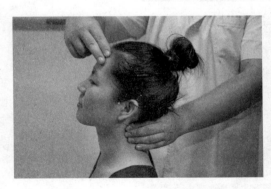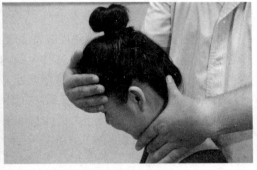

图6-3-34 枕大神经理筋手法

2. **副神经** 患者取坐位,医者立于患者后方,一手扶住患侧头部以固定,使其头部向患侧屈曲约10°,另一手以轻手法按揉胸锁乳突肌、斜方肌上部的起止点并拿揉肌腹。待放松后,医者将一手拇指指腹置于胸锁乳突肌与斜方肌上部之间,按压并向头部牵拉,另一手分理、动拨肌束,具体病位为胸锁乳突肌后缘与斜方肌上部前缘之间的肌束。

此部位的损伤错位,可引起突发颈痛、肌肉痉挛、活动欠灵活,并伴有头颈部向患侧歪斜等症状(图6-3-35)。

3. **臀上皮神经** 患者取俯卧位,医者先按揉背、腰、臀部肌肉,待放松后,医者于髂嵴内上方,骶棘肌外缘与髂嵴的交点处,分理肌束。

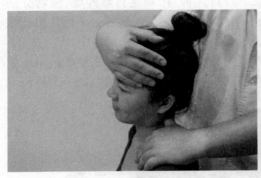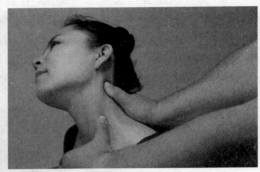

图 6-3-35　副神经理筋手法

此部位的损伤错位,可引起腰骶部疼痛、腰臀部酸胀疼痛并向下肢放射,并伴有头颈部向患侧歪斜等症状(图 6-3-36)。

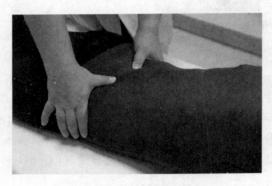

图 6-3-36　臀上皮神经理筋手法

4. 隐神经　患者取仰卧位,医者立于患侧,嘱其患肢膝关节屈曲约 90°,同时髋关节屈曲外旋,医者先按揉、拿揉患肢大腿内侧及前侧肌肉,待放松后,医者于缝匠肌外缘与股骨上 2/3 与下 1/3 连线的交点处,分理肌束。

此部位的损伤错位,可引起下肢内侧疼痛、麻木、痿软无力,以膝关节及小腿内侧多见,疼痛可向小腿内侧放射,经休息缓解,劳累后加重,并伴有伸髋屈膝时活动受限、疼痛加重等症状(图 6-3-37)。

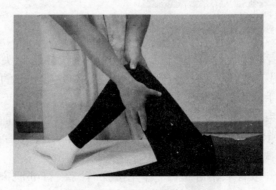

图 6-3-37　隐神经理筋手法

5. 腓浅神经 患者取仰卧位,医者立于患侧,嘱其双下肢自然伸直,此时医者先按揉、拿患侧腓骨长肌、腓骨短肌,待放松后,嘱患者侧卧位,患肢朝上,医者一手握住患肢踝关节,令足部跖屈内旋以固定,另一手在腓骨头与外踝尖连线上,腓骨外缘、前缘、后缘处,分理肌束。

此部位的损伤错位,可引起下肢远端疼痛、麻木,可向足背部放射,并伴有足跖屈内旋时活动受限、疼痛加重等症状(图6-3-38)。

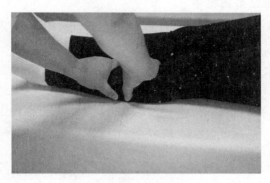

图6-3-38 腓浅神经理筋手法

6. 腓深神经 患者取仰卧位,医者立于患侧,嘱其双下肢自然伸直,此时医者先按揉、拿揉患侧腓骨长肌、趾长屈肌,待放松后,医者于足背部第1、2趾骨间,距趾蹼4~5cm处,分理肌束。

此部位的损伤错位,可引起足背部第1、2趾骨间赤白肉际处感觉障碍、放射性疼痛、麻木,并伴有行走时疼痛、麻木或疼痛加重等症状体征(图6-3-39)。

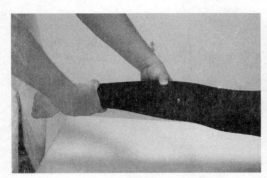 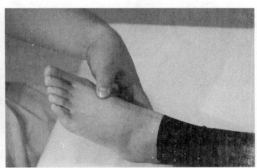

图6-3-39 腓深神经理筋手法

(刘 鹏)

学习小结

针刀术后手法分为牵拉手法、助动手法、整复理筋手法三类。

复习思考题

1. 斜方肌(降部)牵拉手法如何操作?
2. 肩关节助动手法如何操作?
3. 颈椎整复手法如何操作?
4. 肩胛提肌理筋如何操作?
5. 臀上皮神经理筋如何操作?

第七章

康 复 技 术

学习目的

通过学习,掌握呼吸训练、核心稳定性训练、局部稳定性训练、感觉稳定性刺激训练方法。

学习要点

呼吸训练;核心稳定性训练;局部稳定性训练;感觉稳定性刺激训练。

康复治疗技术能在针刀治疗肌肉骨关节疾病的过程中发挥重要作用,是疾病康复的重要一环。能起到加快组织修复与重塑、恢复功能及提高疗效与预防复发的效果。特别是在慢性劳损性肌骨关节疾病中,对缓解肌肉紧张、提高肌肉力量、增加神经肌肉协调性有着很好的作用。重点学习康复技术中的主动训练技术与激活技术,如呼吸训练、核心稳定性训练、神经肌肉激活训练等,并能根据病情选择使用适当的治疗技术。

中医理论强调整体观念和辨证论治,这一理念也同样适用于针刀治疗。针刀治疗应与手法及康复训练密切结合,相互协同,互为补充,进而在疾病的不同时期或维度进行处理,解决不同的问题。肌肉骨关节疾病多与运动功能障碍相关,运动功能障碍又与复杂的力学系统、神经控制系统的功能密不可分。任何运动都是一个模式化的运动,都是在神经系统的控制下肌肉之间的协同运动,而不是单一的肌肉收缩。任何关节的运动也是诸多系统协调配合才能完成。运动模式只能存在于大脑之中,所以说大脑在运动中起到一个整合、募集或者是控制与整合的作用。我们在面对肌肉骨关节疾病的时候,就要从动作模式去分析、评估以及治疗,而不是仅仅着眼于局部的疼痛,或者是孤立的关节运动障碍。肌肉骨关节疾病的诊治同样遵守中医学"急则治标,缓则治本","治病必求于本"的治疗原则。对人体姿态与动作的整体运动模式进行评估和分析,找出导致疼痛和功能障碍的根源即为求本。所以在康复技术中首先要学习评估技术。

评估常采用静态观察与功能动作评估等模式,基本依据是区域相互依存(regional interdependence)理论和关节间关联(joint by joint)理论。大量研究认为身体某区域的疼痛或功能受限与另一个区域的功能障碍有关。临床常见有颈肩疼痛及其活动受限与胸椎灵活性相关;腰膝疼痛与髋关节功能受限相关。弗拉基米尔-扬达(Vladimir Janda)认为:"动作系统是作为一个整体在工作。试图孤立理解动作系统的不同部位的损伤,而不是把动作系统的功能理解为一个整体是一个严重的错误做法。"表面上

笔记

265

看似无关的另一个解剖部位的问题可能导致了患者的主诉症状或与症状相关联。因为身体是一个内在联系的有机整体,系统内某个环节的功能障碍会导致相关部位的功能异常。所以,肌肉骨关节疾病的评估不应该仅仅针对局部症状进行孤立的检查和诊断,而是应该整体评估和分析,找到导致症状的真正根源。譬如足踝距下关节的过度旋前,就会影响到下肢的动力链,就会产生膝关节的外翻,或者骨盆位置的异常等。如今过度的静态工作的模式,中段胸椎的灵活性受限导致盂肱关节的功能失调、颈椎的活动受限,甚至呼吸模式的改变。所以找出导致疼痛的关键环节非常重要,对全局模式的评估分析非常关键。

　　肢体的疼痛或关节功能障碍有的是源于结构性的问题,有的是源于功能性的问题,还有在炎症期存在生物化学方面的改变,等等,需根据不同的问题采用不同的治疗方法。结构性的问题,如骨关节退变、椎间盘病变,还有组织的延展性受限、椎体排列紊乱等,可以采用针刀治疗、整脊治疗、手法牵伸、关节松动术、肌筋膜链的手法、牵引等方法;如果是功能性的问题,也就是说疼痛或关节功能障碍是因为关节控制和稳定出现障碍或缺陷,那么就不能用结构性治疗的方法进行干预,而应该进行功能性的训练,如核心稳定性训练、灵活性训练等。如果出现炎症反应,就需要一些药物、理疗、中药内服或外敷等方法进行干预。骨错缝筋出槽需手法调整;组织延展性和关节活动受限,需进行牵伸以及手法、关节松动术等治疗。如果是功能性问题,就不能用药物、手术、微创进行干预,以免产生医源性损伤。所以就病理机制分析而言,结构(机械)、功能、生物化学三者有联系,但也要区分其不同,这就需要采用不同的康复治疗技术。

　　肌肉骨关节的疼痛有可能源于其功能障碍而非组织结构的病理变化。这一观点应给予足够重视。功能本身发生改变可能产生无组织病理变化的临床症状,解决这一问题就需功能训练。临床表现主要与功能变化有关,而与组织结构性病理变化联系相对较少,如骨质增生、椎间盘突出等大多没有临床表现。所以,若功能未受损害,即使存在病理变化也不会有明显表现。当然,病理变化若使正常功能受到损害,即会出现临床表现。功能是不同部位、不同结构之间作为一个整体相互关联,相互作用的结果。功能障碍是运动程序或结构间相互关联发生异常的表现。厘清损害源于功能障碍抑或组织结构病理变化非常重要。本来是功能性问题,就不能用药物、手术、微创进行干预,造成治疗不恰当的医源性损伤。结构问题和功能问题必须兼顾。结构(机械)、功能、化学方面三者是有机的统一,其互相联系,不能割裂和孤立地看待。化学性问题,比如炎性问题,就应该用药物进行干预,或者物理学的干预,这是基础治疗。如果处于组织修复期,就要进行被动治疗,比如手法调整等。如果处于骨关节康复的稳定期,就要进行训练、运动康复方面的干预。

　　康复治疗与训练是针刀医学的重要组成部分。针刀对组织间的粘连与关节活动受限的一些病理因素具有良好的治疗效果,还会对神经及肌肉筋膜组织产生触激与激活,为疾病康复打下良好基础。康复的任务是优化运动控制程序,改善神经与肌肉或肌肉组织之间的功能协调。运动程序将各运动系统连接成为一个整体,使各系统之间协调统一,其通过正常的神经控制来完成。所以,康复的目标就是使运动控制更加精准,关节活动更加稳定、灵活,肌肉之间、肌肉与神经之间、肌肉与骨关节之间的关系更加协调。对于针刀治疗而言,手法与康复干预不可或缺。限于篇幅,本章介绍针刀临床常用的康复治疗技术,大体包含主动训练技术与被动调整技术,具体示例如下:

1. 抑制技术　筋膜释放技术、肌肉松弛技术、触发点清除技术。
2. 伸长技术　静态拉伸技术、肌肉能量技术、关节松动技术、神经松动技术。
3. 激活技术　等长收缩技术、等张收缩技术、离心收缩技术。
4. 整合技术　整合性动态动作训练技术,如动态神经肌肉稳定技术(dynamic neuro-muscular stabilization,DNS)、医学训练治疗技术(medical training therapy,MTT)等。

本节重点介绍康复技术中的主动训练与激活技术,如呼吸训练、核心稳定性训练、神经肌肉激活训练等。并从功能稳定性训练入手,重建运动控制与核心稳定。在康复训练中,注重训练动作的质量而不是运动的数量。注意正确的姿势控制,正确的呼吸模式与运动模式,还要避免疲劳与动作代偿产生。康复训练在针刀治疗前与治疗后均可进行。针刀治疗前的康复训练可以使针刀治疗的目标更加明确,治疗部位更加精准;针刀治疗后的康复训练可以进一步提高并巩固疗效且可减少复发,康复训练后组织的含氧量增加还可以促进组织的术后修复并促进肌肉骨关节正常功能的恢复。

第一节　呼吸训练

呼吸模式对姿势及核心控制发挥关键作用,呼吸力学的紊乱可产生神经肌肉骨骼系统的失衡,引起诸多功能障碍与疼痛。正常的呼吸模式应当是腹部和胸廓的圆筒状扩张与回缩,而不仅仅是前后或上下运动,要像一个被吹起的气球在各个方向充盈。在膈式占主导的呼吸模式,呼吸频率一般在 8 ~ 12 次/分,呼气相时长为吸气的 2 倍。呼吸运动训练可改善核心稳定和运动控制;放松肌肉,降低肌张力;改善肌肉骨关节疼痛;增强肌肉耐力与体适能等。

呼吸训练方法简单易行,主要介绍以下 4 种训练方法。

一、吹气球呼吸训练

1. 方法与训练步骤　仰卧屈髋屈膝 90°,双足蹬墙。膝间夹一 10cm 大小的球。左手持气球,右臂伸展于头上方。鼻吸口呼,尾骨微微上卷上抬,骨盆后旋,下背贴于床面。不要用足踏墙而是足跟蹬住墙面。双膝夹紧球,应感到大腿后和内侧肌肉紧张。下面的动作应维持这一体位。用鼻子吸气,缓缓吹起气球,气尽后舌抵上腭,勿使气外泄,并保持 3 秒。保持舌抵上腭,唇箍紧气球颈环,用左手辅助持稳气球再吹起。吹球时颈颊勿紧张。吹 4 次后捏住气球放气。放松后再次吹起,反复 4 次(图 7-1)。

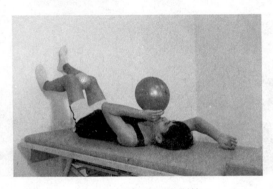

图 7-1　吹气球呼吸训练

2. 吹气球呼吸训练的作用 易化腹肌活性的同时,抑制伸肌;在呼气终末时仍然激活腹肌以增加对合区;气球吹起后再次吹入,吸气时需同时抵抗原有气球空气压力,即 IAP,此将易化对合区。

3. 吹气球呼吸训练的适应证 头颈痛,腰背疼痛,大转子滑囊炎,骶髂关节疼痛,哮喘,慢阻肺(COPD),髋臼盂唇撕裂,膝前疼痛,胸廓出口综合征,坐骨神经疼痛等。

二、坐姿呼吸训练

医师将手置于患者下肋部,在吸气时两手相对轻轻加压,提示患者对抗压力吸气,呼气时松手,以促进侧肋的扩张(图 7-2)。

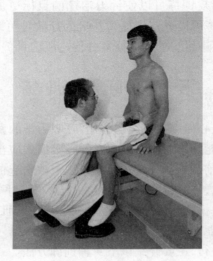

图 7-2 坐姿呼吸训练

三、仰卧呼吸训练

医师一手置于背部 T_9 的位置,另一手相对置于剑突下,在吸气时两手相对轻轻加压,呼气时松手,以促进膈肌的运动。患者也可将一手放置于上腹部,另一手放置于下腹部,吸气时鼓腹抵抗手的压力,呼气时腹部自然放松。提示患者缓缓呼气,不要求腹部的过度活动(图 7-3、图 7-4)。

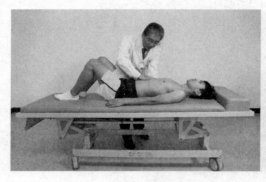

图 7-3 仰卧位呼吸训练

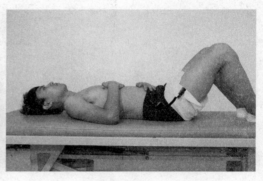

图 7-4 仰卧位自我呼吸训练

四、俯卧呼吸训练

腹式呼吸有困难的患者,可采用俯卧位训练。如采用鳄鱼式呼吸训练或俯卧在健身球上进行呼吸训练。

第二节 核心稳定性训练

正常的核心稳定与运动控制是脊柱与肢体实现功能的基础,核心稳定与控制的学习得遵循固定的运动学习阶段。首先是认知-动觉阶段,也就是患者对运动控制能力的学习与感知。在此阶段,需感知腰-骨盆、肩胛-胸椎、颈-头枕等关键部位的运动;其次是运动学习阶段。要求患者学习在正常功能范围内运动,并且可使用关键部位进行更为复杂的训练;最后阶段是自主阶段。即不再需要意识或思考就能实现正常的活动。

一、训练进阶原则

1. 从不负重到负重(重力)训练。

2. 简单到复杂。即从单平面运动到多平面运动;从等长收缩(isometric)训练到向心收缩(concentric)到离心收缩(eccentric)训练。

3. 速度由慢到快。

4. 耐力训练到肌力训练到爆发力训练。

5. 增加阻力。

6. 从稳定支撑面到不稳定支撑面。

二、训练方法

(一)cat-camel 式(图7-5、图7-6)

适应证:热身或颈肩腰背疼痛或僵硬不适。

训练方法:四点跪位,正常呼吸,肩、肘、腕成一垂线,髋、膝上下垂直,手、膝分开与肩同宽,脊柱缓慢屈伸牵拉。

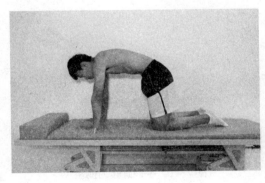 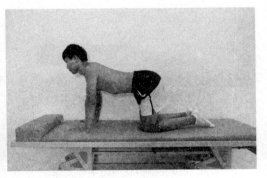

图7-5 cat-camel 式1   图7-6 cat-camel 式2

(二)bird dog 式(图7-7)

适应证:头颈肩疼痛及胸腰髋疼痛与伸展受限。

笔记

训练方法:四点跪位,腹壁绷紧,自然呼吸,一侧下肢或上肢伸展,或上下肢交叉相对伸展。要求腰背伸直,伸展的肢体与腰背呈直线,脊柱和骨盆无旋转及侧移,无腰背紧张。

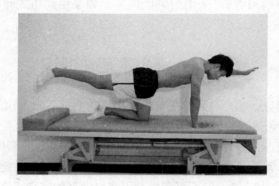

图7-7 bird-dog 式

（三）侧桥（图7-8 ~图7-11）

适应证:腹肌耐力差,腰痛。

训练方法:膝位或踝位侧桥,腹壁绷紧,髋膝肩呈一直线。踝位侧桥可左右滚动。

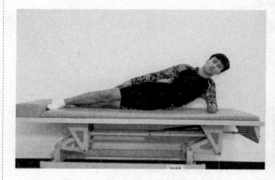

图7-8 侧桥起始

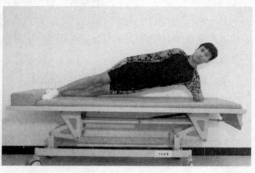

图7-9 侧桥

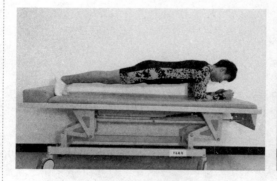

图7-10 侧桥旋转为平板支撑

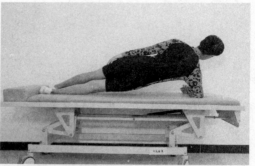

图7-11 平板旋转为侧桥

（四）dead bug 式（图7-12、图7-13）

适应证:慢性或亚急性腰痛,腹桥或侧桥功能障碍。

训练方法:仰卧位屈髋屈膝,手臂伸向天花板,保持腹壁收紧,腰椎平直贴于支撑面,自然呼吸。进阶可保持这一体位,双手持球,左右滚动;或交替对侧肘膝相碰;或手掌撑住头顶墙面,下肢交替伸屈;或躺在泡沫滚轴上足部着地,持球过头。

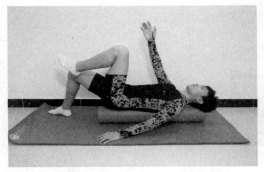 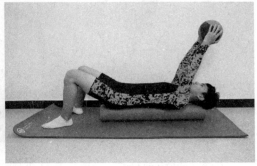

图 7-12 dead-bug 式   图 7-13 dead-bug 持球式

（五）背桥（图 7-14）

适应证:亚急性或慢性腰痛,髋膝踝疼痛,臀大肌及臀中肌力量不足,改良 Thomas 试验阳性。

训练方法:仰卧,屈膝抬臀,大腿轻度外旋。若激活臀肌需在大腿部使用弹性带或在大腿外侧施加阻力对抗外展外旋;也可单腿搭桥,一腿伸直,两侧交替;或单腿搭桥,两侧交替抬起放下。注意骨盆不得偏移倾斜,肩髋膝保持一条直线,脊柱无旋转,腰部无过伸,腹壁需紧绷,双臀有足够挤压。

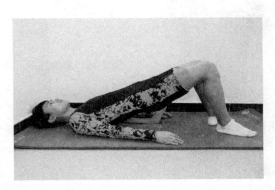

图 7-14 背桥

第三节 局部稳定性训练

一、颈椎的稳定性训练

颈椎稳定性训练包括局部肌群的激活与训练,如头长肌、颈长肌、斜方肌中下束及前锯肌训练等;其次是颈椎的静态训练与动态训练;最后是反应性训练。

（一）头长肌、颈长肌（颈深屈肌）训练

方法1:仰卧,用压力计或血压计气囊置于颈枕部,收下颌下压,从 20～30mmHg

区间,每隔 2mmHg 为一压力保持点,在此压力点保持 10 秒钟,逐步增加(图 7-15)。

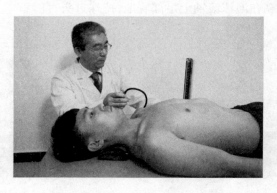

图 7-15　颈深屈肌压力表训练

方法 2:站位或坐位,双拇指托住下颌,下颌抗阻下压。注意不能激活胸锁乳突肌(图 7-16)。

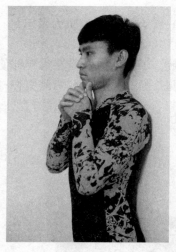

图 7-16　颈深屈肌训练

（二）头颈屈肌群、伸肌群训练（图 7-17、图 7-18）

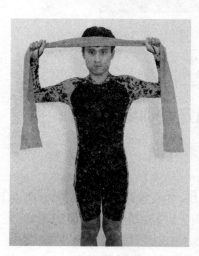

图 7-17　颈屈肌群弹力带训练

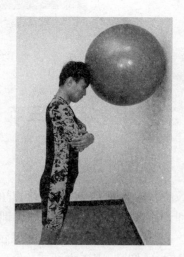

图 7-18　颈屈肌群头滚动球训练

方法:站立位,弹性带置额部或枕部,抗阻前屈或后伸;或训练球置额与墙面间顶住球做点头或旋转动作。

（三）反应稳定性训练

方法1:投掷(图7-19)。

方法2:杠铃上举过头(图7-20)。

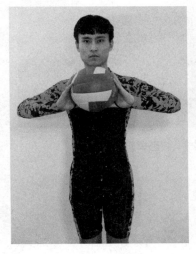

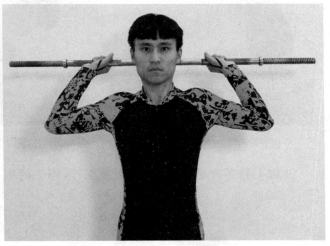

图7-19　投掷训练　　　　　　　　　图7-20　杠铃上举过头训练

二、肩关节稳定性训练

（一）前锯肌激活训练

方法1:屈肩90°置床边,肩带前移。注意不得耸肩及胸廓旋转(图7-21)。

方法2:双手撑墙或俯卧撑起。注意双臂撑起身体重量并保持,肩胛骨不能翘起(图7-22、图7-23)。

方法3:用弹力带,双臂抗阻前伸。

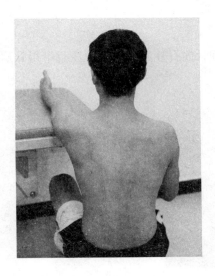

图7-21　前锯肌激活训练

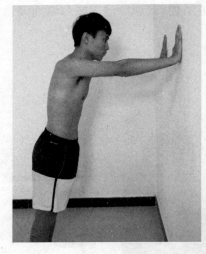

图 7-22　站立撑墙训练

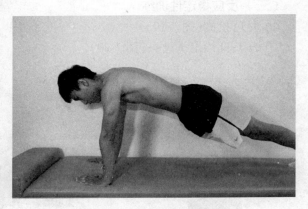

图 7-23　俯卧撑起训练

方法4：持哑铃屈肩肘做内收外旋动作（图7-24）。

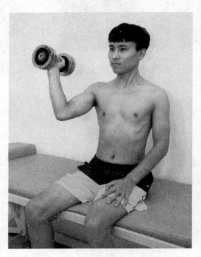

图 7-24　持哑铃内收外旋训练

（二）斜方肌中下束激活训练

方法1：手臂外展70°置于床边，肩胛骨向脊柱方向内收。注意不得耸肩及胸廓旋转（图7-25）。

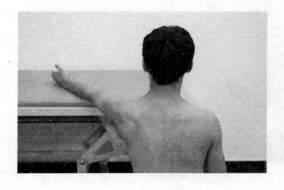

图 7-25　斜方肌中下束激活训练

笔记

方法2：手臂从身后床面撑起（图7-26）。

方法3：俯卧持哑铃后伸（图7-27）。

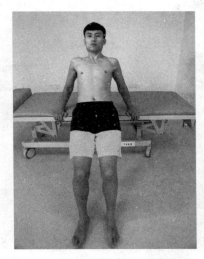 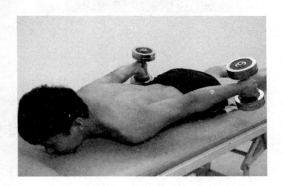

图7-26 上肢身后撑起训练　　　　　图7-27 俯卧持哑铃后伸训练

三、腘绳肌训练

仰卧位，足跟支撑于训练球或悬吊带上搭桥，保持桥式，双膝或单膝做屈膝伸膝动作。将注意力集中于腘绳肌与小腿三头肌，腰椎不得过伸。可用于膝关节疼痛，腘绳肌紧张（图7-28）。

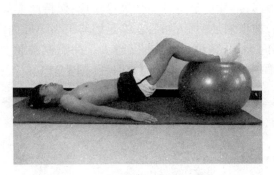

图7-28 腘绳肌训练

四、臀中肌激活训练

侧卧位屈髋屈膝，双足内缘相并，做开合动作。或膝间夹一10cm大小的球，上侧髋做内旋动作（图7-29、图7-30）。

五、臀大肌激活训练

训练方法：单腿站立，微微屈膝，膝不超过足尖，屈髋俯身，一腿后伸，尽量保持站立稳定。两腿交替支撑，躯干可以旋转以增加难度。

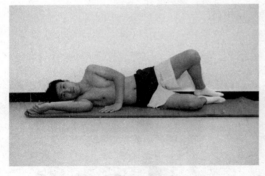
图 7-29 侧卧位下肢开合训练

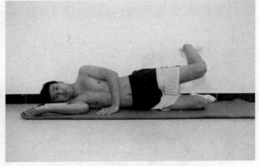
图 7-30 侧卧位伸髋内旋训练

第四节 感觉运动性刺激训练

感觉运动刺激训练可以训练肌肉的协调性以及反应速度,增强平衡功能,增加臀肌活动以稳定骨盆,重建良好的核心控制,显著提高身体运动的协调功能。

适应证有慢性颈腰背疼痛,创伤后及术后康复,不良呼吸与姿势,脊柱、骨盆、膝、踝不稳或不灵活,产后骨盆带肌肉康复,轻中度脊柱侧弯,预防老年人跌倒以及神经性疾病康复。

一、静态训练

1. 患者首先需学会缩足。医师用手指在足底横弓最高点(第 2 跖骨)轻轻向上推挤以促进足底横弓塑形,再推挤足舟骨加强纵弓塑形;保持此姿势,医师从膝上方施加压力,足底抗阻训练,加强缩足塑形;然后在缩足姿势下做下肢内旋和外旋动作。一般在屈膝 70°~100°区间训练,角度越大,难度越大。注意避免膝关节侧方运动以及训练时屈曲足趾、抬起第一跖骨头,还要避免足内旋(图 7-31)。

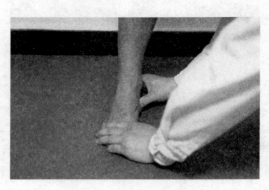
图 7-31 被动缩足

2. 在不稳定支撑面保持站立平衡。可使用泡沫垫、平衡板或充气垫等器械,其不稳定程度可逐步提高。

3. 可以通过重心转移、摇晃、闭眼、增加头部运动以提高难度;也可由双足过渡到单足站立。

二、动态训练

训练方法1:在维持缩足以及腰椎、骨盆、颈椎中立位姿势下,躯干前倾跨半步向前。注意不得腰椎过伸及下肢内旋(图7-32)。

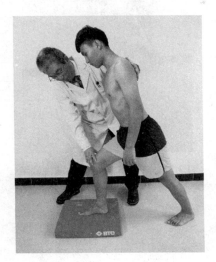

图7-32 前倾跨步训练

训练方法2:双足站在平衡垫上,进行闭眼、重心转移训练;或附加上下肢动作或扰动等方式,在提高难度增加不稳定性等条件下训练(图7-33)。

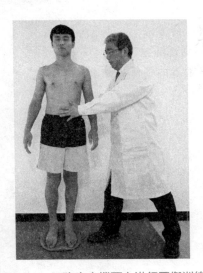

图7-33 不稳定支撑面上进行平衡训练

三、功能性训练

训练方法:在不稳定支撑面上完成蹲、跳、跨步、推、拉等功能性动作(图7-34)。

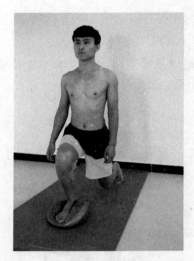

图 7-34 不稳定支撑面功能性训练

（宁 煜）

学习小结

针刀术后常用的康复技术有呼吸训练、核心稳定性训练、局部稳定性训练、感觉稳定性刺激训练。

复习思考题

1. 试述吹气球呼吸训练的方法。
2. 试述 cat-camel 式的训练方法。
3. 试述斜方肌中下束激活的训练方法。

其他软组织松解术简介

第一节　传统刺法中的软组织松解术

传统针灸学中的针具和刺法与现代针灸学不完全相同,传统针具和刺法也有一定的软组织松解作用。

一、传统针具的软组织松解作用

针刺是中医治疗经筋病的一个重要手段,所用工具就是各种针具。《内经》当中明确提到具有多种用途的"九针",九针包括镵针、员针、鍉针、锋针、铍针、圆利针、毫针、长针和大针。《灵枢·官针》指出"九针之宜,各有所为,长短大小,各有所施也,不得其用,病弗能移",指出九针的形状、用途各异,据病情选用,方可去病。山东中医药大学周仕明教授指出在《内经》时代九针不仅限于毫针,也不仅限于九种,而是古代用于针刺、放血、火针、疏通漏管、脓包穿刺、切开引流、腹腔穿刺放水、截肢手术等一系列用途的医疗器械的总称。《内经》认为,痈疽疮疡之类外科病在成脓之后,服药难以奏效,应及时手术切开排脓;严重的肢体溃烂、坏死,如脱疽之类,服药无效的情况下也应及早手术截肢;臌胀患者腹水过多,服药无效时可适当放腹水减压以缓解症状。上述这些手术疗法所用的器械,《内经》统称为"针"。这些所谓的"针"为适应多种疾病手术治疗的需要,其品种必然多起来,已经不仅是针刺治病所用的毫针之类,而是向着形态多样、功能齐全的手术医疗器械的方向发展。这些手术器械依然被称为"针",只不过是沿袭旧说而已,无论从形态上讲,还是从功能上讲,都与实际的针相去甚远。

《说文解字》解释"针"为"所以缝也",意指用来缝纫的工具。而九针中镵针和铍针是带刃针,镵针形似箭头,铍针形似宝剑,员针和鍉针没有锐利的尖端,都不能"所以缝",所以九针中的镵针、铍针、员针、鍉针都不属于严格意义上的"针",镵针和铍针用于排脓、放血,员针和鍉针用于体表的揩摩,不刺破皮肤。所以九针之"针"当为系列手术器械。而现代针灸临床使用最多的只有毫针,而且是在近代经过改进的不锈钢细毫针,其他针具如三棱针、梅花针、火针等的使用频率远不及毫针,甚至有些针具和刺法已经濒临失传,如员针、鍉针等,所以在现代,一提到针灸人们往往想到的就是毫针,而其他针具则由于多种原因逐渐边缘化了。实际上传统九针中有可用于软组织松解术的针具,如圆利针、毫针、长针等。

笔记

279

（一）圆利针

从形制来看，圆利针"取法于氂"，《说文解字》："氂，里之切，牛尾也"。牛尾的特点是末端膨大，这与"且员且锐，中身微大"，"微大其末，反小其本"，"其形微大，其末反小"的描述是吻合的，这说明与现代所见圆利针不同，至少在《内经》时代圆利针的末端是膨大而且锋利的，形如牛尾，或如未开的莲花。另外，从主治病症来看，圆利针用途可分三类：①痹证：如"暴痹""髀不可举""膝中痛""手足指节蹉跌，酸痛久不愈""手足筋挛塞涩""走注历节疼痛""病在分肉之间""小积及寒疝诸痹及风"，皆属此类；②疮疡：如"痈"；③调气治杂病：这与毫针类似，如"调阴阳""热病""腹暴满""刺小者用圆利针""人脉微细或时无""五痈""脉微细不见，一时无脉""闪着腰痛，错出气腰痛，及本脏气虚""四肢厥逆，脉伏""刚柔失守三年化疫"等。

古人把圆利针设计成末端膨大而锋利的特殊形态究竟原因何在？结合圆利针的用途分析，圆利针可用于痹证和痈，可能由于圆利针末端的膨大，针刺时会形成较大的组织切口。这个较大的切口对于痹证或者慢性软组织损伤来说是切开以松解减压，如软组织粘连，可以用膨大的末端加以分离，如软组织挛缩可以形成较大切口使之延长，这与针刀治疗机制是相似的；对于痈来说，就是切开以引流排脓，而且开口越大，引流越顺畅。

（二）毫针

古代毫针形制"取法于毫毛"，"如蚊虻喙"，说明形态较细，且能够"静以徐往，微以久留之而养"。毫针用途大致可分为四类，①痹证：如"痛痹""病痹气痛而不去者""寒热痛痹在络者也""枢中痛，髀不可以举""挛痹"等；②疔：如"挑疔根""（疔）旁肿顽硬，推之不动"；③调气治杂病：如"平五脏之寒热，调六腑之虚实""和经络，却诸疾"等；④用于体弱患者：如"婴儿者，其肉脆血少气弱，刺此者以毫针"。

四类用途中，比重最大的是调气治杂病，除此之外，古代毫针也具有一定的软组织松解作用。有人认为毫针针刺的作用是一个点的刺激，而针刀则可以形成一个小切口，所以毫针不能代替针刀的作用。所谓"点"和"线"是数学上的概念，在现实当中并不存在。在数学上"点"没有面积，"线"没有宽度，而毫针针尖是有面积的，毫针针身的横断面也是有面积的，因此它不是点，同样针刀的平刃也是有宽度的，因此它也不是线。现代毫针虽然很细，但是毫针对软组织的作用也并非一个"点"，而是一个圆形的"面"，尽管这个"面"很小，但是也必然造成一定的组织离断，否则毫针无法刺入体内。同样针刀对软组织的作用也并非一条"线"，而是一个长方形的"面"。所以毫针和针刀对软组织的作用是一个圆形小"面"和一个长方形大"面"的关系。使用毫针针刺治疗疾病，首先要使毫针刺破皮肤进入人体软组织，因此凡是针刺必然造成软组织的切开，也必然产生软组织松解作用，与针刀治疗的锐性松解作用相似，形成切口越大，松解效果越好，而切口的大小由针具的粗细来决定。现代一次性毫针直径一般在 0.2 ~ 0.35mm 之间，同时针体柔软，锐性和钝性松解作用与古代毫针相比均相去甚远，对穴位的刺激作用也会有所减弱。古代的金属冶炼工艺与现代不可同日而语，因此，古代的针具比现代针具粗。即便是现代银质针的直径也在 1mm 左右，远大于不锈钢针。针具直径增加为原来的 N 倍，横截面积则变为原来的 N^2 倍，由此可见古代的粗毫针可形成较大的软组织切口。古代毫针为金、银、铜、铁质地，直径较粗，其中铜铁质地的针具硬度也应较高，且不易弯曲。

笔记

1968 年，河北省满城县汉墓出土了四枚汉代金针，其中最细的直径为 1.2mm，比现代的针刀还要粗，更古老的骨针、陶针、竹针等可能更粗。汉代以后，针具多为马衔铁或熟铁手工制作而成，直径较粗，如民国年间黄河流域和长江上游所用的毫针，约有麦穗管粗细，有的甚至更粗。而据承淡安先生考证，清末民初时期的针具约当 22 ~ 23 号，折合 0.6 ~ 0.7mm 左右，而且呈锥形，越靠近针尖直径越细，越靠近针根直径越粗。民国《针灸要诀与按摩十法》"针式总论及图解"一节共记载"毫针二种""细针四种""粗针三种"和"三棱针二种"，其中毫针"细如毫发"，细针"细如猪鬃"，粗针如"龙须草茎"。成年男性头发直径小于 0.1mm，现代针灸针国家标准中最细的针具直径是 0.16mm，古人手工制针不可能如此之细。龙须草又名灯心草，其茎的直径在 1 ~ 1.5mm。在我国东北民间一直流传着一种用较粗的针具在背部正中线及其他部位沿皮下针刺治疗疾病的方法。20 世纪 60 年代，当地医务人员把这一民间疗法推向全国，并取了一个具有时代特色的名称——赤医针疗法。该疗法所用针具直径在 0.6 ~ 1.2mm。1957 年，魏稼教授认为古代毫针比当时最粗的还要粗一倍，主张使用直径 0.7mm 的 22 号钢丝自制毫针，并且详细地介绍了自制毫针的方法。黑龙江中医药大学李复峰教授整理民间针刺疗法，在 1980 年出版了《粗针疗法》，在"粗针的制法"一节中提出制作粗针的用料为直径 0.4 ~ 1.2mm 的牙科钢丝。从这里可以看出，现代使用的圆利针基本等同于古代的毫针，而古代的圆利针比这还要粗。

"针"和"刀"的区别不仅在形态，更重要的是在功能。"针"的功能是穿刺，"刀"的功能是切开，穿刺和切开都是造成组织离断，只是离断的量有所不同而已，因此"针"的功能和"刀"的功能并没有质的区别，只有量的不同。在此"量"指的是造成组织离断的能力，该能力越强越靠近刀，该能力越弱越靠近针。常用 I 型针刀形成的组织离断为 0.4 ~ 1.0mm，火针治疗形成的组织离断往往大于 1mm，古代毫针直径和现代针刀相仿，古代圆利针"圆而且锐，针末微大"，应比古代毫针更粗。而只有需要较长切口时才会用"刀"。因此传统针刺的组织离断能力十分接近针刀治疗，具有明显的软组织松解作用。传统的毫针直径在 1mm 左右，但在民国年间，受日本针灸流派的影响逐渐演变成了今天的不锈钢细毫针，直径和刚度都显著减小了，软组织松解作用也就减弱了。

（三）长针

从形制来看，长针"取法于綦针""长七寸""锋利身薄""长其身锋其末""今之环跳针"；从功能来看，长针用于"深痹""藏中远痹""深邪远痹""病在中者""痹深居骨解腰脊节腠之间者""筋骨疼痛""髀枢中痛不可举""除风"，另有《黄帝内经素问·遗篇》记载长针刺"十二经之源"，治疗"十二脏神失守邪鬼外干"。

《黄帝内经太素·九针所象》："长针者，锋利身博（音團），可以取远痹。"这里明确提出"博"字"音團"，"團"的简化字为"团"，现在的读音为 tuán。"博"或者"薄"中的"專"部分与"團"字中的"專"部分字形相近，因此笔者认为"锋利身博"以及"锋利身薄"中的"博"或者"薄"字是古人传抄的错别字，实际应该为"锋利身摶"。《说文解字》："摶，圜也，从手专声。"所以"摶"有圆的意思，《周礼·考工记·梓人》："小首而长，摶身而鸿，若是者谓之鳞属。"《楚辞·屈原·橘颂》："曾枝剡棘，圆果摶兮。""锋利身摶"是指长针针身为圆形。

可以看出，长针形态的特点为其针身长度明显较九针中其他针具长，达七寸，因其

笔记

针长，又名环跳针，且针身为圆形，针尖非常锋利。长针"取法于綦针"，綦针是古代女红所用的长针，又称"鈌"。《说文解字》："鈌，綦针也，从金，术声。"《管子·轻重乙》："一女必有一刀、一锥、一箴、一鈌。"《战国策·赵策二》："黑齿雕题，鳀冠秫缝，大吴之国也。鲍彪注：秫、鈌通，长针也。以鈌缝之，言其制粗拙也。"另外，《医宗金鉴·刺灸心法要诀》："长针即今之环跳针也，主虚邪深入，内舍与骨解腰脊节腠之间。凡欲取深远疼痛之邪，必得身长末锋之针，如法以刺之，方能使深邪出，远痹解，而得安康也。"《类经·九针之宜各有所为》："病在中者，取以长针（中者，言其远也）。"由此可见，长针之长，主要指针身长度，并无它意。当病灶位置比较深时，短针难以达到病灶，只有使用长针才能奏效。

从古代文献来看，明确为九针之长针者，主要用于痹证，而且是病变层次较深的痹证，因此需要针身较长。长针是毫针的延长，毫针有软组织松解作用，那么长针也一定有相同的作用。随着历史的发展，长针逐渐演变成现在的不锈钢芒针，这与古代的长针是不完全一样的。

（四）圆利针、毫针、长针合而为一

黄龙祥先生认为，《黄帝内经素问遗篇·刺法论》记载的补泻刺法针具有圆利针、长针、毫针三种（元代《针经摘英集》同），且从《内经》及后世文献记载来看，圆利针是一种应用范围很广的针具，特别是《黄帝内经素问遗篇》中大凡背俞穴、四肢穴，或补或泻，用圆利针之例颇多，大凡毫针能够治疗的病症及刺入的部位，也都适用于圆利针；这可能是由于随着时代的进步，制针材料性能的提高，三者合而为一，成为后来的毫针；所以古代文献除外科病以外的针灸方中凡不注明具体针具者，多指毫针而言；黄龙祥先生认为古代文献九针图中的圆利针、毫针、长针三者基本看不出形态上的区别。

《内经》所载九针按照其功能和特点大体上可以分为四类，第一类有镵针、锋针和铍针，主要用于排脓和放血；第二类有员针和锃针，两者用于体表揩摩，不刺破皮肤，可看作按摩工具，这类似于现代吴炳煌的浅针和李仲愚的杵针；第三类是大针，一般认为大针即火针；第四类有圆利针、毫针、长针，从形态来看，此三者均符合《说文解字》"针，所以缝"的特点，均可用于痹证治疗，所以放在一类当中。三者有共性，也各有特点，长针可深刺，是对毫针的纵向延伸，圆利针末端膨大，是对毫针的横向延伸。

《内经》成书年代在秦汉时期，此时金属工具多为青铜，汉以后铁质工具逐渐普及。青铜材质性能不佳，抗剪切性能较差，早期青铜剑长度只有 20～30cm，春秋战国之际的青铜剑长度达到 50～60cm 左右，后来秦剑的长度不过 95cm，此时青铜剑的长度、硬度和韧性已经达到了完美的结合，而且是通过剑身的宽窄变化来增强韧性的。由于青铜性能不佳，抗剪切力较差，青铜剑在格斗中的首要功能是刺杀而不是劈砍，这与唐代大量装备的陌刀形成鲜明对比。

唐代陌刀为铁质，可长达 2m 以上，而且主要用于劈砍，因为铁的韧性远胜青铜，可以承受强大的剪切应力，特别是经过反复锻打的熟铁。因而推测青铜质地的针具撬拨松解软组织的时候容易断针或者弯针，为了弥补这个不足才把毫针横向延伸成为圆利针，使之通过膨大的针体扩大伤口来增强松解减压或者切开引流效用。随着后世冶金技术的提高，韧性更高的铁针可以更有效地进行撬拨、单向捻转等松解方法，也就不需要圆利针末端的膨大了。这可能是后世虽然存在圆利针、毫针、长针之分，但实际没有形态区别，只有尺寸差异的原因。而且从历代针灸文献中的九针图式中，均看不出

笔记

毫针、圆利针、长针的形态区别。

二、古典刺法具有软组织松解作用

古典刺法与现代刺法不完全相同，多种古典刺法都有典型的切开或者牵拉作用，或者软组织松解作用。根据现存的针灸文献来看，中国针灸发展史当中针刺手法主要有三个阶段。第一个阶段是《内经》时期，比较有代表性的是《灵枢·官针》，《灵枢·官针》当中针对不同疾病记载了多种针刺方法，如"五刺""九刺""十二刺"等，其中部分是用来治疗经筋痹证的，具有明显的软组织松解作用。第二个阶段是在宋元明清时期，以明清时期为主，这一时期现存的针灸专著比较多，如《针经指南》《针灸问对》等，这个时期的众多针灸专著中普遍记载了"十四法""八法"等针刺手法，这些针刺手法也有明显的软组织松解作用。第三个阶段是民国以后的现代阶段，现代针刺手法缺乏软组织松解作用，至少软组织松解作用不是现代针刺手法的主流。

广州中医药大学李万瑶教授提出针刺治疗经筋病的方法可分为三大类，分别为火针治疗、单针多向刺和多针刺。仔细分析上述方法，发现其治疗机制与针刀治疗均有相似之处，即都有切开作用，或者使软组织松解减压的作用。

（一）火针刺法

火针是用火烧红的针尖迅速刺入穴内，以治疗疾病的一种方法。又称燔针、火针、煨针、焠针、淬针、烧针、焠刺、淬刺、针烙等。

火针的主治病症有"痹""痈疽""疮疡""瘰疬""目生翳膜""疣癣""卒心痛""脏气虚急，真气不足""癫狂""黄疸""腰痛""跌蹼上口唇""初生无谷道""走黄"等。其中文献记载，绝大多数的火针主治病症有两类。一类是痹证，如《灵枢·经筋》反复提到的"燔针劫刺，以知为数，以痛为腧"，《素问·调经论》："病在筋，调之筋；病在骨，调之骨，燔针劫刺其下及与急者，病在骨焠针药熨。"《灵枢·官针》："九曰焠刺，焠刺者，刺燔针则取痹也。"《灵枢·四时气》："转筋于阳治其阳，转筋于阴治其阴，皆卒刺之。"指出经筋挛急疼痛可用火针治疗，后世历代医书亦然。

除痹证之外，文献量最多的另一类是痈疽疮疡、瘰疬疣癣等，历代大量文献中均有记载。如《医方类聚·针烙疮肿法》为例，该文记载："盖疽肿皮厚口小，肿多脓水出不快者，宜用针烙；疖皮薄，惟用针以决其脓血，不可烙也。如其未成脓以前，不可以诸药贴熁淹渍救疗以待自消，久久不消，内溃成脓，即当弃药，从其针烙。当用大针如似火箸，磨令头尖，如枣核样圆满，用灯焰烧，须臾作炬，数搵油烧令赤，于疮头近下烙之。一烙不透，即须再烙令透，要在脓水易出，不假按抑。近代良医，仓卒之际，但以金银铁铤，其样似针者，可通用之，实在泄其毒也。或只以木炭，熟火猛烧通赤，蘸油烙之尤妙。烙后，实者捻发为纤，虚者以纸为纤，于纤上蘸药纤之，上以帛摊温热软粘膏药贴之，常令滋润，勿令燥也。"文中强调"肿多脓水出不快者，宜用针烙"，"内溃成脓，即当弃药，从其针烙"，这说明只有疮疡在成脓以后，且脓出不畅之时才能使用火针，而且使用火针时要做到"一烙不透，即须再烙令透，要在脓水易出，不假按抑"，这清楚地表明火针在这里的作用是切开引流。

火针本身直径较粗，甚至如上文"针粗如箸"，而且有三头火针，古时用于疮疡的常是平头或者圆头火针，这样更有利于顺利引流，如《普济方·痈疽门》："用尖针烙者不得法，用平圆头者甚妙。"而《古今医统大全·疮疡针法总论》："火烙针，其针圆如

笔记

箸。"因此,火针针刺形成的伤口较大,而且因为组织在高温作用下碳化而使针孔愈合较慢,软组织切开效果较好;更重要的是高温本身具有扩大伤口和止血作用,也有消毒灭菌作用,这种工作原理类似于现代外科手术常用的高频电刀,高频电刀就是通过高频电流对组织加热,实现对组织的分离和凝固,从而起到切割和止血的作用。

医用高频电刀是一种取代机械手术刀进行组织切割的电外科器械,它通过电极尖端产生的高频高压电流与肌体接触时对组织加热,实现对肌体组织的分离和凝固,从而起到切割和止血的目的;当高频电流通过人体组织时,由于每一个振荡的电脉冲时间极短,离子很难引起迁移,仅仅在富有黏滞性的体液中振动,因而摩擦生热;高频电刀就是利用高频电流通过肌体的这种"集肤效应"原理而研制的;高频电刀切割时高频电流只经人体皮肤流动,而不会流过人体内脏器官,并利用刀头高密度电流产生的高频电火花,将表面组织快速融化,将电极下的组织分裂成一个不出血的、窄而平坦的、深几毫米的切口,而且还可以使血管中的血液凝固到一定的深度以代替结扎,完成切口止血工作。例如赵金升等曾采用电刀松解治疗顽固性肱骨外上髁炎,麻醉以后自肱骨外上髁处向远端作长 2cm 切口,切开深筋膜显露肱骨外上髁,嘱患者用力屈伸腕关节确认伸肌总腱起点,用电刀尖端在肱骨外上髁伸肌总腱起点处向远端沿骨膜下作剥离,宽度不超过 0.5cm,长度 0.5 ~ 1.0cm,电刀尖端可达伸腕短肌起点处,通常有撕裂松开的感觉。

此外,火针也可用于"跌豁上口唇""初生无谷道""走黄""目生翳膜"。《医门补要·医案》记载火针处理"跌豁上口唇":"一童跌豁上口唇,先以细火针穿通两边豁唇,次以丝线针,自火针孔穿出收紧豁口,掺生肌散,贴以膏药,三日一换,惟饮稀粥,禁止言笑,一月复原。"在这里,火针的作用是组织切开。《慈幼便览·初生无谷道》记载火针处理"初生无谷道":"无谷道者,乃肺热闭于肛门,急以金银簪或玉簪,看其端的刺穿之。或以火针刺穿,但不可深入,随以油纸捻套住,免其再合。"在这里火针作用也是组织切开。《仙传外科集验方·治诸疔疮方法》记载火针处理"走黄":"如是走黄,看血筋到何处,以用火针刺断其血筋立住,便不走黄。"在这里,火针的作用仍然是组织切断。《本草纲目·火针》处理"目生翳膜":"其法用平头针如翳大小,烧赤,轻轻当翳中烙之,烙后翳破,即用除翳药敷点。"在这里,火针的作用是组织损毁。

火针既然可以形成较大切口而用来切开引流、切断或者损毁,当然也能用来对软组织进行切开松解。《灵枢·卫气失常》:"筋病无阴无阳,无左无右,候病所在。"《灵枢·四时气》:"转筋于阳治其阳,转筋于阴治其阴,皆焠刺之。"《灵枢·经筋》:"燔针劫刺,以知为数,以痛为腧。"上述描述告诉我们:①火针可以治疗痹证;②火针治疗痹证的原则是"以知为数,以痛为腧"。从《内经》可知,"痹证"的范围是非常广泛的,包括内脏痹和肢体痹,即便是肢体痹也不仅等同于各种关节炎,临床常见的神经根型颈椎病、腰椎间盘突出症、坐骨神经痛、肱骨外上髁炎、肩周炎等均属痹证。经筋痹证是其中之一,也是《灵枢·经筋》明确告诉我们可以用火针治疗的痹证,从《灵枢·经筋》可以看出十二经筋痹证的表现主要有"支""痛""转筋""筋急""挛""不举"等,人体经筋和现代肌肉、肌腱、筋膜、韧带等软组织概念基本相符,因此可以认为常见的慢性软组织损伤均为经筋痹证,这既是火针适应证,也是针刀适应证,二者在这部分是重合的。火针治疗经筋痹证的治疗原则是"以痛为腧",针刀治疗慢性软组织损伤的原则也以"以痛为腧"为基础。火针可以有效切开软组织,针刀也可以切开软组织。火针、针刀二者的适应证和治疗原则均如出一辙,且都有组织切开的作用,因此认为火针治疗经筋痹证的作用机制和针刀治疗是一致的,即软组织松解作用。《灵枢·经筋》指出"焠刺者,刺寒急也,热则筋纵不收,无用燔针",经筋寒急可以用火针使之松解,但如果经筋已经因病而松弛了,就不能再松解了,这从反面支持了笔者观点。

一般认为火针治疗痹证是因为火针有温灸的作用,可以振奋阳气、祛寒通络,依据是火针直观看来与火有关,经筋痹证一般受凉后容易加重,而火针治疗后症状可以改善;再如部分患者在接受火针治疗后,痹证局部寒凉的感觉好转,甚至可有局部热感,因此古人联想到火热可以祛寒、可以通络。这是典型的中医比类取象的思维方式,疮疡化脓以后患者可有发热,是典型的热证,此时可以用带有火热之气的火针排脓,这又如何解释呢? 上文说筋急可以用火针,筋纵不能用火针,中医认为筋急为寒故可用火针,筋纵为热不能用火针,其实这只是巧合。

火针与针刀的作用是类似的,主要是软组织切开松解,温灸的作用不强。因为接触时间是两个物体之间热量传递的重要参数,火针针刺与艾灸不一样,用于经筋病的时候要求速进速出,与人体接触时间非常短,不管是热量传递还是热刺激都是比较有限的,火针之所以把针烧红,主要还是用来扩大伤口和止血,以及灭菌。而"灸"字从"火"从"久",表明对于灸法而言,时间是一个重要影响因素。火针针刺以后产生的温热感觉可能是因为筋膜松解以后局部的血液循环改善而带来的热感,因为有时针刀松解以后也会产生温热感觉。所以笔者认为火针并没有温灸的作用,更没有必要使用火针温补阳气。

（二）多针刺和多向刺

多针刺是在病变局部同时用多支毫针刺入,《灵枢·官针》记载有傍针刺、齐刺、扬刺等刺法,是治疗经筋病的常用刺法。多向刺为用单根毫针在病变部位反复向不同方向的针刺方法,有关刺、合谷刺等。一般认为,多针刺或者多向刺是为了加强刺激,放大针刺效应。而笔者认为多向刺和多针刺也有软组织减张减压作用,注意傍针刺、齐刺、扬刺等多针刺和多向刺法出现在《内经》当中,那时最细的毫针也有1mm 粗。就软组织切开而言,毫针和针刀只有量的不同,没有质的区别,更何况古代毫针与现代针刀粗细相仿,毫针形成的切口并不比针刀小,多针刺或者单针多向刺无疑可加强毫针的切开效果,达到软组织减张减压的目的。

1. 关刺　《灵枢·官针》记载:"关刺者,直刺左右尽筋上,以取筋痹,慎无出血,此肝之应也;或曰渊刺;一曰岂刺。"

以"关刺"为关键词检索《中华医典》,发现后世文献多为照抄《内经》原文,解释较少,主要分三类:

第一类,如《黄帝内经太素·五刺》,解释关刺为:"刺关身之左右,尽至筋上,以去筋痹,故曰关刺,或曰开刺也。"

第二类,如《类经·三刺浅深五刺五脏》,解释关刺为:"关,关节也。左右,四肢也。尽筋,即关节之处也。"

第三类,如《内经评文·官针第七》,解释关刺为:"谓直刺又左右之其深尽筋上也。"

上述三种解释的相同点为:"关刺"主要用于"筋痹",方法是用针直接刺中"筋"。不同点主要集中于"左右"和"尽筋"两点。

《太素》认为"左右"为"身之左右",即周身;《内经评文》认为"左右"为"直刺又左右",即多向刺。《灵枢·官针》五刺中与关刺并列的还有"豹文刺"和"合谷刺",其记载中也提到"左右",如"豹文刺者,左右前后针之,中脉为故,以取经络之血者,此心之应也","合谷刺者,左右鸡足,针于分肉之间,以取肌痹,此脾之应也",这里的两个"左右"均为多向刺,所以笔者认为关刺中的"直刺左右"应该是直刺和多向刺相结合的意思。

《太素》和《内经评文》均认为"尽筋"是指针刺深度应达到"筋"的深度,即"筋痹"的病灶深度;而《类经》则认为"尽筋"是"关节之处",以至于后世误认为"尽筋"是指筋的尽头,即肌腱,"关刺"是在关节附近肌腱处的针刺。"筋痹"是发生于筋层次的痹证,不可能只局限于关节处。另外,《灵枢·官针》"五刺"描写的是皮、脉、筋、肉、骨由浅到深五个不同层次的刺法,并且与五脏相应。

"一曰半刺……无针伤肉……以取皮气,此肺之应也。

二曰豹文刺……中脉为故,以取经络之血者,此心之应也。

三曰关刺……直刺左右尽筋上……以取筋痹……此肝之应也。

四曰合谷刺……针于分肉之间,以取肌痹,此脾之应也。

五曰输刺……深内之至骨,以取骨痹,此肾之应也。"

从五种刺法的对比来看就非常清楚了,"筋痹"是指一个层次的疾病,不单是关节部位的疾病。所以《太素》和《内经评文》的解释更为合理。

名称	针刺层次	治疗疾病	五脏相应
半刺	无针伤肉	皮气	肺之应
豹文刺	中脉为故	经络之血	心之应
关刺	尽(至)筋上	筋痹	肝之应
合谷刺	分肉之间	肌痹	脾之应
输刺	深内之至骨	骨痹	肾之应

所以《内经评文·官针第七》对关刺的解释"谓直刺又左右之其深尽筋上也"是最合理的,"尽筋"并非指关节之处,而是指针刺深度,关刺是指在筋层次多向刺,用以治疗痹证的方法。

2. 合谷刺 《灵枢·官针》记载:"合谷刺者,左右鸡足,针于分肉之间,以取肌痹,此脾之应也。"

以"合谷刺"为关键词检索《中华医典》,发现后世文献解释较为统一,《黄帝内经太素·五刺》:"刺身左右分肉之间,痏如鸡足之迹,以合分肉间之气,故曰合刺也。平按:合刺《灵枢》《甲乙》作合谷刺。"

《类经·三刺浅深五刺五脏》:"合谷刺者,言三四攒合,如鸡足也。邪在肉间,其气广大,非合刺不可。脾主肌肉,故取肌痹者,所以应脾。"

《灵枢识·卫气失常篇》:"鸡足取之,楼氏云,正入一针,左右斜入二针,如鸡足,足,三爪也。张云,谓攒而刺之也,即官针篇合谷刺之谓。"

《灵枢悬解·官针》:"合谷者,肉之大会为谷(《素问·气穴论》语),针于分肉之间,合于肉之大会也。"

《针灸逢源·灵枢官针篇》："合谷刺者,言三四攒合如鸡足刺之,邪在肉间,所以应脾。"

现在认为"合谷刺"是在进针之后退至浅层,又依次向两旁斜刺,形如鸡爪的分叉,因"肉之大会为谷",所以称为合谷刺。

"合谷刺"可通过"刺入分肉之间"以取"肌痹",另外《灵枢·卫气失常》："重者,鸡足取之",说明"合谷刺"用途有二,第一是"肌痹",第二是加强刺激作用,用于重病。

3. 齐刺　《灵枢·官针》记载："齐刺者,直入一,傍入二,以治寒气小深者;或曰三刺,三刺者,治痹气小深者也。"以"齐刺"为关键词检索《中华医典》,发现《内经》对齐刺描述清楚,后世照抄原文,少有歧义,解释不多。这种刺法是中间先刺一针,再于两旁各刺一针,三针齐用,故曰齐刺,这是典型的多针刺。"齐刺"用于"寒气小深"或者"痹气小深",《类经·九变十二节》认为"痹气小深"指"寒痹稍深"。在这里"寒气"与中医所说的六淫中的"寒"不一样,六淫中的寒邪是看不见摸不着的,只是从患者的表现中来判断,但是这里的患者体内的"寒气"或者"痹气"是有具体深度和形态的,是可以从体表摸到的,如何知道"寒气"的深度呢? 笔者认为这里的"寒气"或者"痹气"多半指的是肌肉中的触发点等病变,触发点是有具体形态的,可以用手摸到的,也是有深度的。

4. 扬刺　《灵枢·官针》记载："扬刺者,正内一,傍内四,而浮之,以治寒气之博大者也。"以"扬刺"为关键词检索《中华医典》,发现《内经》对扬刺描述清楚,后世照抄原文,少有歧义,解释不多。《类经·九变十二节》解释："扬,散也。中外共五针而用在浮泛,故能祛散博大之寒气。"这种刺法是中间先刺一针,再于上下左右各刺一针,刺的部位较为分散,故曰扬刺,治疗寒气面积较大的部位。

5. 旁(傍)针刺　《灵枢·官针》记载："傍针刺者,直刺傍刺各一,以治留痹久居者也。"以"旁(傍)针刺"为关键词检索《中华医典》,发现《内经》对旁(傍)针刺描述清楚,后世照抄原文,少有歧义,解释不多。《类经·九变十二节》解释："旁针刺者,一正一旁也。正者刺其经,旁者刺其络,故可以刺久居之留痹。"这种刺法先直刺一针,再在近旁斜刺一针,用于治疗"留痹久居"。

多针刺或多向刺毫无疑问比单针单向刺形成的组织切口大,软组织松解效果更好。日本学者米山荣在人体组织内刺入直径0.25mm的针具和直径0.95mm的注射针头时进行组织活检,结果发现从皮肤到肌层可见针体所产生的组织损伤的裂隙;又分别用直径0.2mm针具、直径0.28mm针具、直径0.5mm注射针头经体重830g、2年龄大鼠的股四头肌肌腹中央刺至股骨,发现直径0.2mm针具刺入所致损伤部位可见明显的组织损伤并形成裂隙,裂隙直径0.2mm,可见裂隙的上部与下部有少量出血,另外还可见2~3根肌纤维断裂;由直径0.28mm针具、直径0.5mm注射针头所形成的裂隙的直径分别为0.28mm和0.4mm,三者形成的裂隙大小和针体的直径大致成比例,肌纤维断裂也随针体直径变粗增多。

即便是使用现代的不锈钢制细毫针也能如此,那么古代的更粗的针具切开效果则会更好。所以笔者认为多针刺或多向刺存在的意义不只是具有增强刺激的作用,同时也具有一定的软组织松解作用,这与针刀的松解作用类似。

（三）撬拨刺法

古代刺法当中还存在一种特殊的刺法,这种刺法既不是提插,也不是捻转,更不是留针,这种特殊的刺法是——撬拨刺法,该刺法可用于治疗经筋痹证。例如《内经》中记载的"恢刺"以及后世的"青龙摆尾""白虎摇头""努法""盘法"等手法,均属撬拨刺法。撬拨刺法能够对肌筋膜进行牵拉,具有较强的软组织松解作用和刺激作用。

1. 恢刺 恢刺最早出自《内经》。《灵枢·官针》记载:"恢刺者,直刺傍之,举之前后,恢筋急,以治筋痹也。"以"恢刺"为关键词检索《中华医典》,发现《内经》对恢刺描述不甚清晰,后世典籍记载不多,且大多照抄原文,解释更少。

《医学纲目·刺灸通论》解释:"傍之举之者,谓直刺入郄,转针头从傍挑举其筋也。"

《类经·九变十二节》解释:"恢,恢廓也;筋急者,不刺筋而刺其旁,必数举其针或前或后以恢其气,则筋痹可舒也。"

《灵枢识·官针篇》解释:"恢刺,史云;恢、苦回切;大也……恢、大也,出说文;张云,恢,恢廓也;志云,恢、大之也;前后恢荡其筋之急……旁之举之前后,楼氏云,谓直刺入郄,转针头从旁挑举其筋也。"

《灵枢悬解·官针》解释:"恢,扩也,前后恢筋急者,恢扩其筋,以舒其急也。"

从上述解释可以确定:第一,"恢"有"大"或者"扩大"的意思。《说文解字》:"恢,大也。"例如在"天网恢恢,疏而不漏""气势恢宏"等成语中,"恢"均为"大"的意思,可以进一步引申为"扩大"。第二,"旁之举之"是"转针头从旁挑举其筋"的意思。第三,"恢刺"的适应证是"筋急"。"筋急"是"筋"紧张的意思,类似于现在所说的软组织挛缩、张力增高等,使紧张或者缩短的"筋"变得松弛或者延长,这就叫做"恢"。"转针头从旁挑举其筋"也是合理的,因为要"转针头从旁挑举其筋",所以不刺筋上而刺筋旁,"挑举"就是撬拨的意思,这与现在针刀治疗时横向和纵向疏通剥离是一样的做法,属于钝性松解作用。近世针灸学家陆瘦燕先生认为"恢刺"是"用针在拘挛的筋部附近刺入,前后上下摇大针孔,用来治疗筋肉拘急的筋痹证"的方法,这种理解与撬拨也是相近的。现代薛立功先生认为"直刺傍之"是直接刺入,抵达病损表面,然后向正常肌腱的两旁之一侧滑动,"举之前后"是对肌腱粘连部位的挑拨操作。古代针具多为铁质,其刚度远强于现代的不锈钢细毫针,因此完全可以胜任"转针头从旁挑举其筋"。这与《刺法灸法学》教材的解释不同,六版《刺法灸法学》认为:"先从旁刺入,得气后,令患者做关节功能活动,不断更换针刺方向,以疏通经气,舒缓筋急。恢,有恢复其原来活动功能的意思。"相比之下,笔者认为古人给出的解释更为合理,经筋痹证的治疗原则是以痛为腧,如《灵枢·经筋》:"燔针劫刺,以知为数,以痛为输。"《灵枢·四时气》:"转筋于阳治其阳,转筋于阴治其阴,毕卒刺之。"《灵枢·卫气失常》:"筋病无阴无阳,无左无右,候病所在。"《素问·调经论》:"病在筋,调之筋,病在骨,调之骨,燔针劫刺。"那么为何"恢刺"要"旁之"而不是"尽至筋上"呢?这就是为了撬拨。教材的做法也是有效的,但已非古人之意。

2. 青龙摆尾和白虎摇头 青龙摆尾和白虎摇头针法首见于明代《针灸大全·梓岐风谷飞经撮要金针赋》,主要用于飞经走气。《针灸大全·梓岐风谷飞经撮要金针赋》:"一曰青龙摆尾,如扶舡舵,不进不退,一左一右,慢慢拨动;二曰白虎摇头,似手摇铃,退方进圆,兼之左右,摇而振之。"后世《针灸聚英·四法》《针灸问对·十四法》《针灸大成·南丰李氏补泻》《针方六集》《医学入门·杂病穴法》《针灸大成·三衢杨氏补泻》记载均大同小异,其共同特点为均有撬拨作用,如青龙摆尾要求"如扶舡舵,慢慢拨动"，白虎摇头要求"似手摇铃，摇而振之"。这些方法要求针体在软组织内摆动，因此也有撬拨作用，虽然没有强调专门用于软组织松解，但通过具体做法可以判断其对肌筋膜组织产生明显的牵拉刺激，可能通过筋膜组织内丰富的机械感受器和自主神经末梢产生促进行气的作用。完成所有撬拨类刺法的前提是针具有足够的刚度，这显然是现代常用的直径 0.3mm 不锈钢毫针无法胜任的，所以现代人应用青龙摆尾和白虎摇头手法的不多。

3. 其他撬拨类刺法　古代文献中还记载盘法、努法、弹法、摇法以及改变针尖朝向等用于催气和行气的手法，甚至出针时摇大针孔的方法，这些方法也通过撬拨起到牵拉筋膜的作用。如《针经指南·真言补泻手法》记载："盘者，为如针腹部，于穴内轻盘摇而已，为盘之也……弹者，凡补时，可用大指甲轻弹针，使气疾行也。如泻，不可用也。"《针灸大成·南丰李氏补泻》记载："如患者左手阳经，以医者右手大指进前九数，却扳倒针头，带补以大指努力，针嘴朝向病处，或上或下，或左或右，执住，直待患者觉热方停……如患者左手阴经，以医者右手大指退后九数，却扳倒针头，带补以大指努力，针嘴朝病，执住，直待患者觉热方停。"

（四）捻转刺法

捻转手法是现代针刺手法当中最为基本、也是最为常用的手法之一。笔者认为：第一，中国传统的捻转手法并非往复捻转，而是单向捻转；第二，单向捻转具有较强的软组织松解作用，这一点与针刀类似。

《刺法灸法学》对捻转法的解释是："捻转法是拇食指持针，捻动针体使针左右均匀旋转的手法。"具体的操作方法是："针体进入穴位一定的深度后，用拇指和食指持针，并用中指微抵针体，通过拇食指来回旋转捻动，反复交替使针体转动"，"捻转的幅度一般掌握在180°左右，最大限度应控制在360°以内"，"捻转时，切忌单向连续转动，否则针体容易牵缠肌纤维，使患者感到局部疼痛，并造成出针困难"。《刺法灸法学》对捻转补泻法的解释："补法的操作是，针刺得气后，在针下得气处小幅度捻转，拇指向前左转时用力重，指力沉重向下；拇指向后右转还原时用力轻，反复操作；泻法的操作为针刺得气后，在针下得气处小幅度捻转，拇指向后右转时用力重，指力浮起向上，拇指向前左转还原时用力轻，反复操作。"且特意强调"在运用捻转手法时，须注意针体的还原，如将针一味地向一个方向捻动，有进无退，或捻转角度过大，速度、频率过大，均易使针体为肌肉纤维缠绕，引起滞针或疼痛"。一般认为用力轻、角度小、速度慢的手法为补，反之为泻；以右手为刺手，大拇指向前用力捻转，然后轻力退回为补，反之为泻。不管是捻转法还是捻转补泻法，教材给出的解释均为"来回捻转"，甚至强调不能单向捻转，以防滞针。而查阅历代针灸学文献对捻转手法的记载，可以发现捻转手法从来都是单向捻转，行针手法中没有往复捻转的记载。

1. 历代文献对单向捻转的记载　一般认为，关于捻转手法最早的记载见于《内经》。《内经》对捻转手法的描述非常简单，只是"转针""转""旋"，共有三处记载。

《素问·离合真邪论》："吸则转针，以得气为故。"

《素问·八正神明论》："以月方满也，以日方温也，以身方定也，以息方吸而内针，乃复候其方吸而转针，乃复候其方呼而徐引针，故曰泻必用方，其气而行焉。"

《灵枢·官能》："泻必用员，切而转之……补必用方……微旋而徐推之……"

后世医家对"转针"做出解释，以"转针"为关键词检索《中华医典》可知，《类经·

经脉应天地呼吸分补泻》解释"吸则转针,以得气为故":"邪气未泄,候病者再吸,乃转其针;转,搓转也,谓之催气;得气为故,以针下得气之故为度也。"此处明言"转针"之"转"为"搓转",目的是催气。后又补充:"所谓转针者,搓转其针,如搓线之状,慢慢转之,勿令太紧,泻左则左转,泻右则右转,故曰拈针向外泻之方,拈针向内补之诀也。"此处进一步说明"转针"的操作方法,即"如搓线之状,慢慢转之,勿令太紧"。众所周知,搓线或者搓绳都是使两股线同向单向旋转,只有这样才能使两股线拧成一股。如果"转针"如"搓线之状",那么"转针"当然就是单向捻转了。因为单向捻转过度会导致滞针,所以后边强调"勿令太紧"。《针灸逢源·素问离合真邪论》继承了《类经》的上述观点:"邪气未泄,候病者再吸,乃搓转其针,以针下得气之故为度。"《素问识·离合真邪论篇》也继承了《类经》的上述观点:"转针:张云,搓转其针,如搓线之状,慢慢转之,勿令太紧,泻左则左转,泻右则右转,故曰捻针。"在此,"转针"又被称为"捻针"。《内经》以后的文献当中多次提到"转针",含义与《类经·经脉应天地呼吸分补泻》的解释一致。

民国时期及以后也是如此。《刺灸法汇论》中"行针法"一节中提到与"提插法"并列的"捻转法"就是"杨继洲十二诀中的指拈法,已详前节";"补泻法"一节中提到"捻转法"时仍强调"左转"和"右转"。所以认为此书"捻转法"为单向捻转。《子午流注说难》"补泻手法"一节中同样多次反复提到"内转""外转","寒热手法""催气手法"章节中亦然。《针灸要诀与按摩十法》"补泻手诀"一节,补泻分别为"随阴阳经络之气道而搓转针柄,行九阳数","迎阴阳经络之气道而搓转针柄,行六阴数"。可见仍然是单向捻转。任作田遗著《针术》一文也有类似记载,"搓"为"如搓绳状,大指向前进,与食指合起来,用力搓针柄九次,即后退六次,如此连续行之","捻"为"如捻线状,照前法(搓)行之,但动作轻微",这仍然是单向捻转。任作田后人任一尊提到"搓捻是先父用的最多的导气手法"。

1980年出版的《粗针疗法》在"粗针的针刺法"一节中提到:"如用于肌肉萎缩的患者,可用卷肌提插法,即针刺入后,针体向一个方向捻转,以转不动为度"。另外该书并没有关于来回捻转的记载。

1998年出版的《针刺手法百家集成》中的"捻转补泻法"一节提到:"拇食指持针捻转,拇指向前用力使针左转,然后让针自然退转(拇指不用力),是为补法;拇指向后用力使针右转,然后让针自然退转(拇指不用力),是为泻法。"笔者认为,这才是真正的捻转法。

与单向捻转相比,历代文献对往复捻转的记载少之又少,而且是用于进针的手法,并非行针手法。

元代《针经指南·气血问答》:"问:捻针之法有左有右,何谓之左? 何谓之右? 答曰:以大指次指相合,大指往上进,谓之左;大指往下退,谓之右,如内针时须索一左一右。"文中明确,与捻针之"左"和"右"不同,"内针"时要求"一左一右",也就是来回捻转。

明代《针灸问对·卷之中》记载同上:"或曰:捻针之法,有左有右,有内有外,男子左泻右补,女人右泻左补,何谓也? 曰:以食指头横纹至指梢为则,捻针以大指食指相合,大指从食指横纹捻上,进至指梢为左为外,从指梢捻下,退至横纹为右为内;内针之时,须一左一右,捻入穴俞。"

明代《针灸大成·经络迎随设为问答(杨氏)》："凡下针之法,先用左手,揣穴爪按,令血气开舒,乃可内针;若欲出血,勿以爪按;右手持针于穴上,令患人咳嗽一声,拈之,一左一右,透入于腠理,此即是阳部奇分。"

民国《子午流注说难》进针手法"医者左手持穴,右手以大指中指持针,食指压针顶,无名指辅针,随咳刺入,再令患者用口吸气,医者徐徐左右旋转进针"。

2. 往复捻转的出现 真正的往复捻转行针手法在国内最早是由承淡安先生提出的。民国《中国针灸学讲义》"科学观点之针法"一节中提到其中"旋捻术",即"针在身体刺入中,或刺入后,或拔针之际,右手之拇指食指,以针左右旋捻之,一种稍强刺激之手技,适用于制止,以兴奋为目的之针法"。但是这种"旋捻术"并非中国的传统手法,而是承淡安先生参考日本新针法将我国古代传统针法进行改进的结果。

现代朱琏《新针灸学》在"手法与补泻"一节中提到:"至于转针的方向,古书上有的认为针身体左边,从右向左捻转,就是'补',从左向右捻转就是'泻';针右边则相反,所谓'补以顺转,泻以逆转'……例如治某男性患者右侧颜面神经痉挛,针痉挛侧的四白穴,针向左转时,右眼与口角抽动的更厉害,向右转时,就停止抽动,于是向右转轻度捻针后,即留针,经过二十分钟,又向右转退针,立刻痊愈。"又在"进针后的手法"一节中提到:"第三是捻……捻的快,捻转的角度大,连续捻的次数多,刺激就强;相反就轻。向左捻的多,和向右捻的多,作用也有些不同,这一点比较难把握,平时一般的可向左向右同等度地捻动。一般捻转的角度是一百八十度,刺激重些可捻到一周(三百六十度),如果向左或向右接连转几周,就容易使针与皮肤肌肉扭紧缠住,发生剧痛;对神经的刺激也容易过强,引起晕针(如向左或向右的一侧方向捻,患者觉着太酸麻,应立刻轻度捻向相反侧)。"从《新针灸学》关于捻转手法的记载可以看出,那个时代仍然是单向捻转为主,但是因为"比较难把握"、容易"发生剧痛"、容易"引起晕针"等原因,所以才"向左向右同等度地捻动"。

1976年出版的《赤脚医生针灸手册》在"进针后的手法"一节中提到:"将针柄像搓线一样,只向一个方向移动的叫搓;如将针柄一往一返的移动叫捻。"虽然这里显然搞错了"捻"的含义,但可以看出此时是单向和往复捻转并存的。

3. 单向捻转的作用 单向捻转与往复捻转比较是有优势的:第一,刺激作用更强;第二,具有较强的软组织松解能力。以搓法为例,连续的单向捻转可以使肌筋膜紧紧地缠绕在针体周围,重则可以使肌筋膜断裂,轻则可以使肌筋膜松弛,这就是与针刀治疗类似的软组织松解作用。

第二节 现代非手术疗法中的软组织松解术

当代治疗运动系统慢性损伤或者慢性疼痛的方法众多,其中多数是非手术方法,除针刀外,这些非手术方法中相当的一部分具有软组织松解作用。对这些具有软组织松解作用的方法进行汇总,包括不带刃针、带刃针、提线松解法、抖针刺法、经皮针刺切开法等。下文重点介绍不带刃针中的圆利针疗法、银质针疗法、滞动针疗法和拨针疗法。

一、圆利针疗法

圆利针疗法是指将圆利针深刺入人体穴位或特殊部位,产生强烈针感而达到治疗疾病目的的一种治疗方法。《灵枢·九针论》:"六曰圆利针,取法于氂针,微大其末,反小其身,令可深内也,长一寸六分,主取痛痹者也。"新圆利针较古九针中圆利针有较大改进,较古圆利针粗,针体长,针尖呈松针形。该针治疗某些病证疗效独特,具有其他针具不能替代的治疗作用。

(一) 针具

圆利针为柱形粗针,包括针体与针柄两个部分。针体可分为针身与针尖两部分。针身直径 0.5mm,针尖为尖而圆的松针形。针柄由金属丝缠绕而成。其规格有三种:小号圆利针,针体长 50mm,针柄长 35mm;中号圆利针,针体长 75mm,针柄长 35mm;大号圆利针,针体长 100mm,针柄长 50mm(附图 1)。

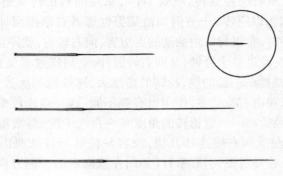

附图 1 圆利针

(二) 操作方法

将针刺入并穿过结节点或将针刺入痉挛的条索点或者肌腹点。针刺的深度以达到并穿过治疗点为度。针刺过深会加大风险,针刺过浅则达不到所需的治疗效果。一般针下的沉紧感比较强烈,当出现落空感或沉紧感突然消失时,说明针尖已穿过了结节点或肌肉的肌腹,此为进针深度。一般留针时间为患者感觉针感消失或达到有效针刺即可,通常为 1~2 分钟。后迅速出针。

针刺点一般均为肌肉的起点、肌腹和止点。在肌肉起止点处,针刺的方向应向肌腹斜刺,肌腹上则先垂直刺一针,后将针退至皮下,分别向肌肉的起点和止点以 45° 斜刺。

(三) 临床应用

圆利针较毫针稍粗而长,用于深刺人体的一定部位而产生治疗作用。具有除顽"痹"的作用,主治一些顽固性颈肩痛、腰腿痛,如颈椎病、颈源性头痛、肩周炎、腰椎间盘突出、梨状肌损伤等,而且对某些重病、顽症、急病尤为适用。

二、银质针疗法

银质针疗法是在遵循"循经取穴""以痛为腧"(阿是穴,即压痛点)和"功能运动中的痛点"相结合的原则下,在痛点或穴位处施以银质针密集型针刺配合针柄灸(即银质针温针灸),达到治疗疾病目的的一种治疗方法。银质针由 80% ～90% 白银制成,针体粗,针身长,具有容易刺及身体深部病变部位,针感作用强,传热作用快的特点。由于针尖圆钝,可避免刺伤血管、神经及骨膜;针身银质性韧而软,故不易滞针或被肌筋过度收缩而折断。这些特点使银质针具有"取远痹""利关节"和"泻机关之水"的作用;同时既有强烈的镇痛作用,又有远期的治痛效果;既是软组织外科学的治痛手段之一,又是现代针刺疗法中的一个独特的分支。

（一）针具

银质针包括针尖、针体、针柄和针柄尾端凸起的针尾。针尖的端部尖而不锐,呈钝状,针尖与水平面的角度范围为 45°～85°。针体为实心,长度为 5～40cm,直径为 0.5～2.0mm。针柄上有若干突起,呈螺旋状或者环状,针柄长度为 2～10cm。针尾为圆形球体。针尖、针体、针柄及针尾均采用银质合金材料,该银质合金材料中含有重量比为 80%～90% 的银(附图 2)。

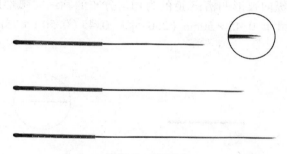

附图2　银质针

（二）操作方法

依据病情的需要确定针刺部位与范围。在软组织疼痛的特定病变组织中选取压痛点,一般压痛点之间的针距为 1.0～2.0cm,故称为"密集型"针刺法。压痛点多为肌肉或肌筋膜与骨膜的连接处,具有严格的解剖学分布,同手术松解的部位和范围相一致。选取压痛点须正确仔细,切勿遗漏。

局部浸润麻醉后选择长度合适的银质针分别对准深层病变区域方向做直刺或斜刺。经皮下肌肉或筋膜直达骨膜附着处(压痛点),引出较强烈的酸沉胀麻针感为止。通常软组织病变越严重,其针感就越强,往往合并有痛觉。每一枚针刺入到位后,不必提插捻针,这与一般针刺方法不同。进针完毕后,在每一枚银质针的圆球形针尾上装一直径约 1.5cm 的艾球(或艾段),点燃后徐徐燃烧。

（三）临床应用

1. 由颈椎管或腰椎管外软组织损害所致的慢性痛症　头面部痛,颈肩臂痛,肩周炎,腰臀腿痛,骶髂关节痛,股骨头缺血性坏死,膝关节痛,跟底痛。

2. 与软组织损害相关的血管、神经受累的临床症候　半身麻木、发凉、多汗,上肢或下肢发凉、麻木、肌萎缩;头晕、眩晕、耳鸣、视物模糊;猝倒、头部发木、眼胀、张口困难。

3. 与软组织损害相关的脏器功能障碍　痛经、阳痿、生殖器痛、胸闷、气短、心悸;腹胀、腹痛、便秘;尿频、尿急、排尿无力。

三、滞动针疗法

滞动针疗法,是"滞针动态施治疗法"的简称,是应用新型专利滞针对病灶局部或相应腧穴进行滞针操作与动态施针,达到治疗疾病目的的一种治疗方法。滞针是在保持传统毫针外形的基础上(即针尖圆钝),增粗毫针针体,并在针体表面设有多条顺向细微凹槽,这样可起到减压作用,也可以在快速滞针的同时,加大针体与机体组织的摩擦力,产生温热效应,并易于操作动针技术。这种针刺治疗方法以中医学阴阳平衡理论和经络学说为基础,并借鉴现代医学理论及微创技术。它强调"滞针",即通过捻转迅速将针体固定在治疗部位上,然后用提拉等手法把固定后的针体做间接性运动即组织运动(痛点、穴位、经络),通过运动进行调理,并对疾病实施有效的治疗。

（一）针具

滞针包括针柄、针身和针尖三部分,针身是通体制有 1~3 道轴纵向弧形凹槽,2道的为相对称的轴纵向弧形凹槽;3 道的为均匀分布的轴纵向弧形凹槽。规格主要有0.40×40mm（1.5 寸）、0.45×50mm（2.0 寸）、0.45（0.50）×75mm（3.0 寸）三种（附图3）。

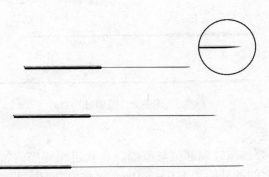

附图3 滞动针

（二）操作方法

对于痛点明确的经筋病,多采用"以痛为腧"的原则,在痛点直接施针。以痛为腧施治不受穴位经络的限制与影响,疗效直接。在损伤的软组织周围,或肌肉、韧带起止点(受力点、动力点)施针,常位于关节周围。在病变关节周围,寻找动态功能受限点进行施针。即在肢体、关节运动状态下功能受到限制的部位直接施针,作用直接,效果显著。

将针刺入到病灶点,达到所需深度时(针感层或病变层),快速捻转针体(向左或向右);针体捻转角度一般在 90°~180°;使针体呈"拔而不出,扎而不进状态"即可。在完成滞针操作后,迅速将针体通过提拉或牵扯、颤抖、摇摆等动作,使治疗部位的组织运动起来。每一滞针部位一般重复运动 3~5 次即可。

（三）临床应用

通过治疗部位的组织运动可以迅速解除病变组织对神经血管压迫,改善周围循环,清除炎症介质及致病物质,提高神经细胞的兴奋性及敏感性,使疼痛、麻木及活动障碍等症状很快得到改善。不仅适用于因软组织损伤引起的颈肩腰腿痛,且适用于与之相关疾病的治疗。

四、拨针疗法

拨针疗法是以一种端部钝圆的针具,对于不同层次的软组织进行松解和刺激的治疗方法。

(一)针具

拨针由针尖、针体和针柄三部分组成,针尖和针体为钝圆形,针柄为扁平圆弧形(葫芦状),规格分为大号、中号、小号三种规格,长 17cm、22cm、23cm,直径为 0.8mm、1.0mm、1.2mm(附图 4)。

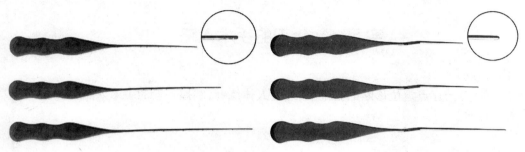

附图 4　拨针

(二)操作方法

局部浸润麻醉后,在定点区用 16 ~ 30 号之间大小合适的针头打眼,深度约 0.5cm。再用拨针插入针眼,深度约 0.5cm,即向四周做 360°透拨。范围根据病变范围而定,透拨密度为两针间距约 1cm。

(三)临床应用

①颈肩腰腿痛:颈椎病、肩周炎、网球肘、腰椎间盘突出、椎管狭窄、腰三横突综合征、臀上皮神经痛、骶髂关节脂肪疝、大粗隆疼痛综合征等。②脊柱相关性疾病(如颈源性心脏病、颈源性眩晕症、颈源性头痛等)。③软组织损伤造成的粘连、挛缩、瘢痕等引起的四肢、躯体疼痛。④各种腱鞘炎、肌肉筋膜炎。⑤各种滑囊炎、增生性关节炎。⑥外伤所致的后遗症。⑦各种神经痛,如枕神经痛、肋神经痛、坐骨神经痛等。

(刘福水　张义)

实 习 指 导

实习一、针刀的手术入路

[目的要求]

在学习针刀治疗点定位诊断的基础上,通过人体练针,掌握一般的手术入路方法。

[实习时间]

2 学时。

[器材用具]

一次性Ⅰ型 4 号 0.4mm 针刀、消毒棉球、碘伏、弯盘、镊子、止血钳、创可贴、灭菌手套

[实习步骤]

一、 体位设置

患者俯卧,背部裸露,上肢放在身体两侧。

二、 体表标志确定

在背部触摸肩胛骨内外侧缘和肩胛冈,三者围成的区域为冈下窝,冈下窝即冈下肌的起点,深层为肩胛骨冈下窝骨面。通过骨性标志判断治疗冈下肌损伤的针刀入路。

三、 定点

在冈下肌肩胛骨附着处寻找压痛点。检查方法:以右侧为例,医者站在患者右侧,左手2~5 指扣住肩胛骨脊柱缘,拇指按在冈下窝部,当拇指针对冈下肌附着处做滑动按压,可查得压痛点。然后消毒,戴手套。

四、 进针刀

定好点后,将针刀刀锋端放置在进针点后(刀口线和施术部位的神经、血管走行方向平行,无神经、血管处和肌肉纤维的走行方向平行),以辅助手的拇指尖端在进针点用力下压,由于神经和血管在活体组织中有一定的活动度,因此当指尖下压时,走行于其下方的神经、血管将向两侧移位,此时再将针刀快速刺入皮肤,进入体内,此时,按压手仍保持按压状态,持针手持住针柄,边抖动边下压针身使针刀缓慢深入,做到边探索边进针,切忌鲁莽进针。活体组织中的神经、血管对于异物的直接刺激有应激性的躲避反应,因此,在这种探索式的进针方式下,万一刀锋端碰触到神经、血管,后者也可以借助这种躲避反应避开刀锋,从而避免受到损害。

[实习小结]

体位设置	体表标志确定	定点	进针刀

实习二、针刀手术的操作方法

［目的要求］
在学习针刀治疗点定位诊断和手术入路的基础上,通过人体练针,掌握一般的刺入法。
［实习时间］
2 学时。
［器材用具］
一次性Ⅰ型 4 号 0.4mm 针刀、消毒棉球、碘伏、弯盘、镊子、止血钳、创可贴、灭菌手套
［实习步骤］
一、体位设置
患者俯卧,背部裸露,上肢放在身体两侧。
二、定点
在背部触摸肩胛骨内外侧缘和肩胛冈,三者围成的区域为冈下窝,冈下窝即冈下肌的起点,深层为肩胛骨冈下窝骨面。在冈下肌肩胛骨附着处寻找压痛点。检查方法:以右侧为例,医者站在患者右侧,左手 2～5 指扣住肩胛骨脊柱缘,拇指按在冈下窝部,当拇指针对冈下肌附着处做滑动按压,可查得压痛点。然后消毒,戴手套。
三、进针刀
定好点后,刀口线和施术部位的神经、血管走行方向平行,无神经、血管处和肌肉纤维的走行方向平行,以辅助手的拇指尖端在进针点用力下压,再将针刀快速刺入皮肤,进入体内。
四、刺入法
针刀刀口线与肌纤维走向平行,快速刺入皮肤后,直达条索处,在筋膜层点刺 1～3 次。此方法可用于减压。
［实习小结］

体位设置	定点	进针刀	刺入法

实习三、各部位常用手法的操作方法

［目的要求］
通过学习,掌握斜方肌上部触发点、股直肌触发点和枕大神经卡压针刀术后手法。
［实习时间］
2 学时。
［器材用具］
治疗床。

297

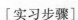

[实习步骤]

一、斜方肌上部牵拉手法

患者取仰卧位,医者立于患者头端,一手在患者头枕部做支撑,使头部稍向前屈,另一手以掌面置于肌肉终点处向患者足端牵拉,同时将患者头部向对侧牵拉。每次牵拉保持 3～5 秒钟后放松,每个部位反复操作 3～5 次。

二、股直肌牵拉手法

患者取仰卧位,健侧下肢屈曲置于治疗床上,以稳定骨盆,患侧下肢悬放于床外,伸髋、屈膝,医者一手握住患者小腿使膝关节尽可能屈曲,可用医者大腿抵住患肢小腿以增加小腿屈曲程度。另一手手掌压住肌肉肌腱结合处,向骨盆方向牵拉、伸展,使患者感觉到股直肌受到牵拉,保持该体位 3～5 秒钟,然后嘱患者深吸气并放松,使患肢回到起始屈曲状态,如此反复 3～5 次。如患者腰部有不适感,要立即停止,并在髋部下方垫枕,以减少腰部的压力,再重新开始牵拉。

三、枕大神经理筋手法

患者取坐位,医者立于患者后方,以一手扶患者前额部,使其头后仰约 10°,另一手按揉枕项部、肩背部肌肉并拿揉肌腹,待放松后,使患者颈部前屈,保持牵张状态,此时医者一手扶患者额部以固定,另一手分理、动拨肌束。

[实习小结]

斜方肌上部牵拉手法	股直肌牵拉手法	枕大神经理筋手法

主要参考书目

1. 朱汉章.针刀医学原理[M].北京:人民卫生出版社,2003

2. 郭长青,叶新苗.针刀刀法手法学[M].北京:中国中医药出版社,2012

3. 朱汉章.针刀刀法手法学[M].北京:中国中医药出版社,2006

4. 庞继光.针刀医学基础与临床[M].深圳:海天出版社,2006

5. 薛立功.经筋理论与临床疼痛诊疗学[M].北京:中国中医药出版社,2002

6. 黄强民.肌筋膜疼痛触发点的诊断与治疗[M].南宁:广西科学技术出版社,2010

7. 陈德松.周围神经卡压综合征[M].第2版.上海:上海科技出版社,2012

8. 任月林.实用针刀医学治疗学[M].北京:人民卫生出版社,2005

9. 李石良.针刀应用解剖与临床[M].北京:中国中医药出版社,2014

10. 罗才贵.推拿学[M].上海:上海科学技术出版社,2008

11. 吴汉卿.大成水针刀疗法[M].北京:中国医药科技出版社,1998

12. 柳百智.原创针刀疗法[M].北京:人民卫生出版社,2016

13. Craig Liebenson.脊柱康复医学[M].洪毅,海涌,李建军,译.北京:人民军医出版社,2012

全国中医药高等教育教学辅导用书推荐书目

一、中医经典白话解系列

黄帝内经素问白话解（第2版）	王洪图　贺娟
黄帝内经灵枢白话解（第2版）	王洪图　贺娟
汤头歌诀白话解（第6版）	李庆业　高琳等
药性歌括四百味白话解（第7版）	高学敏等
药性赋白话解（第4版）	高学敏等
长沙方歌括白话解（第3版）	聂惠民　傅延龄等
医学三字经白话解（第4版）	高学敏等
濒湖脉学白话解（第5版）	刘文龙等
金匮方歌括白话解（第3版）	尉中民等
针灸经络腧穴歌诀白话解（第3版）	谷世喆等
温病条辨白话解	浙江中医药大学
医宗金鉴·外科心法要诀白话解	陈培丰
医宗金鉴·杂病心法要诀白话解	史亦谦
医宗金鉴·妇科心法要诀白话解	钱俊华
医宗金鉴·四诊心法要诀白话解	何任等
医宗金鉴·幼科心法要诀白话解	刘弼臣
医宗金鉴·伤寒心法要诀白话解	郝万山

二、中医基础临床学科图表解丛书

中医基础理论图表解（第3版）	周学胜
中医诊断学图表解（第2版）	陈家旭
中药学图表解（第2版）	钟赣生
方剂学图表解（第2版）	李庆业等
针灸学图表解（第2版）	赵吉平
伤寒论图表解（第2版）	李心机
温病学图表解（第2版）	杨进
内经选读图表解（第2版）	孙桐等
中医儿科学图表解	郁晓微
中医伤科学图表解	周临东
中医妇科学图表解	谈勇
中医内科学图表解	汪悦

三、中医名家名师讲稿系列

张伯讷中医学基础讲稿	李其忠
印会河中医学基础讲稿	印会河
李德新中医基础理论讲稿	李德新
程士德中医基础学讲稿	郭霞珍
刘燕池中医基础理论讲稿	刘燕池
任应秋《内经》研习拓导讲稿	任廷革
王洪图内经讲稿	王洪图
凌耀星内经讲稿	凌耀星
孟景春内经讲稿	吴颢昕
王庆其内经讲稿	王庆其
刘渡舟伤寒论讲稿	王庆国
陈亦人伤寒论讲稿	王兴华等
李培生伤寒论讲稿	李家庚
郝万山伤寒论讲稿	郝万山
张家礼金匮要略讲稿	张家礼
连建伟金匮要略方论讲稿	连建伟

李今庸金匮要略讲稿	李今庸
金寿山温病学讲稿	李其忠
孟澍江温病学讲稿	杨进
张之文温病学讲稿	张之文
王灿晖温病学讲稿	王灿晖
刘景源温病学讲稿	刘景源
颜正华中药学讲稿	颜正华　张济中
张廷模临床中药学讲稿	张廷模
常章富临床中药学讲稿	常章富
邓中甲方剂学讲稿	邓中甲
费兆馥中医诊断学讲稿	费兆馥
杨长森针灸学讲稿	杨长森
罗元恺妇科学讲稿	罗颂平
任应秋中医各家学说讲稿	任廷革

四、中医药学高级丛书

中医药学高级丛书——中药学（上下）（第2版）	高学敏　钟赣生
中医药学高级丛书——中医急诊学	姜良铎
中医药学高级丛书——金匮要略（第2版）	陈纪藩
中医药学高级丛书——医古文（第2版）	段逸山
中医药学高级丛书——针灸治疗学（第2版）	石学敏
中医药学高级丛书——温病学（第2版）	彭胜权等
中医药学高级丛书——中医妇产科学（上下）（第2版）	刘敏如等
中医药学高级丛书——伤寒论（第2版）	熊曼琪
中医药学高级丛书——针灸学（第2版）	孙国杰
中医药学高级丛书——中医外科学（第2版）	谭新华
中医药学高级丛书——内经（第2版）	王洪图
中医药学高级丛书——方剂学（上下）（第2版）	李飞
中医药学高级丛书——中医基础理论（第2版）	李德新　刘燕池
中医药学高级丛书——中医眼科学（第2版）	李传课
中医药学高级丛书——中医诊断学（第2版）	朱文锋等
中医药学高级丛书——中医儿科学（第2版）	汪受传
中医药学高级丛书——中药炮制学（第2版）	叶定江等
中医药学高级丛书——中药药理学（第2版）	沈映君
中医药学高级丛书——中医耳鼻咽喉口腔科学（第2版）	王永钦
中医药学高级丛书——中医内科学（第2版）	王永炎等